Série Manual do Residente de Enfermagem da
Escola de Enfermagem e Hospital Universitário da
Universidade de São Paulo

SMRE

Políticas Públicas de
Saúde e Fundamentação
do Processo de Cuidar

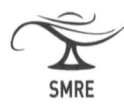

Série Manual do Residente de Enfermagem da Escola de Enfermagem e Hospital Universitário da Universidade de São Paulo (EEUSP/HU-USP)

SMRE

Volume 1: Políticas Públicas de Saúde e Fundamentação do Processo de Cuidar

Volume 2: Enfermagem na Saúde do Adulto e Idoso

Volume 3: Enfermagem na Saúde da Criança e do Adolescente

Volume 4: Enfermagem Obstétrica

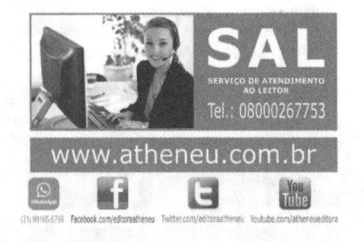

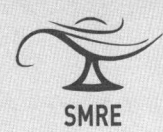

Série Manual do Residente de Enfermagem da Escola de Enfermagem e Hospital Universitário da Universidade de São Paulo

Organizadoras da Série

Maria Amélia de Campos Oliveira

Maria Luiza Gonzalez Riesco

Políticas Públicas de Saúde e Fundamentação do Processo de Cuidar

Editores do Volume

Heloisa Helena Ciqueto Peres

Antônio Fernandes Costa Lima

Diná de Almeida Lopes Monteiro da Cruz

Nádia Nasser Follador

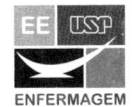
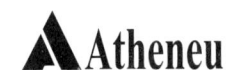
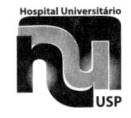

EDITORA ATHENEU

São Paulo	*Rua Avanhandava, 126 – 8º andar* *Tel.: (11) 2858-8750* *E-mail: atheneu@atheneu.com.br*
Rio de Janeiro	*Rua Bambina, 74* *Tel.: (21) 3094-1295* *E-mail: atheneu@atheneu.com.br*

CAPA: Equipe Atheneu
PRODUÇÃO EDITORIAL: MKX Editorial

CIP-BRASIL. CATALOGAÇÃO NA PUBLICAÇÃO
SINDICATO NACIONAL DOS EDITORES DE LIVROS, RJ

P829

    Políticas públicas de saúde e fundamentação do processo de cuidar / editores do volume Heloisa Helena Ciqueto Peres ... [et al.] ; organizadoras da série Maria Amélia de Campos Oliveira, Maria Luiza Gonzalez Riesco Bellini. - 1. ed. - Rio de Janeiro : Atheneu, 2019.
    388 p. ; 18 cm. (Manual do residente de enfermagem ; 1)

    Inclui bibliografia e índice
    ISBN 978-85-388-1033-9

    1. Enfermagem em saúde pública - Brasil. 2. Cuidados de enfermagem. 3. Residentes (Enfermagem). 4 Política de saúde - Brasil. I. Peres, Heloisa Helena Ciqueto. II. Oliveira, Maria Amélia. III. Bellini, Maria Luiza Gonzalez Riesco. IV. Série.

19-58729

CDD: 362.10981
CDU: 614.39(81)

Meri Gleice Rodrigues de Souza - Bibliotecária CRB-7/6439
25/07/2019   02/08/2019

PERES, H.H.C.; LIMA, A.F.C; CRUZ, D.A.L.M.; FOLLADOR, N.N.
Série Manual do Residente de Enfermagem – Políticas Públicas de Saúde e Fundamentação do Processo de Cuidar.

Organizadoras da Série

Maria Amélia de Campos Oliveira

Doutora em Enfermagem. Professora Titular do Departamento de Enfermagem em Saúde Coletiva e Diretora da Escola de Enfermagem da Universidade de São Paulo (EEUSP) – Gestão 2015-2019.

Maria Luiza Gonzalez Riesco

Doutora em Enfermagem. Livre-Docente na Área de Enfermagem e Assistência ao Parto e Nascimento. Professora-Associada do Departamento de Enfermagem Materno-Infantil e Psiquiátrica e Vice-Diretora da Escola de Enfermagem da Universidade de São Paulo (EEUSP) – Gestão 2015-2019.

Editores do Volume

Heloisa Helena Ciqueto Peres
Professora Titular da Escola de Enfermagem da Universidade de São Paulo (EEUSP). Diretora do Departamento de Enfermagem do Hospital Universitário da Universidade de São Paulo (HU-USP). Coordenadora do Centro de Estudos de Teleenfermagem (CETENF). Líder do Grupo de Estudos e Pesquisas de Tecnologia da Informação nos Processos de Trabalho em Enfermagem.

Antônio Fernandes Costa Lima
Professor-Associado da Escola de Enfermagem da Universidade de São Paulo (EEUSP). Professor Doutor, Livre-Docente do Departamento de Orientação Profissional da EEUSP. Chefe do Departamento de Orientação Profissional da EEUSP. Líder do Grupo de Pesquisa Dimensão Econômica do Gerenciamento em Enfermagem.

Diná de Almeida Lopes Monteiro da Cruz
Professora Titular Sênior da Escola de Enfermagem da Universidade de São Paulo (EEUSP).

Nádia Nasser Follador
Mestre em Administração em Enfermagem pela Escola de Enfermagem da Universidade de São Paulo (EEUSP). Tutora dos Programas de Residência em Enfermagem Obstétrica na Saúde do Adulto e Idoso e na Saúde da Criança e do Adolescente. Enfermeira do Serviço de Ensino e Qualidade do Departamento de Enfermagem do Hospital Universitário da USP (HU-USP).

Alda Valéria Neves Soares Gomes

Enfermeira. Doutora em Ciências pela Escola de Enfermagem da Universidade de São Paulo (EEUSP). Chefe Técnico de Divisão de Enfermagem Obstétrica e Ginecológica do Hospital Universitário da USP (HU-USP). Tutora do Programa de Residência em Enfermagem Obstétrica.

Alfredo Almeida Pina-Oliveira

Enfermeiro. Doutor em Ciências e Mestre pela Escola de Enfermagem da Universidade de São Paulo (EEUSP-SP). Especialista em Práticas de Promoção da Saúde pela Faculdade de Medicina da USP (FMUSP). Professor Doutor e Vice-Coordenador do Programa de Pós-Graduação *stricto sensu* em Enfermagem da Universidade Universus Veritas e Universidade de Guarulhos (Univeritas-UNG) e do Centro Universitário Campo Limpo Paulista (UNIFACCAMP). Educador em Saúde Pública do Centro de Promoção da Saúde do Hospital das Clínicas da FMUSP (CPS-HCFMUSP).

Ana Lúcia Mendes Lopes

Enfermeira da Unidade Básica de Saúde do Hospital Universitário da Universidade de São Paulo (UBAS-HU-USP). Doutora em Ciências e Mestre em Enfermagem pela Escola de Enfermagem da USP (EEUSP). Especialista em Administração de Serviços de Saúde e em Saúde Pública pela Faculdade de Saúde Pública da USP (FSP-USP). Especialista em Terapia Floral pela EEUSP. Presidente da Comissão de Gerenciamento de Resíduos do HU-USP. Preceptora do Programa de Residência em Enfermagem da Saúde do Adulto e Idoso.

■ **Andréia Cascaes Cruz**
Enfermeira. Doutora em Ciências. Líder do Grupo de Estudos em Enfermagem e Família (GEENF) da Escola de Enfermagem da Universidade de São Paulo (EEUSP).

■ **Anna Luiza de Fatima Pinho Lins Gryschek**
Professora-Associada do Departamento de Enfermagem em Saúde Coletiva da Escola de Enfermagem da Universidade de São Paulo (EEUSP). Mestre em Enfermagem pela EEUSP. Doutora em Enfermagem pela EEUSP. Livre-Docente em Enfermagem pela EEUSP.

■ **Chang Yi Wei**
Enfermeira Obstetra. Especialização em Enfermagem Obstétrica. Mestre em Enfermagem Obstétrica pela Escola de Enfermagem da Universidade de São Paulo (EEUSP). Chefe de Seção do Centro Obstétrico do Hospital Universitário da USP (HU-USP). Tutora do Programa de Residência em Enfermagem Obstétrica.

■ **Cláudia Prado**
Graduada em Enfermagem pela Escola Paulista de Medicina da Universidade Federal de São Paulo (EPM/Unifesp). Mestrado pela Escola de Enfermagem da Universidade de São Paulo (EEUSP). Doutorado e Livre-Docência pela EEUSP. Professora-Associada no Departamento de Orientação Profissional da EEUSP. Docente do Curso de Licenciatura em Enfermagem na EEUSP. Líder do Grupo de Estudos e Pesquisas de Tecnologia da Informação nos Processos de Trabalho em Enfermagem (GEPETE) na EEUSP. Membro do Grupo de Apoio Pedagógico (GAP) da EEUSP.

Daisy Maria Rizatto Tronchin

Graduada em Enfermagem pela Universidade do Sagrado Coração de Bauru (USC). Habilitação em Enfermagem Obstétrica pela Universidade Federal de São Paulo (Unifesp). Especialização em Administração Hospitalar e Serviços de Saúde pela Faculdade de Saúde Pública da Universidade de São Paulo (FSP-USP). Mestrado e Doutorado em Enfermagem pela Escola de Enfermagem da USP (EEUSP). Livre-Docência pela EEUSP. Pós-Doutorado no Instituto Avedis Donabedian. Professor-Associado da EEUSP. Chefe do Departamento de Orientação Profissional de 2014 a 2017. Experiência na Área de Enfermagem, com ênfase em Administração em Enfermagem, Qualidade, Avaliação de Serviços de Saúde e Segurança do Paciente.

Denise Maria de Almeida

Mestre em Ciências pela Escola de Enfermagem da Universidade de São Paulo (EEUSP). Designer Instrucional pelo Centro Universitário SENAC-SP. Especialista em Docência para Educação à Distância pela Escola Superior Aberta do Brasil (ESAB). Licenciada em Pedagogia pela Universidade de Guarulhos (UNG). Licenciada em Enfermagem pela Faculdades Guarulhos (FG). Graduada em Enfermagem pela Universidade Federal de Alfenas (Unifal). Educadora no Departamento de Orientação Profissional da EEUSP.

Diley Cardoso Franco Ortiz

Enfermeira do Serviço de Ensino e Qualidade do Hospital Universitário da Universidade de São Paulo (HU-USP). Mestre em Administração em Serviços de Enfermagem pela Escola de Enfermagem da Universidade de São Paulo (EEUSP). Especialização em Informática em Saúde pela Universidade Federal de São Paulo (Unifesp). Especialização em Administração Hospitalar e de Sistemas de Saúde pela Escola de Administração de Empresas de São Paulo da Fundação Getulio Vargas (FGV). Preceptora do Programa de Residência em Enfermagem da Saúde do Adulto e Idoso.

■ Elisabete Finzch Sportello

Mestre em Enfermagem pela Escola de Enfermagem da Universidade de São Paulo (EEUSP). Doutoranda em Enfermagem pela EEUSP. Especialista em Administração Hospitalar pelo Centro Universitário São Camilo (CUSC). Atendimento Domiciliário/*Home Care* pela EEUSP. Curso Avançado de Cuidados Paliativos pela Casa do Cuidar. Tutora do Programa de Residência em Enfermagem da Saúde do Adulto e Idoso.

■ Fernanda Ayache Nishi

Graduada em Enfermagem pela Escola de Enfermagem da Universidade de São Paulo (EEUSP). Mestrado e Doutorado pela EEUSP. Atualmente é Enfermeira Chefe Técnica da Seção de Ambulatório do Hospital Universitário da USP (HU-USP). Vice-Coordenadora do Núcleo de Enfermagem Baseada em Evidências do HU-USP. Pesquisadora do Centro Brasileiro para o Cuidado à Saúde Informado por Evidências: Centro de Excelência do Instituto Joanna Briggs (JBI – Brasil). Preceptora do Programa de Residência em Enfermagem da Saúde do Adulto e Idoso.

■ Fernanda Maria Togeiro Fugulin

Professora-Associada Aposentada do Departamento de Orientação Profissional da Escola de Enfermagem da Universidade de São Paulo (EEUSP). Especialização em Administração de Serviços de Saúde. Mestrado na Área de Administração de Serviços de Enfermagem. Doutorado em Enfermagem e Livre-Docência pela Universidade de São Paulo (USP).

■ Flávia de Oliveira Motta Maia

Enfermeira. Doutora em Ciências e Pós-Doutora pela Universidade de São Paulo. Chefe Técnico da Divisão de Enfermagem Clínica do Hospital Universitário da Universidade de São Paulo (HU-USP). Tutora do Programa de Residência em Enfermagem na Saúde do Adulto e Idoso. Vice-Diretora do Centro Brasileiro para o Cuidado à Saúde Informado por Evidências: Centro de Excelência do Instituto Joanna Briggs (JBI – Brasil).

Francisco Oscar de Siqueira França
Médico. Livre-Docente. Professor-Associado do Departamento de Moléstias Infecciosas e Parasitárias da Faculdade de Medicina da Universidade de São Paulo (FMUSP).

Genival Fernandes de Freitas
Professor Titular do Departamento de Orientação Profissional da Escola de Enfermagem da Universidade de São Paulo (EEUSP). Enfermeiro e Advogado.

Gilcéria Toshika Shimoda
Graduação, Especialização em Enfermagem Obstétrica, Mestrado em Enfermagem e Doutorado em Enfermagem pela Escola de Enfermagem da Universidade de São Paulo (EEUSP). Enfermeira no Hospital Universitário da Universidade de São Paulo (HU-USP). Tutora do Programa de Residência em Enfermagem Obstétrica e Vice-Diretora do Centro Brasileiro para o Cuidado à Saúde Informado por Evidências do Centro de Excelência do Instituto Joanna Briggs (JBI - Brasil) – Gestão 2013-2018. Coordenadora do Núcleo de Enfermagem Baseada em Evidências (NUEBE) do HU-USP/EEUSP – Gestão 2013-2017.

Giovanna Mariah Orlandi
Enfermeira graduada pela Faculdade de Medicina de São José do Rio Preto (FAMAERP). Residência Multiprofissional em Atenção Básica com Ênfase em Saúde da Família pela FAMAERP. Mestra em Ciências pelo Programa de Pós-Graduação em Enfermagem da Escola de Enfermagem da Universidade de São Paulo (EEUSP).

Gisele Abrão Queiroz
Enfermeira do Pronto-Socorro Infantil do Hospital Universitário da Universidade de São Paulo (HU-USP). Especialista em Neonatalogia pela Universidade Federal de São Paulo (Unifesp). Preceptora do Programa de Residência em Enfermagem Saúde da Criança e do Adolescente.

Isa Rodrigues da Silveira Cabral Menezes

Enfermeira Especialista em Vigilância Sanitária pela Faculdade de Saúde Pública da Universidade de São Paulo (FSP-USP). Especialista em Epidemiologia Hospitalar pela Universidade Federal de São Paulo (Unifesp). Mestre em Ciências da Saúde pela Escola de Enfermagem da USP (EEUSP). Enfermeira da Comissão de Controle de Infecção Hospitalar do Hospital Universitário da USP (HU-USP). Preceptora do Programa de Residência em Enfermagem da Saúde do Adulto e Idoso.

Karina Sichieri

Mestre, Enfermeira, Chefe Técnico do Serviço de Ensino e Qualidade do Hospital Universitário da Universidade de São Paulo (HU-USP). Tutora do Programa de Residência em Enfermagem da Saúde do Adulto e do Idoso da Escola de Enfermagem da USP (EEUSP).

Lislaine Aparecida Fracoli

Enfermeira graduada pela Universidade Federal de São Carlos (UFSCar). Especialista em Saúde Pública pela Universidade de Ribeirão Preto (UNAERP). Mestre em Educação Especial pelo Centro de Educação e Ciências Humanas da UFSCar. Doutora em Enfermagem pela Escola de Enfermagem da Universidade de São Paulo (EEUSP). Professora Livre-Docente da EEUSP, Departamento de Enfermagem em Saúde Coletiva (ENS).

Lucia Yasuko Izumi Nichiata

Enfermeira. Doutora em Enfermagem pela Escola de Enfermagem da Universidade de São Paulo (EEUSP). Docente do Departamento de Enfermagem da EEUSP.

Luciane Ferreira do Val

Doutora, Pós-Doutora e Mestre pela Escola de Enfermagem da Universidade de São Paulo (EEUSP). Apoio da Fundação de Amparo à Pesquisa do Estado de São Paulo (FAPESP). Doutorado Sanduíche pelo Instituto de Ciências da Saúde da Universidade Católica Portuguesa (ICS-UCP), Porto – Portugal. Graduada e Licenciada em Enfermagem pela EEUSP. Especialista em Administração Hospitalar pela Universidade de Ribeirão Preto (UNAERP). Enfermagem Clínica e Cirúrgica pela Faculdade Israelita de Ciências da Saúde Albert Einstein (FICSAE). Enfermagem do Trabalho (FIJ) e Auditoria em Serviços de Saúde pela Universidade Santa Cecília (UNISANTA). Experiência na Assistência à Saúde, Ensino e Pesquisa. Coordenadora e Docente do Curso de Bacharelado em Enfermagem na UNAERP – Campus Guarujá. Pesquisadora no Grupo "Vulnerabilidade, Adesão e Necessidades em Saúde Coletiva" do Diretório de Pesquisa do Conselho Nacional de Desenvolvimento Científico e Tecnológico (CNPq).

Marcelo José dos Santos

Professor Doutor do Departamento de Orientação Profissional da Escola de Enfermagem da Universidade de São Paulo (EEUSP). Líder do Grupo de Pesquisa "Bioética e Administração: Ensino e Assistência à Saúde".

Márcia Regina Cunha

Enfermeira. Mestre em Ciências pela Escola de Enfermagem da Universidade de São Paulo (EEUSP).

Margareth Ângelo

Doutora em Ciências. Livre-Docente. Professora Titular do Departamento de Enfermagem Materno-Infantil e Psiquiátrica da Escola de Enfermagem da Universidade de São Paulo (EEUSP). Coordenadora do Programa de Residência em Enfermagem na Saúde da Criança e do Adolescente no Hospital Universitário da Universidade de São Paulo (HU-USP).

■ Maria Clara Padoveze

Professora-Associada do Departamento de Enfermagem em Saúde Coletiva da Escola de Enfermagem da Universidade de São Paulo (EEUSP). Mestre em Microbiologia pelo Instituto de Biologia da Universidade Estadual de Campinas (IB-Unicamp). Doutora em Clínica Médica na Área Básica pela Faculdade de Ciências Médicas da Unicamp (FCM-Unicamp).

■ Maria Lúcia Habib Paschoal

Especialização em Médico-Cirúrgica pela Escola Paulista de Enfermagem da Universidade Federal de São Paulo (EPE/Unifesp). Especialização em Administração pela Faculdade de Saúde Pública da Universidade de São Paulo (FSP-USP). Mestrado em Enfermagem – Saúde do Adulto e Centro Cirúrgico pela Escola de Enfermagem da USP (EEUSP). Doutorado em Administração em Enfermagem pela EEUSP. Chefe Técnico da Divisão de Enfermagem Cirúrgica do Departamento de Enfermagem do Hospital Universitário da USP (HU-USP). Tutora do Programa de Residência em Enfermagem da Saúde do Adulto e Idoso.

■ Maria Lúcia Lebrão (*in memoriam*)

Professora Titular do Departamento de Epidemiologia da Faculdade de Saúde Pública da Universidade de São Paulo (FSP-USP). Ex-Superintendente do Hospital Universitário da USP (HU-USP). Coordenadora do Estudo SABE (Saúde, Bem Estar e Envelhecimento) – Estudo Longitudinal de Múltiplas Coortes sobre as Condições de Vida e Saúde das Pessoas Idosas Residentes no Município de São Paulo de 2000 a 2016.

■ Maria Madalena Januário Leite

Professora Titular da Escola de Enfermagem da Universidade de São Paulo (EEUSP). Doutora em Educação pela Faculdade de Educação da USP (FE-USP). Mestre em Administração em Enfermagem pelo Programa de Pós-Graduação da EEUSP. Enfermeira pela EEUSP.

Maria Rita Bertolozzi
Enfermeira. Professora Titular do Departamento de Enfermagem em Saúde Coletiva (ENS) da Escola de Enfermagem da Universidade de São Paulo (EEUSP).

Marta Maria Melleiro
Professora Sênior do Departamento de Orientação Profissional da Escola de Enfermagem da Universidade de São Paulo (EEUSP).

Nanci Cristiano Santos
Chefe Técnica da Divisão de Enfermagem Pediátrica do Hospital Universitário da Universidade de São Paulo (HU-USP). Doutoranda do Programa de Pós-Graduação em Enfermagem – Linha de Pesquisa: Processo Saúde – Doença de Indivíduos e Famílias, Grupos Sociais e Coletividade. Membro do Grupo de Estudos em Enfermagem e Família da Escola de Enfermagem da Universidade de São Paulo (EEUSP). Tutora do Programa de Residência em Enfermagem Saúde da Criança e do Adolescente.

Patrícia Campos Pavan Baptista
Professora Titular e Vice-Chefe do Departamento de Orientação Profissional da Escola de Enfermagem da Universidade de São Paulo (EEUSP). Coordenadora do Programa de Pós-Graduação em Gerenciamento em Enfermagem (PPGEn) da EEUSP.

Paulo Carlos Garcia

Doutor em Ciências pelo Programa de Pós-Graduação em Gerenciamento em Enfermagem (PPGEn) da Escola de Enfermagem da Universidade de São Paulo (EEUSP). Mestre em Ciências (Área de Concentração de Administração de Serviços de Enfermagem e de Saúde) pela EEUSP. Licenciado em Enfermagem pela EEUSP e Faculdade de Educação da Universidade de São Paulo (FEUSP). Especialista em Cuidados de Enfermagem em Terapia Intensiva de Adultos pela EEUSP. Bacharel em Enfermagem pela EEUSP. Enfermeiro Chefe da Unidade de Terapia Intensiva de Adulto (UTIA) do Hospital Universitário da Universidade de São Paulo (HU-USP). Preceptor do Programa de Residência em Enfermagem da Saúde do Adulto e Idoso.

Raquel Rapone Gaidzinski

Professora Titular (aposentada) do Departamento de Orientação Profissional da Escola de Enfermagem da Universidade de São Paulo (EEUSP).

Renata Ferreira Takahashi

Enfermeira. Professora-Associada do Departamento Enfermagem em Saúde Coletiva (ENS) da Escola de Enfermagem da Universidade de São Paulo (EEUSP).

Rita de Cassia Gengo e Silva Butcher

Pós-Doutoranda do The Marjory Gordon Program for Clinical Reasoning and Knowledge Development at Boston College, William F. Connell School of Nursing (EUA). Doutora e Mestre pela Faculdade de Medicina da Universidade de São Paulo (FMUSP). Enfermeira pela Escola de Enfermagem da USP (EEUSP). Professora do Programa de Pós-Graduação em Enfermagem na Saúde do Adulto da EEUSP.

Rosângela Tsukamoto
Mestre em Ciências pela Escola de Enfermagem da Universidade de São Paulo (EEUSP). Enfermeira da Seção de Clínica Médica da Divisão de Enfermagem Clínica do Departamento de Enfermagem do Hospital Universitário da USP (HU-USP). Preceptora do Programa de Residência em Enfermagem da Saúde do Adulto e Idoso.

Rosângela Venâncio da Silva
Mestre em Enfermagem Obstétrica e Neonatal pela Escola de Enfermagem da Universidade de São Paulo (EEUSP). Enfermeira da Unidade de Cuidado Intermediário Neonatal da Divisão de Enfermagem Materno-Infantil do Departamento de Enfermagem do Hospital Universitário da Universidade de São Paulo (HU-USP). Tutora do Programa de Residência em Enfermagem Obstétrica.

Suely Itsuko Ciosak
Bacharel em Enfermagem pela Escola de Enfermagem da USP (EEUSP). Licenciatura em Enfermagem pela Faculdade de Educação da USP (FEUSP). Mestre, Doutor e Livre-Docência em Enfermagem pela EEUSP. Especialista em Terapia Nutricional pela Sociedade Brasileira de Nutrição Parenteral e Enteral (BRASPEN). Professora-Associada 3 do Departamento de Enfermagem em Saúde Coletiva da EEUSP. Membro da Diretoria (Conselho Fiscal) da BRASPEN.

Tatiane Felix Teixeira
Supervisora do Serviço de Humanização do Hospital Universitário da Universidade de São Paulo (HU-USP). Preceptora do Programa de Residência em Enfermagem na Saúde da Criança e do Adolescente no HU-USP.

Valéria Castilho
Professora Doutora, Livre-Docente Nível 3 do Departamento de Orientação Profissional da Escola de Enfermagem da Universidade de São Paulo (EEUSP).

■ Valéria Marli Leonello

Professora Doutora do Departamento de Orientação Profissional da Escola de Enfermagem da USP (EEUSP). Vice-Presidente da Comissão de Graduação da EEUSP. Líder do Grupo de Pesquisa "Gestão e Educação em Saúde e Enfermagem na Perspectiva Colaborativa Interprofissional".

■ Vera Lúcia Mira

Enfermeira pela Escola de Enfermagem da Universidade de São Paulo (EEUSP). Especialista em Administração de Serviços de Saúde/ Administração Hospitalar pela Faculdade de Saúde Pública da USP (FSP-USP). Especialista em Essências Florais: Uma Intervenção Vibracional na Área da Saúde. Mestra e Doutora em Enfermagem/Administração em Enfermagem pela EEUSP. Livre-Docente pela EEUSP. Pós-Doutorado pela Universidade de Brasília (IPST/UnB).

■ Yeda Aparecida de Oliveira Duarte

Professora-Associada da Escola de Enfermagem da Universidade de São Paulo (EEUSP) e da Faculdade de Saúde Pública da USP (FSP-USP). Coordenadora do Estudo SABE (Saúde, Bem-Estar e Envelhecimento), Estudo Longitudinal de Múltiplas Coortes sobre as Condições de Vida e Saúde das Pessoas Idosas Residentes no Município de São Paulo. Coordenadora do Núcleo de Apoio à Pesquisa da USP ligado ao Estudo SABE (NAPSABE). Coordenadora do Inquérito Nacional sobre as Instituições de Longa Permanência para Idosos ligadas ao Censo SUAS. Criadora do Primeiro Curso de Graduação em Gerontologia no Brasil na Escola de Artes, Ciências e Humanidades da USP (EACH-USP). Coordenadora da Residência em Enfermagem em Saúde do Adulto e Idoso da EEUSP. Vice-Presidente da Comissão de Residências Multiprofissionais da USP.

Este manual faz parte de uma série direcionada a enfermeiros residentes e tem por objetivo difundir e ampliar estudos visando às Residências Multiprofissionais em Saúde e à Residência em Área Profissional de Saúde no contexto brasileiro. A disseminação do conhecimento científico no âmbito das ações de qualificação dos profissionais de saúde tem como finalidade a capacitação dos profissionais e a melhoria da qualidade de vida da população.

Os Programas de Residência em Enfermagem constituem uma modalidade de ensino de pós-graduação *lato sensu*, na qual um ambiente positivo de aprendizagem clínica é utilizado para favorecer a formação e a prática profissional no contexto da Enfermagem e no ambiente de atendimento multiprofissional, articulando o conhecimento teórico e a ação do cuidado para qualificar enfermeiros a partir da realidade da assistência à saúde nos diferentes contextos de prática.

Esta obra foi produzida por docentes e pesquisadores da Escola de Enfermagem da Universidade de São Paulo (EEUSP), em parceria com os enfermeiros, preceptores e tutores do Hospital Universitário da USP (HU-USP), a partir do reconhecimento das principais características dessa modalidade de formação e dos desafios enfrentados na implementação dos Programas de Residências em Enfermagem desenvolvidos nas áreas de Saúde da Criança e Adolescente, da Mulher, do Adulto e do Idoso.

Este manual congrega a experiência dos Programas de Residência em Enfermagem em Área Profissional da Saúde, a saber: Programa Nacional de Enfermagem Obstétrica (PRONAENF), Saúde do Adulto e Idoso (SAI), Saúde da Criança e do Adolescente (SCA) e Atenção Básica em Saúde da Família, que foram propostos e operacionalizados desde 2012 por meio da Articulação Acadêmico-Assistencial entre a EEUSP e o HU-USP e as parcerias entre os equipamentos da Rede de Atenção à Saúde do Sistema Único de Saúde (SUS).

Este primeiro volume apresenta os elementos estruturantes referentes às políticas públicas de saúde e à fundamentação do processo de cuidar, com ênfase nos assuntos que envolvem as práticas realizadas pelos residentes de Enfermagem.

Na Parte I – "Políticas Públicas de Saúde", são abordadas a história, os princípios, as diretrizes, as potencialidades e as fragilidades do Sistema Único de Saúde (SUS) e da Estratégia da Saúde da Família e apontados os aspectos epidemiológicos, legislativos, éticos, políticos e de biossegurança da saúde. Além disso, são apresentados os principais aspectos históricos e o marco regulatório das Residências Multiprofissionais em Saúde e a Residência em Área Profissional de Saúde no contexto brasileiro. Por fim, são apresentados os princípios norteadores, as experiências e os desafios dos quatro Programas de Residência da EEUSP/HU-USP.

Na Parte II – "Fundamentação do Processo de Cuidar", são discutidos os aspectos éticos e legais do exercício profissional do residente de Enfermagem e integrados os aspectos técnicos e conceituais das dimensões assistenciais, gerenciais e educacionais do contexto da prática profissional do enfermeiro.

Esperamos que este Manual proporcione o apoio necessário à capacitação aos enfermeiros residentes de Enfermagem, criando oportunidades para a reflexão sobre a realidade de saúde em que vivem e atuam, bem como para buscar soluções para os problemas e estimulá-los a continuar se aprimorando e transformando os contextos da prática profissional.

Maria Amélia de Campos Oliveira
Heloisa Helena Ciqueto Peres

Sobre a Escola de Enfermagem da Universidade de São Paulo

A Escola de Enfermagem da Universidade de São Paulo (EEUSP), criada em 31 de outubro de 1942, foi a 12ª unidade de ensino a compor a Universidade de São Paulo (USP). Suas contribuições à sociedade emanam de seu compromisso com a formação de enfermeiros. Alinha-se às finalidades da USP no que tange à construção de saberes e práticas da ciência da Enfermagem no país, em sintonia com as necessidades sociais e de saúde da população brasileira.

Os profissionais formados pela EEUSP integram instituições de assistência à saúde no País, outras Escolas de Enfermagem no Estado, no país e na América do Sul, lideram organismos nacionais de regulamentação da profissão e organizações científicas nacionais e internacionais, contribuindo para o avanço da profissão e para a melhoria das condições de saúde.

A EEUSP tem como missão formar enfermeiros, especialistas, docentes e pesquisadores em todas as áreas da Enfermagem, com elevada competência técnico-científica e política, no ensino, pesquisa e extensão, valorizando a interdisciplinaridade, a integralidade e a liderança; produzir e difundir conhecimentos de Enfermagem e de saúde que contribuam para o avanço científico da profissão e áreas afins, visando à melhoria da saúde da população.

Tem como visão ser referência nacional e internacional na formação de recursos humanos de excelência em Enfermagem, assim como na produção e difusão de conhecimentos científicos, comprometida com a ética e os valores humanísticos. A missão orienta as decisões políticas, acadêmicas e administrativas em todas as instâncias da Escola e é difundida a docentes, servidores técnicos e administrativos e estudantes em todas as oportunidades.

A EEUSP caracteriza-se por seu comprometimento com valores éticos, humanísticos, culturais, respeito à liberdade e autodeterminação, responsabilidade social, integridade, criatividade, em um clima organizacional solidário e construtivo, respeitando a sustentabilidade e os princípios da missão.

A EEUSP oferece a seus estudantes a oportunidade de participar de projetos de extensão em temáticas inovadoras relacionadas ao enfrentamento de grandes desafios epidemiológicos da população brasileira, ampliando suas vivências em serviços e instituições de saúde, produzindo conhecimentos acerca do uso de tecnologias inovadoras, instrumentalizando-os para assumir o protagonismo e a liderança em sua vida profissional, bem como beneficiando diferentes segmentos da sociedade brasileira.

Maria Amélia de Campos Oliveira
Heloisa Helena Ciqueto Peres

O Hospital Universitário da Universidade de São Paulo (HU-USP) foi inaugurado em 06 de agosto de 1981 com objetivo de integrar as unidades de ensino de graduação da área da saúde da Universidade de São Paulo (Medicina, Enfermagem, Odontologia, Nutrição, Psicologia, Fisioterapia, Terapia Ocupacional, Fonoaudiologia, Ciências Farmacêuticas e Serviço Social), tendo como missão promover assistência, ensino e pesquisa a partir de abordagem multidisciplinar. Trata-se de um hospital geral de grande porte e de atendimento secundário a docentes, discentes e servidores técnicos e administrativos da USP, bem como à população da área geográfica correspondente atualmente ao Distrito de Saúde do Butantã.

O Departamento de Enfermagem (DE) do HU-USP tem como finalidade coordenar, supervisionar e controlar as atividades desenvolvidas nas áreas do ensino, da pesquisa e da assistência de enfermagem. O DE é o principal campo de ensino teórico-prático e de pesquisas do curso de graduação, residência em enfermagem e pós-graduação da EEUSP, em virtude da competência técnica e ético-política do corpo de enfermagem, nas áreas de assistência, ensino teórico-prático, pesquisa e gerenciamento.

O delineamento dos objetivos e valores do DE são balizados pelo perfil epidemiológico e pelas necessidades de assistência à saúde da população, pelas políticas nacionais de saúde e educação, bem como pelas diretrizes estabelecidas pela Universidade, pelo Hospital Universitário e pela Escola de Enfermagem. Os pressupostos norteadores do DE são possuir elevado nível de competência técnico-científico e ético-política dos profissionais de enfermagem na assistência, no ensino e na pesquisa, ser reconhecido como hospital de referência no modelo de gerenciamento do cuidado "Processo de Enfermagem" nos âmbitos nacional e internacional e ser reconhecido como um hospital de assistência humanizada.

A busca pela excelência da prática assistencial, comprometida com o ensino e a pesquisa, deve-se à Articulação Acadêmico-Assistencial entre a EEUSP e o DE ao longo dos 38 anos de existência do Hospital. Esse processo de articulação é uma experiência consolidada que reforça a importância da indissociabilidade entre os três pilares que constituem a Universidade.

O processo de articulação resulta em ações de integração que visam proporcionar maiores oportunidades para inovações no ensino, na prática clínica e na gestão em saúde; bem como para o incremento da pesquisa e o desenvolvimento de padrões de excelência da qualidade dos cuidados e da educação de estudantes e trabalhadores da Enfermagem. Além disso, tais ações visam promover a excelência do ensino, da pesquisa e da assistência de Enfermagem no âmbito de suas áreas de atuação e capacidade técnica, no planejamento e operacionalização das diretrizes na área da Enfermagem e na definição dos princípios que fundamentam o cuidado de enfermagem do HU-USP.

A proposta de Articulação Acadêmico-Assistencial está alinhada com os três eixos (ensino, pesquisa e extensão) e às seis dimensões (acadêmica, processo de enfermagem, prática baseada em evidência, qualidade e segurança do paciente, gestão e avaliação tecnológica e cuidado humanizado e centrado no cliente e na família) do DE do HU-USP, as quais fundamentam os princípios e as diretrizes dos Programas de Residência da EEUSP/HU-USP.

Maria Amélia de Campos Oliveira
Heloisa Helena Ciqueto Peres

Sumário

Parte I

Políticas Públicas de Saúde

Capítulo 1

Sistema Único de Saúde

Maria Rita Bertolozzi Giovanna Mariah Orlandi
Francisco Oscar de Siqueira França

3

Objetivo de aprendizagem

- Compreender a estrutura do Sistema Único de Saúde (SUS), história, princípios e diretrizes, potencialidades e fragilidades.

A Saúde como uma política pública

A política de saúde deve ser entendida como uma política social, orientada a reconhecer e a atender às necessidades dos indivíduos e da coletividade. Assim, entende-se a saúde como um direito inerente à cidadania na comunidade política, que requer a participação dos indivíduos.[1]

A política de saúde é construída no dia a dia, numa arena que envolve disputas, conflitos, ações técnicas, estratégias políticas e organizacionais, elementos teóricos, ideológicos, econômicos e culturais, entre outros. Ela tem como finalidade precípua a proteção de todos, entendendo-se que a sociedade capitalista é heterogênea e composta por distintos grupos sociais com necessidades distintas. Tem um caráter instrumental, pois integra estratégias, ações e metas em seus campos de atuação, que devem ser definidas segundo as necessidades sociais e de saúde. As políticas de saúde influenciam outras dimensões da dinâmica social, como a educacional, a econômica e a cultural.[1]

Assim, é importante ressaltar que as políticas econômicas e sociais influem na produção da riqueza, na distribuição da renda, no salário, no emprego, no acesso à terra, no ambiente, na educação, na cultura, no lazer, no esporte, na segurança pública, na previdência e na assistência social e são imprescindíveis para garantir a saúde.[2]

▪ O que é o SUS?

O SUS brasileiro é uma política pública. Um sistema de saúde pode ser definido como um conjunto de relações políticas, econômicas e institucionais, que se efetiva em organizações, em regras, em serviços, que são responsáveis pela condução dos processos relacionados à saúde de uma determinada população. Essa definição pressupõe um sistema complexo, que integra as relações sociais de uma dada sociedade.[3]

O SUS é um dos maiores sistemas públicos de saúde do mundo e pode ser considerado como a maior política de inclusão social da história do Brasil. Tem uma dimensão universal, pois está destinado a toda a população, incorporando a assistência básica à saúde até os tratamentos que envolvem complexidade tecnológica média e alta, além dos serviços de emergência. É responsável exclusivo por, aproximadamente, 140 milhões de pessoas, e um aspecto muito importante é que muitos que pagam o sistema de saúde suplementar também acessam o SUS, nos casos em que o sistema privado limita a cobertura. Esse fato não é incomum, dadas as restrições de ações pelos serviços privados, que têm uma lógica de atuação distinta daquela que rege o SUS, uma vez que se destina à produção do capital e à obtenção de lucro.[4-5]

O SUS retrata uma forma de organização dos serviços de saúde no Brasil e concretiza a política de saúde no País. "É o conjunto de ações e serviços de saúde, prestados por órgãos e instituições públicas federais, estaduais e municipais, da administração direta e indireta e das fundações mantidas pelo Poder Público" (Art. 4º da Lei 8080/90).[2,6-7]

Foi concebido como um sistema público de saúde de cobertura universal, segundo modelo beveridgeano, a exemplo do sistema de saúde inglês, que se caracteriza por financiamento público por meio de impostos gerais, pela universalidade de acesso, pela gestão pública e pela prestação de serviços através do setor público e privado. O modelo beveridgeano tem como fundamento a saúde como direito humano e constitucional, e tem como objetivo a universalização da atenção à saúde e o aumento da coesão social. Nele, o sistema público provê serviços sanitários necessários, mas há possibilidade de os cidadãos adquirirem serviços suplementares, no setor privado. Esse modelo originou-se no Reino Unido e foi implantado no Canadá, Dinamarca, Espanha, Finlândia, Itália, Noruega, Nova Zelândia, Portugal e Suécia.[4-5]

Entretanto, é necessário apontar que, ainda que orientado para a universalização, a segmentação do SUS é concreta. Nesse sentido, revela um subsistema público de saúde que convive com um subsistema privado de saúde suplementar e um outro subsistema privado de desembolso direto.[5]

▪ Histórico e funcionamento geral

O SUS decorre de uma crise do sistema de saúde, que evidenciava a exclusão da atenção de milhões de pessoas e um sério comprometimento da qualidade dos serviços de saúde públicos e privados. O sistema de saúde era insuficiente, ineficiente, distribuído irregularmente, ineficaz, injusto e centralizado.[2]

O enfrentamento dessa situação decorreu do trabalho organizado de um movimento social, denominado Reforma Sanitária, na década de 70, constituído por trabalhadores da saúde, segmentos da população, professores e pesquisadores de instituições acadêmicas e de sociedades científicas, como o Centro Brasileiro de Estudos de Saúde (CEBES), a Sociedade Brasileira para o Progresso da Ciência (SBPC) e a Associação Brasileira de Pós-Graduação em Saúde Coletiva (ABRASCO). A Reforma Sanitária defendeu a democratização e uma nova estruturação do sistema de saúde.[2] Portanto, ressalta-se que o SUS concretiza uma aspiração da sociedade e constitui uma conquista do povo brasileiro.

O SUS foi criado pela Constituição de 1988. Para operacionalizá-lo, foi necessária a implementação da Lei Orgânica da Saúde (de 19 de setembro de 1990) e, depois, da Lei 8.142 (de 28 de dezembro de 1990), necessária em decorrência da série de vetos que incidiam na Lei 8.080.[7-8]

A Lei 8.080/90 define as atribuições comuns e as competências das três esferas governamentais na gestão do SUS. Estabelece, em seu Artigo 2º, que "a saúde é um direito fundamental do ser humano, devendo o Estado prover as condições indispensáveis ao seu pleno exercício". Ela trata da organização e do funcionamento dos serviços para assegurar a promoção, a proteção e a recuperação da saúde. No parágrafo terceiro estabelece que "a saúde tem como fatores determinantes e condicionantes, entre outros, a alimentação, a moradia, o saneamento básico, o meio ambiente, o trabalho, a renda, a educação, o transporte, o lazer e o acesso aos bens e serviços essenciais; os níveis de saúde da população expressam a organização social e econômica do País".[2,6]

Portanto, a Lei 8.080/90 revela uma dimensão social ao explicitar um conceito amplo de saúde. Nesse sentido, contribuiria para superar a visão hegemônica da saúde centrada na doença e nas dimensões biológica e individual.[2,6]

A Lei 8.142/90 regula as transferências de recursos financeiros entre a União, estados e municípios, e a participação da comunidade na gestão do SUS. Cada esfera de governo tem uma instância colegiada sem prejuízo do Poder Legislativo: a Conferência de Saúde e o Conselho de Saúde. Estes são canais de democratização e exemplos de que a gestão participativa pode ser exercida nos espaços democráticos.[2]

A Conferência de Saúde, de âmbito nacional, é precedida por conferências estaduais e, estas, das municipais ou regionais. A Conferência Nacional deve ser convocada a cada quatro anos e tem o objetivo de avaliar a situação de saúde e propor diretrizes para a formulação das políticas de saúde.[6]

O Conselho de Saúde tem caráter permanente e deliberativo, e atua na formulação de estratégias e no controle da execução das políticas de saúde. No âmbito municipal, as políticas são aprovadas pelo Conselho Municipal de Saúde. No âmbito estadual, as políticas são negociadas e pactuadas pela Comissão Intergestores Bipartite (composta por representantes das secretarias municipais de saúde e pela secretaria estadual de saúde) e são deliberadas pelo Conselho Estadual de Saúde (que é composto por vários segmentos da sociedade: usuários, gestores e entidades de classe, entre outros). No âmbito federal, as políticas de saúde são negociadas e pactuadas na Comissão Intergestores Tripartite (que é composta por representantes do Ministério da Saúde, das secretarias estaduais e municipais de saúde). As políticas são então aprovadas, no âmbito federal, pelo Conselho Nacional de Saúde (que é composto por usuários, representantes do governo, de prestadores de serviço e de profissionais da saúde).[2]

Ainda que o SUS tenha se constituído como uma conquista indiscutível e democrática, e concretize a defesa do sistema público e universal, a aprovação da Constituição, em 1988, foi seguida pela expansão da saúde suplementar, o Sistema de Assistência Médica Supletiva, que envolve a medicina de grupo, as cooperativas médicas, os planos de autogestão e os seguros de saúde, limitando o ideário que sustentou o movimento da Reforma Sanitária. Nesse processo, ocorreram expressivos embates entre aqueles que defendiam a saúde pública e universal sob a administração direta e aqueles que defendiam a iniciativa privada. Prevaleceu a visão que permitiu as ações e os serviços complementares no SUS, por meio de contratos com serviços privados, sob a coordenação do direito público. A atuação desse setor, formado principalmente pelas medicinas de grupo, empresas hospitalares, de equipamentos médicos e produtos farmacêuticos, determinou que a assistência à saúde fosse livre à iniciativa privada. Já as entidades filantrópicas e sem fins lucrativos devem ter preferência na participação da oferta de serviços, com base na legislação. A presença do setor privado é mais expressiva na atenção hospitalar.[2,6]

Na década de 90, a resistência ao financiamento do SUS era uma clara decisão do governo federal. Assim, para viabilizar o repasse de recursos para os estados e municípios recorreu-se às Normas Operacionais Básicas (NOB) e Normas Operacionais da Assistência à Saúde (NOAS): NOB-91, NOB-93, NOB-96, NOAS 2000 e a NOAS 2002. Em 2006, tais normas constituíram o Pacto da Saúde, para viabilizar a descentralização do SUS. O Pacto da Saúde teve o objetivo de estabelecer responsabilidades sanitárias com metas, atribuições e prazos.

▪ Atributos do SUS

Conforme consta da Constituição brasileira, a saúde é um direito, portanto, não separa as pessoas em termos de ganho financeiro. O sistema de saúde tem base na vertente da seguridade social, ou seja, o direito à saúde está vinculado à cidadania, é um direito social. Isso quer dizer que não é necessário provar a condição de pobreza e, tampouco, depende do pagamento à previdência. O SUS foi proposto, portanto, na base de uma sociedade democrática, na qual são valores fundamentais a igualdade e a equidade.[2]

No seu Artigo 196, a Constituição define que a saúde é um direito de todos e dever do Estado. Assim, o Estado tem o dever de garantir o acesso universal e igualitário às ações e serviços para a promoção, a prevenção, a proteção e a recuperação da saúde. O acesso universal significa que todos têm o direito às ações e aos serviços de saúde, sem barreiras física, cultural, econômica e legal.[2]

O acesso igualitário significa que não pode haver preconceito ou discriminação.[2]

A promoção à saúde significa o estímulo e o fomento da saúde, das condições dignas de vida, de educação, alimentação, moradia, cultura, lazer, de ambiente de trabalho, entre outras.[2]

A prevenção refere-se às ações específicas para evitar a ocorrência dos agravos à saúde, como ocorre por meio da vacinação, por exemplo.[2]

A proteção significa diminuir ou eliminar riscos, como ocorre por meio do uso de preservativo, por exemplo.[2]

A recuperação está associada ao *diagnóstico precoce*, ao *tratamento apropriado* e à limitação dos agravos, com a finalidade de evitar ou diminuir as sequelas.[2]

▪ Os princípios doutrinários e as diretrizes organizativas do SUS

Em primeiro lugar, é importante explicitar que os *princípios* são valores que orientam o pensamento e as ações. As *diretrizes* são orientações de caráter organizacional ou técnico. Portanto, são as regras que constituem a base do sistema, dos serviços e das práticas de saúde.[2,6]

Os princípios doutrinários do SUS são: a universalidade, a integralidade e a equidade.[6]

A universalidade refere-se ao direito à saúde a todos e inclui o acesso aos serviços de saúde em todos os níveis de assistência. O acesso universal permite a atenção integral à saúde. Portanto, não se limita à prestação de serviços assistenciais, como ocorre com os sistemas privados.[2,6]

A integralidade refere-se a um *conjunto articulado e contínuo das ações e serviços preventivos e curativos, individuais e coletivos*. Pressupõe considerar as várias dimensões do processo saúde-doença. Nessa ótica, o SUS integra a Atenção Básica (AB) (Atenção Primária) e outros níveis de complexidade, ou seja, a atenção ambulatorial especializada e a atenção hospitalar.[2,6]

A equidade justifica a prioridade na oferta de ações e de serviços aos grupos sociais que apresentam maior vulnerabilidade, em decorrência da desigualdade: de renda, de bens e de serviços, entre outras.[6]

As diretrizes organizativas do SUS têm a finalidade de racionalizar o funcionamento do sistema, e são: a descentralização com comando único, a regionalização, a hierarquização, a participação comunitária e a integração das ações e dos recursos, com base no planejamento ascendente.[6]

A regionalização e a hierarquização permitem a distribuição dos serviços de saúde em um determinado território. Os serviços básicos devem ser em maior número e descentralizados, enquanto os serviços especializados (secundários e terciários) devem ser mais centralizados e em menor número. Tal organização visa à atenção integral e evita a fragmentação das ações de saúde.

A descentralização refere-se à transmissão da gestão e dos recursos do sistema de saúde da União aos estados e municípios. Assim, as decisões são tomadas no Distrito Federal, nos estados e nos municípios, constituindo-se o que se denomina por comando único em cada esfera do governo. O âmbito federal deve apoiar e orientar as esferas estadual e municipal, no sentido de assegurar os princípios e diretrizes do SUS. A descentralização para o âmbito local possibilita maior adequação das ações às necessidades de saúde.[2,6]

O comando único busca garantir, na gestão da política pública de saúde, a autonomia relativa dos governos na gestão de suas políticas próprias. A implementação da descentralização não foi um processo fácil, mas marcado pela disputa e resistência de alguns estados e municípios, em um cenário de competição partidária e eleitoral. Governos estaduais resistiam em promover a cessão de serviços e pessoal aos municípios e muitos desses exigiam condições especiais para assumir as responsabilidades gerenciais. Assim, as comissões bipartite e tripartite foram decisivas para a negociação dos conflitos entre os gestores e viabilizaram pactos para a consolidação do SUS.[1,6]

A habilitação e a certificação dos municípios para assumir as responsabilidades da gestão da saúde e o financiamento correspondente tem sido um processo contínuo. Os estados impulsionaram a adesão à gestão plena do sistema somente a partir de 2003. Assumir a gestão plena pressupõe que o gestor assuma a responsabilidade pela regulação dos serviços existentes em seu território, pela organização dos fluxos assistenciais e pela oferta de ações e de serviços. Os estados devem oferecer os serviços que os municípios não dispõem, além de coordenar o processo de regionalização e regular o acesso aos serviços especializados em articulação com os municípios em gestão plena.[6]

A gestão da AB atribui aos municípios a responsabilidade pela gerência de todos os serviços básicos de saúde, a oferta de ações de vigilância e de controle de doenças e a garantia de acesso dos usuários a outros níveis de atenção, por meio da integração do sistema municipal à rede regionalizada de atenção à saúde.[6]

A regionalização refere-se à articulação entre os gestores municipais e estaduais para viabilizar a implementação de políticas, de ações e de serviços de saúde. Nesse sentido, os serviços de saúde devem estar organizados em cada região para que a população tenha acesso a todos os tipos de assistência.[2]

A hierarquização ordena o sistema de saúde por níveis de atenção e estabelece os fluxos assistenciais entre os serviços. Debates apontam críticas ao modelo de pirâmide e a defesa de modelos mais flexíveis com possibilidade de acesso a partir de várias portas de entrada e a fluxos reversos ao sistema.[6]

A regionalização e a hierarquização exigem que os usuários sejam encaminhados para unidades especializadas sempre que necessário, mas que retornem à unidade básica de saúde para o seu seguimento apropriado, o que configura o sistema de referência e contra-referência.[1]

A participação da comunidade efetiva-se pela participação da população nas conferências e nos conselhos de saúde nas três esferas de governo e nos colegiados de gestão dos serviços de saúde.[6]

A integração das ações permite a integralidade do cuidado e constitui garantia para a continuidade do cuidado.[6]

O SUS integra um conjunto de ações e serviços: a vigilância em saúde (ambiental e dos ambientes de trabalho, sanitária, epidemiológica e nutricional), a assistência em seus vários níveis de complexidade (na AB, na especializada ambulatorial e na atenção hospitalar), a assistência terapêutica integral (incluindo a assistência farmacêutica), o apoio diagnóstico e terapêutico, a formulação e a execução da política de sangue e derivados (incluindo a coordenação de redes de hemocentros), a regulação da prestação dos serviços privados de assistência à saúde, a regulação da formação dos profissionais de saúde, a definição e a implementação de políticas de Ciência e Tecnologia para o setor saúde e a promoção da saúde em articulação setorial com outras áreas e órgãos governamentais.[6]

Várias responsabilidades do Estado na saúde implicam na efetivação de parcerias com outros setores de governo. Assim, assumir o SUS como política de Estado implica em afirmar que a responsabilidade pela situação de saúde não é apenas setorial, e que as políticas econômicas e setoriais devem estar orientadas para a eliminação ou redução dos riscos e das vulnerabilidades. Por isso é fundamental a integração das políticas de saúde com as demais políticas e a atuação coordenada das três esferas governamentais é necessária para a organização político-territorial do SUS.[1]

▪ Organização da complexidade no SUS

A AB é a porta de entrada preferencial do sistema. É o primeiro nível de atenção e inclui um conjunto de ações individuais e coletivas, de promoção da saúde e de prevenção de doenças, relativas ao diagnóstico, ao tratamento e à reabilitação. Aproximadamente 80% dos problemas de saúde podem obter solução nesse nível de atendimento. É o ponto estratégico de atenção à saúde e que tem maior importância relativa, pois é a partir da Atenção Primária, e em função dela, que os demais níveis são organizados.[2]

A atenção ambulatorial constitui a média complexidade e é composta por ações e serviços que tem o objetivo de atender aos principais problemas de saúde da população, que demandem profissionais especializados e o uso de tecnologias de apoio diagnóstico e terapêutico.[2] Já a alta complexidade refere-se aos procedimentos que envolvem alta tecnologia e/ou alto custo.[2]

Voltando à Atenção Primária, ela tem como atributos: o primeiro contato, a longitudinalidade, a integralidade, a coordenação da atenção, o cuidado centrado na família e a orientação comunitária. O primeiro contato refere-se à acessibilidade. A longitudinalidade requer adscrição da população às equipes de saúde e vínculo contínuo entre o usuário e o trabalhador de saúde. A coordenação da atenção implica na capacidade de garantir a continuidade da atenção à saúde e o reconhecimento dos problemas que requerem seguimento constante. O cuidado centrado na família é o que determina o modelo preferencial adotado na Atenção Primária no Brasil. A orientação comunitária refere-se ao reconhecimento das necessidades de saúde das famílias em função do contexto social que vivenciam.[2,9-10]

O reconhecimento dos determinantes sociais também requer a intersetorialidade, para superar a fragmentação das políticas. Por meio dela, articulam-se diferentes setores na resolução de problemas, com possibilidade do estabelecimento de espaços compartilhados de decisões entre as instituições e os diferentes setores do governo que atuam na produção da saúde, na formulação, na implementação e no monitoramento de políticas públicas. Isso porque a saúde está associada à qualidade da educação, da habitação, do trabalho, do emprego, do acesso à cultura e à segurança alimentar, por exemplo. Também remete ao conceito de Rede, que requer articulação, relações horizontais entre parceiros e interdependência de serviços para garantir a integralidade das ações. Ademais, a intersetorialidade demanda a participação dos movimentos sociais nas decisões sobre a saúde e a qualidade de vida.[2]

▪ Modelo de Atenção à Saúde

Segundo Paim (2012)[11], o Modelo de Atenção à Saúde também pode ser chamado por Modos Tecnológicos de Intervenção em Saúde, e refere-se às ações de saúde e ao conteúdo do sistema de saúde. A expressão modelo de assistência à saúde tem sido empregada desde a década de 80 do século passado e corresponde:

1. À forma de organização das unidades de prestação de serviços de saúde (inclui os estabelecimentos, as redes e os sistemas);

2. À forma de organização do processo de prestação de serviços (oferta organizada e ações programáticas, atenção espontânea), à vigilância da saúde (que integra ações sobre o território, as condições sociais e de saúde e os modos de vida, assim como a integralidade);

3. À forma de organização das práticas de saúde orientadas às respostas às necessidades e problemas de saúde no âmbito individual e coletivo (integra a promoção da saúde, por meio de políticas públicas intersetoriais e ações dirigidas à melhoria do modo de vida; a prevenção de riscos e de agravos (por meio de ações de vigilância epidemiológica e sanitária); tratamento e reabilitação (o que inclui o diagnóstico precoce, o tratamento, a redução de danos e de sequelas e a recuperação da saúde);

4. Ao modelo tecnoassistencial "Em Defesa da Vida" (por meio da gestão democrática), e concebendo a saúde como direito de cidadania, e o serviço público como defensor da vida individual e coletiva.

Ainda segundo Paim (2012)[11], o Modelo de Atenção à Saúde pode conter outras iniciativas orientadas ao atendimento às necessidades de saúde na perspectiva da Integralidade:

1. Demanda Organizada: orientada pela Epidemiologia, tem ação setorial e ocorre principalmente no âmbito intramuros;

2. Distritalização: busca organizar os serviços numa rede estruturada com mecanismos de integração e de comunicação. Privilegia a integralidade e implica na reorganização das práticas de saúde

em sua articulação com as práticas sociais nas dimensões política, econômica e ideológica;

3. Ações Programáticas de Saúde: a programação norteia a redefinição do trabalho em saúde. Parte do reconhecimento das necessidades sociais e de saúde. Concentra as ações no interior das unidades de saúde, mas valoriza a integralidade, a qualidade e a efetividade;

4. Vigilância da Saúde: tem ênfase nos problemas de saúde, nas respostas sociais, na correspondência entre os níveis de determinação e os níveis de intervenção (para o controle das causas, dos riscos e dos danos), e nas práticas sanitárias (de promoção, de proteção e de assistência). Baseia-se na ação intersetorial e busca reorganizar as práticas em função:

   a) Dos problemas de saúde (dos danos, dos determinantes e dos riscos);
   b) Na ênfase aos problemas que requerem atenção e acompanhamento contínuos;
   c) Utiliza o conceito epidemiológico de risco;
   d) Articula ações de promoção, de prevenção e curativas;
   e) Tem atuação intersetorial;
   f) Desenvolve ações sobre o território.

5. Estratégia Saúde da Família (ESF): privilegia a integralidade, promove as ações a partir de um território definido, atua na perspectiva da vigilância da saúde e requer alta complexidade para conhecer o espaço social, desenvolver habilidades e mudar atitudes. O SUS engloba a ESF, que foi estruturada desde 1994 e busca a integração de ações preventivas e curativas para cada 600 a 1.000 famílias em territórios definidos. Conta com o trabalho de profissionais em equipes constituídas por médico, enfermeira, auxiliares de enfermagem e agentes comunitários de saúde. Também pode incluir outros profissionais de saúde como odontólogos, fisioterapeutas, nutricionistas, terapeuta ocupacional e fonoaudiologistas. A Política Nacional de Atenção Básica (2006) propõe que a ESF se constitua como estratégia para a reorganização da AB.[2] A Estratégia é o prin-

cipal esforço orientado para melhorar a assistência básica.[12] É importante destacar que os sistemas de saúde com forte orientação para a Atenção Primária em Saúde apresentam melhores resultados na diminuição da mortalidade, na redução dos custos da atenção, no maior acesso aos serviços preventivos, na melhoria da equidade em saúde, na redução das internações hospitalares e na redução da atenção de urgência. A operacionalização da Atenção Primária em Saúde, por meio da ESF, influiu positivamente no acesso e na utilização dos serviços: reduziu a mortalidade infantil e a mortalidade de menores de cinco anos; teve impacto na morbidade; aumentou a satisfação das pessoas com a atenção recebida; teve uma nítida orientação para os mais pobres; melhorou o desempenho do SUS; influiu positivamente em outras políticas públicas como educação e trabalho; e contribuiu para incrementar o interesse internacional pela Atenção Primária em Saúde.[5,13-14]

6. Acolhimento: privilegia a organização do serviço de saúde para a atenção centrada no indivíduo. Orienta-se a atender a todas as pessoas que procuram os serviços de saúde, reorganiza o trabalho para a perspectiva multiprofissional, e a relação trabalhador de saúde-usuário baseia-se em valores humanitários, de solidariedade e de cidadania.

7. Linhas de Cuidado: referem-se a um conjunto de saberes, tecnologias e recursos para enfrentar riscos, agravos ou condições específicas do ciclo de vida. Responde às demandas de saúde, e é orientada pela regionalização e pela articulação entre as unidades federadas. Estrutura-se por projetos terapêuticos e valoriza o cuidado na AB, articulando-a com os serviços de apoio diagnóstico e terapêutico, com a oferta de medicamentos e as especialidades. Baseia-se na integralidade e na ampliação do nível secundário de complexidade, além da regulação da rede do SUS e do estabelecimento de fluxos assistenciais, com referência e contrarreferência. A unidade básica é responsável pelo projeto terapêutico a ser efetivado na linha de cuidado.

8. Promoção da saúde: orientada para a melhoria das condições e dos estilos de vida, por meio de ações de educação e de comunicação em saúde e na formulação de políticas intersetoriais no âmbito municipal, estadual e federal.

▪ Redes de Atenção à Saúde

As Redes de Atenção à Saúde referem-se à organização, de forma integrada, sob a coordenação da Atenção Primária, de pontos de atenção ambulatorial e hospitalar secundários e terciários, com os sistemas de apoio (sistema de assistência farmacêutica, sistema de apoio diagnóstico e terapêutico e sistema de informação), com os sistemas logísticos (sistema de regulação da atenção, registro eletrônico em saúde e sistema de transporte em saúde) e com o sistema de governança.[5]

A proposta de organização em redes de atenção à saúde já foi incorporada na legislação do SUS pelo Decreto 7.508/2011, que regulamentou a Lei Orgânica da Saúde. Para cumprir seus objetivos, as redes de atenção à saúde devem ser coordenadas por uma forte Atenção Primária em Saúde e, para isso, é necessário aprofundar o movimento de implantação da ESF até atingir uma cobertura de 75% da população brasileira, além de buscar superar os problemas críticos de sua gestão, a necessidade de expandir o trabalho interdisciplinar e a necessidade de incrementar os recursos financeiros.[5]

▪ De onde vêm os recursos do SUS?

A Constituição de 1988 definiu que o SUS seria financiado por meio do Orçamento da Seguridade Social (OSS), e dos orçamentos da União, dos estados, do Distrito Federal e dos municípios. As bases de sustentação do OSS decorrem das seguintes fontes: dos recursos dos orçamentos da União, dos estados, do Distrito Federal e dos municípios; e dos recursos das contribuições sociais: dos empregadores (incidentes sobre a folha de pagamentos, faturamento e o lucro líquido das empresas), dos trabalhadores e das receitas de concursos e loterias. As três esferas governamentais: federal, estadual e municipal são responsáveis pelo financiamento do SUS. O governo federal é o principal financiador da rede pública de saúde, com cerca da metade dos recursos gastos no País. É o Ministério da Saúde que formula as políticas nacionais de saúde. O gestor estadual deve aplicar, além dos recursos repassados pela União, os recursos próprios, inclusive nos municípios. O estado também formula políticas de saúde, coordenando e planejando o SUS nesse âmbito.[2,6,12]

O gestor municipal também deve aplicar os recursos repassados pela União, pelo estado, além dos próprios recursos. De igual maneira formula suas próprias políticas de saúde. Pode estabelecer parcerias com outros municípios para garantir o atendimento de sua população.[2]

A Emenda Constitucional 29 (EC 29) estabelece que os gastos da União devem ser iguais ao do ano anterior, corrigidos pela variação nominal do Produto Interno Bruto (PIB). Os estados devem garantir 12% de suas receitas ao financiamento à saúde e os municípios 15% de suas receitas.[2]

É importante sublinhar que os custos mais altos decorrentes de transplantes, de tratamentos de câncer, as cirurgias cardíacas, a hemodiálise, os pacientes de alto risco e com doença crônica incidem principalmente sobre o sistema público. Mesmo os pagantes de serviços privados dependem do SUS para a concretização desses tratamentos e procedimentos, sem que ocorra transferência financeira significativa ao sistema público.[12]

Os países que estruturaram sistemas universais de saúde apresentam uma estrutura de financiamento em que os gastos públicos em saúde perfazem no mínimo, 70% dos gastos totais do país em saúde, a exemplo da Noruega (85,5%), da Holanda (84,8%), do Reino Unido (83,2%), da Itália (77,6%), da Alemanha (76,8%), e do Canadá (71,1%). No Brasil, o gasto público como porcentual do gasto total em saúde é de, apenas, 47%. Em geral, a segmentação dos sistemas de saúde se dá quando os gastos públicos são inferiores a 50% dos gastos totais em saúde. Nos Estados Unidos, país símbolo do sistema segmentado, esse valor é de 48,2%, bastante próximo ao gasto público brasileiro.[5]

O gasto total em saúde no Brasil é de US$ 1.009,00, muito baixo quando comparado a outros países, e o gasto público *per capita* em saúde é de apenas US$ 474,00. Esse valor é muito inferior aos valores praticados em países desenvolvidos; também é inferior aos valores de países da América Latina como Panamá (US$ 853,00), Argentina (US$ 851,00), Costa Rica (US$ 825,00), Uruguai (US$ 740,00) e Chile (US$ 562,00). Entretanto, estima-se que o faturamento *per capita* do sistema de saúde suplementar brasileiro é três vezes superior aos gastos *per capita* do SUS.[5]

▪ Assistência de Enfermagem no SUS

A legitimação do SUS, que está na Constituição de 1988, possibilitou o debate sobre a importância de práticas de cuidado e de gestão em saúde norteadas pelos princípios da universalidade, da integralidade e da equidade. A Enfermagem, especialmente no protagonismo da(o) Enfermeira(o), tem se destacado entre as profissões da área da saúde por sua importante participação na gestão do cuidado em saúde, valorizando e defendendo os princípios, diretrizes e compromissos políticos do SUS. Embora sejam diversos os espaços de práticas da(o) Enfermeira(o), no âmbito do SUS, tal questão será focalizada, neste capítulo, para a assistência na AB.[15]

Dentre as diversas atribuições da(o) Enfermeira(o) na assistência na AB, são fundamentais as habilidades na promoção do cuidado integral e humanizado, no reconhecimento das necessidades de saúde, e na interação com a família e a comunidade, no espaço territorial, onde se produzem e se reproduzem as necessidades de saúde. Esse trabalho é realizado por meio da aplicação da racionalidade epidemiológica, sobretudo com base na Determinação Social do Processo Saúde-Doença, do referencial da Epidemiologia Social e de tecnologias que permitem o diálogo, as práticas de educação em saúde e do compartilhamento de saberes. Dessa forma, as práticas de cuidado desenvolvidas pela(o) Enfermeira(o) transcendem a dimensão individual do cuidado e se orientam para a dimensão coletiva, reforçando a sua atuação política na transformação das iniquidades sociais. Estas estão intrinsecamente relacionadas ao acesso à saúde e ao enfrentamento do processo saúde-doença.

O intenso trabalho da(o) Enfermeira(o) desde o início da construção do SUS, outorgou a sua atuação em diferentes espaços sociais: na atenção (nas consultas de enfermagem, no acolhimento, na escuta qualificada, nas visitas domiciliárias), na gestão do Cuidado (na coordenação do trabalho das equipes de saúde), na gestão administrativa das unidades de saúde, na pesquisa, no controle social, no fomento de ações educativas (na promoção da saúde, na prevenção e no monitoramento de agravos - por meio de ações de Vigilância da Saúde -, na promoção do autocuidado, nas orientações à equipe de enfermagem e equipe de agentes comunitários de saúde), além da participação no ensino.[15-17]

A participação da(o) Enfermeira(o) apresenta-se como um campo aberto e sensível às necessidades sociais e de saúde, destacando-se a relevância de seu trabalho junto à comunidade, no enfrentamento das desigualdades sociais e na resistência aos dogmas postos pelo modelo biomédico de atenção à saúde.

▪ Limites do SUS

A comparação entre o gasto público e o gasto privado (diretamente pelas pessoas ou famílias) indica que o investimento público é muito restrito frente aos desafios decorrentes da desigualdade social e suas repercussões na saúde-doença e também frente ao objetivo da construção de um sistema universal e equitativo.[2]

Ainda se verificam impasses na gestão descentralizada que evidenciam dificuldades da gestão municipal em assegurar a AB resolutiva e de qualidade, além de barreiras ao acesso dos usuários à atenção especializada. Também é bastante problemática a operacionalização de uma lógica dotada de fluxos de informação e de ação coordenada pelos municípios.[6]

Ademais, como a estruturação do SUS teve por base as instituições sanitárias já existentes, cuja característica era a centralização, o autoritarismo, a negação à participação dos trabalhadores e dos usuários nos processos de gestão, além do clientelismo e da permeabilidade aos interesses mercantis, toda essa complexa realidade reproduziu saberes, práticas e modelos de intervenção. Por exemplo, nas ações sobre a coletividade manteve-se o modelo campanhista, focado no combate às doenças transmissíveis. Nas ações assistenciais, mais dirigidas aos indivíduos, ainda que muito se tenha superado, principalmente por meio das ações decorrentes da ESF, ainda prevalece o modelo curativista, centrado no hospital, no biológico, na clínica tradicional e no protagonismo médico.

Tal realidade, ao lado da reprodução de práticas sanitárias tradicionais e da continuidade de programas insuficientemente articulados à ESF evidenciam as dificuldades de implementar práticas inovadoras que integrem o reconhecimento das necessidades; que integrem ações sobre o território onde se realiza a reprodução social dos indivíduos, famílias e dos grupos sociais; que integrem os saberes dos usuários; que contemplem processos de trabalho em equipe de trabalhadores da saúde, cujo objetivo é comum, num esforço para atuar conjuntamente, sem perder a identidade da formação profissional do trabalhador de saúde.

Ainda são questões a serem superadas: a desmotivação dos trabalhadores da saúde em decorrência da precarização do trabalho, a baixa remuneração, a ausência de planos de carreiras e de programas de educação continuada. Por outro lado, a formação profissional que, em geral está focalizada para a especialização, para o distanciamento do profissional de saúde em relação à necessidade de escuta dos usuários, também são questões a serem superadas na viabilização do SUS.

Um outro aspecto importante refere-se à necessidade de responder a uma situação de saúde do século XXI com um modelo de atenção à saúde pensado na metade do século passado. Esse descompasso decorre da rápida evolução dos fatores contingenciais do sistema de saúde: a transição demográfica, nutricional e epidemiológica, além da inovação tecnológica[5]. O SUS deve estar preparado para responder às demandas postas pelos novos perfis epidemiológicos, principalmente para atender a população idosa, assim como atuar em conjunto com outras esferas para a erradicação da pobreza, da fome e da desigualdade social.

Particularmente a partir de 2016, o governo federal tem promovido ações que fragilizam ainda mais o SUS, ao estimular o consumo de planos privados de saúde pelas famílias, empregadores e seus trabalhadores. A renúncia fiscal por parte de empresas privadas, além do corte crescente dos recursos financeiros do SUS, são aspectos adicionais que comprometem, ainda mais, a luta por um sistema público de saúde universal e de qualidade.

▪ Considerações finais

O SUS democrático, que tem o sentido de assegurar o direito à saúde de todos os brasileiros, que articula a saúde a uma reforma social mais ampla, orientada a influir sobre a determinação do processo saúde-doença, ainda é um projeto em construção e em afirmação. O golpe midiático-parlamentar-jurídico de 2016 vêm fraturando o SUS ao congelar os recursos financeiros por 20 anos (EC55), limitando ainda mais o Estado de Direito e a democracia.

Assim, a política econômica excludente do governo atual, ao atender principalmente os interesses do mercado e não da população brasileira, por meio da privatização de empresas públicas estratégicas, da isenção fiscal para grandes empresas, da diminuição do gasto público em setores sociais essenciais como saúde, educação, Bolsa Família e outros, dentre muitas outras medidas que comprometem ainda mais a soberania e os interesses nacionais, tem gerado maior desemprego, diminuição dos direitos dos trabalhadores com a recente reforma trabalhista, maior insegurança social, aumento da iniquidade concentrando ainda mais a renda, em um dos países que já apresenta uma das maiores desigualdades sociais do mundo. Os reflexos nos indicadores de saúde e sociais já se fazem sentir, como por exemplo, o aumento da mortalidade infantil tardia atribuídos pela Fundação Abrinq aos cortes nos programas Rede Cegonha, Alimentação Escolar, Mais Médicos e Bolsa Família.[18]

O SUS não deve responder aos propósitos do mercado e não deve ser privatizado. Para tanto, requer recursos suficientes, com fontes estáveis de financiamento, descentralização plena de ações e de serviços. Os serviços privados contratados devem ser regulados pela esfera pública. As políticas de ajuste econômico que têm sido adotadas enfraquecem e pervertem ainda mais a finalidade do SUS.

Assim, é necessário retomar as mobilizações da população que favoreçam a cidadania plena, a qualidade de vida e a democracia. Com relação à saúde fortalecer a consciência sanitária. É necessário garantir o fortalecimento do SUS, através da melhora da acessibilidade, da qualidade, da integralidade, da humanização da assistência, da cooperação no trabalho em equipe e da participação dos usuários na tomada de decisões sobre a própria saúde.

▪ Referências bibliográficas

1. Fleury S, Ouverney AM. Política de saúde: uma política social. In: Giovanella L, Escore S, Lobato LVC, Noronha JC, Carvalho AI (org.). Políticas e sistema de saúde no Brasil. 2 ed. Rio de Janeiro: Editora FIOCRUZ; 2012. p. 25-57.

2. Paim JS. O que é o SUS. 1 ed. Rio de Janeiro: Editora FIOCRUZ; 2015.

3. Lobato LVC, Giovanella L. Sistemas de saúde: origens, componentes e dinâmica. In: Giovanella L, Escore S, Lobato LVC, Noronha JC, Carvalho AI (org.). Políticas e sistema de saúde no Brasil. 2. ed. Rio de Janeiro: Editora FIOCRUZ; 2012. p. 89-120.

4. Duncan P, Bertolozzi MR, Cowley S, Egry EY, Chiesa AM, França FOS. "Health for All" in England and Brazil? Int J Health Serv. 2015;45(3):545–63. DOI: 10.1177/0020731415584558.

5. Mendes EV. 25 anos do Sistema Único de Saúde: resultados e desafios. Estud av. 2013;27(78):27-34.

6. Vasconcelos CM, Pasche DF. O Sistema Único de Saúde. In: Campos GWS, Minayo MCS, Akerman M, Drumond JM, Carvalho YM (org.). Tratado de Saúde Coletiva. São Paulo: Hucitec; Rio de Janeiro: Editora FIOCRU; 2006. p. 531-62.

7. Brasil. Lei nº 8080 de 19 de setembro de 1990. Dispõe sobre as condições para promoção, proteção e recuperação da saúde, a organização e o funcionamento dos serviços correspondentes e dá outras providências. Diário Oficial da União, Brasília, 20 set. 1990. Seção 1, p. 18055.

8. Brasil. Lei 8142 de 28 de dezembro de 1990. Dispõe sobre a participação da comunidade na gestão do Sistema Único de Saúde e sobre as transferências intergovernamentais de recursos financeiros na área da saúde e dá outras providências. Diário Oficial da União, Brasília, 31 dez. 1990. Seção 1, p. 25694.

9. Harzheim E, Oliveira MMC, Agostinho MR, Hauser L, Stein AT, Gonçalves MR, et al. Validação do instrumento de avaliação da atenção primária à saúde: PCATool-Brasil adultos. Rev Bras Med Fam Comunidade. 2013;8(29):274-84.

10. Oliveira MAC, Pereira IC. Atributos essenciais da Atenção Primária e a Estratégia Saúde da Família. Rev Bras Enferm. 2013;66(esp):158-64

11. Paim JS. Modelos de atenção à saúde no Brasil. In: Giovanella L, Escore S, Lobato LVC, Noronha JC, Carvalho AI (org.). Políticas e sistema de saúde no Brasil. 2 ed. Rio de Janeiro: Editora FIOCRUZ; 2012. p. 459-91.

12. Ocké-Reis CO. SUS: o desafio de ser único. Rio de Janeiro: Editora FIOCRUZ; 2012.

13. Fernandes VBL, Caldeira AP, Faria AA, Rodrigues Neto JF. Internações sensíveis na atenção primária como indicador de avaliação da Estratégia Saúde da Família. Rev Saúde Pública. 2009;43(6):928-36.

14. Turci MA, Lima-Costa MF, Macinko J. Influência de fatores estruturais e organizacionais no desempenho da atenção primária à saúde em Belo Horizonte, Minas Gerais, Brasil, na avaliação de gestores e enfermeiros. Cad Saúde Pública. 2015;31(9):1941-52.

15. Souza KMJ, Seixas CT, David HMSL, Costa AQ. Contributions of Public Health to nursing practice. Rev Bras Enferm. 2017;70(3):543-9.

16. Acioli S, Kebian LVA, Faria MGA, Ferracciolil P, Correa VAF. Práticas de cuidado: o papel do enfermeiro na atenção básica. Rev Enferm UERJ. 2014;22(5):637-42.

17. Stein-Backes D, Stein-Backes M, Lorenzini-Erdmann A, Büscher A, Salazar-Maya AM. Significado da prática social do enfermeiro com e a partir do Sistema Único de Saúde brasileiro. Aquichán. 2014;14(4): 560-70.

18. Fundação ABRINQ [Internet]. Observatório da Criança e do Adolescente. Taxa de mortalidade na infância (para 1.000 nascidos vivos). São Paulo; 1999-2017. [citado 2018 jun. 06]. Disponível em: <https://observatoriocrianca.org.br/cenario- infancia/temas/sobrevivencia-infantil-infancia/619-taxa-de-mortalidade-na-infancia-para-1-000-nascidos-vivos?filters=1,233>.

Leituras complementares

1. Cohn A, Bujdoso YL. Social participation and public management in the Brazil's National Health Service. Tempo Social. 2015;27(1):33-47.

2. Lima NT, Gerschman S, Edler FC, Suárez JM. Saúde e democracia: história e perspectivas do SUS. 20 ed. Rio de Janeiro: Editora FIOCRUZ; 2005.

3. Paim JS. O que é o SUS. Rio de Janeiro: Editora Fiocruz. 2015. Disponível em: <http://www.livrosinterativoseditora.fiocruz.br/sus/>.

4. Pesquisadores nacionais e internacionais contribuem para a Agenda 30 anos de SUS, que SUS para 2030? [citado – 2018 jun. 06]. Disponível em : <http://apsredes.org/pesquisadores- nacionais-e-internacionais-contribuem-para-agenda-30-anos--de-sus-que-sus-para-2030/>.

Capítulo 2

Epidemiologia

■ Yeda Aparecida de Oliveira Duarte ■ Lislaine Aparecida Fracoli
■ Maria Lúcia Lebrão (*in memoriam*)

25

▪ Objetivos da aprendizagem

Que ao final do capítulo o residente seja capaz de:
- Definir epidemiologia;
- Compreender os aspectos epidemiológicos associados à hospitalização nos diferentes momentos do ciclo de vida;

▪ Introdução

John Snow é considerado o pai da epidemiologia por sua teoria sobre a associação causal entre a cólera e a água contaminada em Londres em meados do século XIX. O autor, no entanto, não restringiu seu pensamento epidemiológico a isso, ao contrário, buscava precisar a complexa rede de processos envolvidos na determinação e distribuição das doenças relacionando às condições concretas de vida dos indivíduos.[1]

Essa definição/campo foi ampliado com o tempo e, atualmente, pode ser compreendida como a ciência que estuda o processo saúde-doença em coletividades humanas, analisando a distribuição e os fatores determinantes das enfermidades, danos à saúde e eventos associados à saúde coletiva, propondo medidas específicas de prevenção, controle ou erradicação de doenças e fornecendo indicadores que sirvam de suporte ao planejamento, à administração e à avaliação em saúde.[1]

Assim, a epidemiologia visa:

- Descrever a distribuição e a magnitude dos problemas de saúde nas populações humanas;
- Fornecer dados essenciais para planejamento, execução e avaliação das ações de prevenção, controle e tratamento das doenças, bem como para estabelecer prioridades;
- Identificar os fatores etiológicos na gênese das enfermidades.[1]

Com o avanço dos estudos epidemiológicos, muitas das doenças, antes sem explicações claras, vêm sendo elucidadas tendo por base o método científico aplicado de forma mais abrangente e em caráter mais coletivo. Assim, com o passar do tempo, os determinantes sociais foram assumindo outras responsabilidades na determinação das doenças e dos agravos nas populações, dado que "condicionam uma dada situação de vida de grande parcela da população e um agravamento crítico de seu estado de saúde".[1]

Os programas de Residência de Enfermagem na Escola de Enfermagem da Universidade de São Paulo (EEUSP) e do Hospital Universitário da Universidade de São Paulo (HU-USP) envolvem as áreas materno-infantil, saúde do adulto e idoso. Este capítulo abordará algumas questões epidemiológicas relacionadas às áreas temáticas que envolvem as residências EEUSP/HU-USP, fornecendo subsídios aos residentes acerca da população que estarão atendendo e os determinantes associados às condições de saúde que apresentam.

▪ Saúde materna e infantil

As principais causas de mortalidade em mulheres e crianças e as maneiras de superação das mesmas nesses dois grupos populacionais, sempre tendo como ponto de partida para essa reflexão a perspectiva do profissional de saúde.

Tradicionalmente, mulheres e crianças são conjuntos populacionais que merecerem o interesse dos gestores e dos profissionais da saúde. O interesse para o cuidado a esses grupos populacionais é desencadeado pela preocupação com o momento presente (mulheres e crianças são mais vulneráveis e, por isso, merecem mais cuidado e proteção por parte das políticas públicas) ou pela importância que esses grupos possuem na construção do futuro de uma nação (o crescimento populacional depende fortemente das mulheres e a qualidade dos cidadãos que compõe uma sociedade depende fortemente das crianças).

Desde o final da década de 1990, a Organização das Nações Unidas (ONU) vem congregando os países em torno de metas denominadas "objetivos do milênio". A definição de metas, segundo a ONU, possibilitaria que os diferentes países pensassem estratégias diferenciadas (segundo a realidade de cada um) para alcançarem objetivos "comuns" fortemente relacionados com a defesa da qualidade das pessoas.[2] Durante os mais de 20 anos da existência desse "pacto social internacional", a preocupação com a saúde das mulheres e das crianças tem figurado com centralidade. A partir de 2015, os "objetivos do milênio" (ODM) passaram a ser denominados Objetivos de Desenvolvimento Sustentável (ODS) e, embora houvesse "mudado" de nome, a preocupação com a saúde das mulheres e das crianças continua a figurar como meta importante. Essa preocupação aparece no ODS 3, Saúde e Bem estar, com a seguinte redação: "Até 2030, reduzir a taxa de mortalidade materna global para menos de 70 mortes por 100.000 nascidos vivos e acabar com as mortes evitáveis de recém-nascidos e crianças menores de 5 anos, em todos os países, objetivando reduzir a mortalidade neonatal para pelo menos 12 por 1.000 nascidos vivos e a mortalidade de crianças menores de 5 anos para menos 25 por 1.000 nascidos vivos."[11] O Brasil é signatário desse "pacto social" proposto pela ONU e isso tem impactado positivamente nos perfis de mortalidade materna e infantil em nosso território.

Com relação à saúde materna, segundo a publicação do Ministério da Saúde,[3] tem-se que no Brasil, em 2014, foram captados pelo Sistema de Informação sobre Nascidos Vivos (SINASC) 2.979.259 nascidos vivos. Desses, a proporção de nascimentos cujas mães fizeram sete ou mais consultas de pré-natal alcançou 67% do total. Entre mães com nível de instrução "superior completo", esse percentual chegou a 87%. Ainda com base no SINASC, registrou-se média de oito consultas de pré-natal durante a gestação. O Ministério da Saúde preconiza como adequada a realização de seis ou mais consultas de pré-natal. E, novamente, verificou-se que as mulheres com maior nível de instrução são as que realizam o maior número de consultas. As mães sem instrução ou com ensino fundamental incompleto, por sua vez, são as que apresentam a maior proporção de não realização de consulta de pré-natal[4]. Entre as mães sem instrução e fundamental incompleto, o percentual das que não fizeram consulta foi o dobro (1,2%) da média nacional (0,6%)[1]. Esses dados nos mostram que, quanto maior o nível de instrução da mãe, maior é seu comparecimento às consultas de pré-natal e, por que não dizer, maior é seu cuidado com sua própria saúde e, por consequência, com a saúde do bebê. Ainda quanto ao nível de instrução da mãe, dados do SINASC mostraram um elevado percentual de mães da raça/cor indígena sem instrução e com ensino fundamental incompleto, e isso acaba por colocar o SINASC como uma ferramenta de observação de fenômenos sociais que não nos deixa esquecer que a condição de vida dessa população está fortemente associada à situação de maior vulnerabilidade socioeconômica.[5]

Essa constatação da maior vulnerabilidade nacional das mulheres negras e indígenas motivou, no Estado de São Paulo, o projeto piloto "Humanização do parto e nascimento: questões étnico/raciais e de gênero".[6]

Continuando a apresentação do panorama da saúde materna no Brasil, observou-se que as mães adolescentes correspondem a 19% do total de mulheres que têm filhos no nosso país, e são mais frequentes nas regiões Norte e Nordeste. O estudo aponta, ainda, que as mães com idade acima de 35 anos são mais prevalentes nas regiões Sudeste e Sul. Nas regiões Centro-Oeste, Sul e Sudeste, as mães de 20 a 34 anos despontam com percentual em torno de 70%. Já a Região Sudeste apresenta os maiores percentuais de mães de 35 anos e mais, com 14,4% do total, e a menor proporção de mães com idade de 10 a 14 anos. Ressalta-se que, embora do ponto de vista percentual as mães de 10 a 14 anos representem apenas 0,9% do total, no Brasil, em números absolutos, estas chegam a 28.244 parturientes.[7]

A gravidez na adolescência é fator de risco para agravos à saúde materna e também de complicações perinatais, tais como baixo ganho de peso materno, desproporção cefalopélvica, pré-eclâmpsia, prematuridade, baixo peso ao nascer e Escala de Apgar baixa no quinto minuto. Todas essas situações graves são bastante ligadas às causas de óbito infantil e materno.[8]

Segundo publicação do Ministério da Saúde, a taxa de cesárea no Brasil é de 57% com variância importante entre as Unidades da Federação (UF). Assim, os estados de Goiás, Espírito Santo (ES) e Rondônia (RO) apresentam níveis próximos de 70%, já os estados de Roraima (RR), Amapá (AP), Amazonas (AM) e Acre (AC) apresentam índices abaixo de 40%.

Ao analisar os nascidos vivos com baixo peso ao nascer segundo porte populacional dos municípios de residência das mães e raça/cor, observa-se que, no Brasil, a maior proporção de recém-nascidos com baixo peso ao nascer foi encontrada nos municípios com 500 mil habitantes e mais, com um índice de 9,1%. Verifica-se que a raça/cor preta detém o maior valor de baixo peso ao nascer em todos os portes populacionais, variando entre 8,3 a 10,3%, sendo a menor proporção de baixo peso, em âmbito nacional, 7,6%, observada nos municípios com menos de 20 mil habitantes e a prematuridade de 11,2%.[7]

Outra condição que impacta a saúde materna de um modo geral, e das mulheres mais especificamente, é a questão da violência doméstica. As mulheres são as principais vítimas notificadas de violência (162.575), representando 67,1% dos casos no ano de 2015.[7] As mulheres adultas, de idade entre 20 a 59 anos, foram as que mais notificaram violência, seguidas das adolescentes (30.989), das crianças (25.449) e das idosas (7.937). Os tipos de violência mais comuns, entre as mulheres, foram a violência física (48,1%), seguida da psicológica/moral (23,6%) e sexual/estupro (8,3%). Quando comparadas às taxas de mortalidade de vítimas de violência notificadas com as taxas de mortalidade geral para o sexo feminino, foi possível verificar que, em todos os casos, as vítimas de violência notificadas tiveram maiores taxas de mortalidade. Apesar desse número elevado de registros de violência contra mulheres, estima-se que esses sejam ainda maiores, pois ainda existe muita subnotificação.[7] O grande número de mulheres mortas por causas violentas e a violência de repetição sugere que as redes de atenção e proteção não estão sendo capazes de quebrar o ciclo da violência contra a mulher.

Esse cenário em que a saúde materna está inserida demonstra a importância de, enquanto profissionais de saúde, nunca nos eximirmos de analises aprofundadas e multidimensionais do processo saúde-doença dos indivíduos e grupos sociais.

Avançando agora para a saúde infantil, cabe lembrar que nosso país, e principalmente o Estado de São Paulo, avançou muito no combate às principais morbidades infantis. Um programa de vacinação exitoso como o que temos experimentado causa um impacto muito favorável na redução da mortalidade infantil.

Com relação à mortalidade infantil e na infância, o Fundo das Nações Unidas para a Infância (UNICEF)[9] estima que o Brasil já tenha alcançado sua meta, com uma Taxa de Mortalidade (TM) em menores de cinco anos (TM < 5) atingindo o nível de 16 óbitos por mil Nascidos Vivos (NVs), em 2015.[10] Mesmo assim, há de se considerar que em países como França, Alemanha, Israel, Itália, Portugal e Japão a TM < 5 é de quatro óbitos por mil nascidos vivos. Na América Latina, países como Argentina, Uruguai e Chile apresentam taxas de mortalidade na infância menores que a do Brasil, com 13, 10 e 8 óbitos por mil nascidos vivos, respectivamente. Assim, continuar reduzindo a TM < 5 ainda constitui um desafio para o Brasil.[10]

No Brasil, o número de óbitos em crianças sofreu uma redução de 68 mil em 2000 para 38 mil em 2014, e a subnotificação de óbitos infantis também foi reduzida de 22 mil para 5 mil no mesmo período. Entre 1990 e 2014, a Taxa de Mortalidade Infantil (TMI) reduziu-se de 47,1 para 14,1 óbitos infantis/1.000 NV, representando redução de 70%.[3] O Brasil atingiu a meta dos ODM, que era reduzir 2/3 da mortalidade infantil antes do prazo final de 2015. Esse percentual de redução da TMI atingido pelo Brasil evidencia que grandes decréscimos ocorreram em todas as regiões, com especial destaque para a Região Nordeste.[10]

Analisando os componentes da mortalidade infantil, em 1990 o principal componente era a Pós-Neonatal e, em 2014, passou a ser a Neonatal Precoce. Com isso, ocorreu uma inversão na ordem de importância dos componentes da mortalidade infantil no período de 1990 a 2014. Destaca-se que, em 1990, a Taxa de Mortalidade Neonatal (Precoce e Tardia) era de 23,1 óbitos por 1.000 NVs e a Taxa de Mortalidade Pós-Neonatal era de 24 óbitos por 1.000 NVs. Em 2014, as mesmas taxas foram de 9,9 e 4,3, respectivamente. Em 2014, a Taxa de Mortalidade na Infância, da Região Norte, era de 21 óbitos em menores de 5 anos para cada 1.000 NVs, enquanto na Região Sul era de 12,4 óbitos em menores de 5 anos para cada 1.000 NVs, o que evidencia a existência de grandes diferenças regionais. Essas diferenças regionais podem ser explicadas pela grande desigualdade social que o território brasileiro alberga.[10]

Entre menores de 1 ano, observa-se que o agrupamento de fatores maternos e perinatais foi a principal causa de morte em 2014, e esse agrupamento (fatores maternos e perinatais) respondeu por 52% dos óbitos em menores de um ano no Brasil. Entre as subcategorias de causas que compõe o agrupamento perinatal se destacam a prematuridade, que corresponde a 16% do total de mortes no Brasil. Exceção a isso é a Região Sul, onde os fatores maternos têm peso maior. Em menores de 1 ano, em segundo lugar como causa de mortalidade aparecem as malformações congênitas, que respondem por 22% dos óbitos infantis no Brasil, seguidas das infecções (8%) e causas externas na criança (3%). As causas mal definidas ou inespecíficas representam 5,6% dos óbitos entre menores de 1 ano, sendo 7,4% no Norte, 7,2% no Nordeste, 4,5% no Sudeste, 4,4% no Sul e 3,6% no Centro-Oeste.[3]

No grupo etário de 1 a 4 anos, assume importância o agrupamento de causas externas, que no Brasil responde por 23% do total. Nas regiões Sul, Sudeste, Centro-oeste e Norte prevalecem como causa de mortalidade nessa faixa etária as infecções (31%). Malformações congênitas continuam a figurar entre as principais causas, ocupando a terceira posição no Brasil (12%). As causas mal definidas ou inespecíficas representam 6,9% dos óbitos nessa faixa etária, sendo 9,3% no Norte, 7,7% no Nordeste, 6,3% no Sudeste, 4,8% no Sul e 5,6% no Centro_Oeste. Os fatores maternos e perinatais apresentam percentuais muito baixos (< 1%).[3]

Dos óbitos em menores de 5 anos, 86% ocorrem em menores de 1 ano. Na mortalidade infantil, 53% são neonatais precoces, 17% neonatal tardio e 30% pós-neonatal. Esses resultados apresentam pouca variação entre as diferentes regiões brasileiras. Chama atenção que, na mortalidade infantil, 23% dos óbitos ocorreram nas primeiras 24 horas de vida da criança. A maioria dos óbitos infantis no Brasil ocorre em filhos e filhas de mães de 20 a 29 anos (44%), sem grandes variações entre as regiões. Quanto à escolaridade da mãe, a maioria dos óbitos infantis é de filhos e filhas de mães com 8 a 11 anos de estudo (49%), seguido por mães com 4 a 7 anos de estudo (26%). A maioria dos óbitos infantis ocorre em crianças com menos de 32 semanas de gestação (48%), seguidos por crianças com 37 a 41 semanas de gestação (30%). A Região Norte apresenta-se diferente das demais, no sentido em que essas duas faixas de gestação apresentam percentuais praticamente iguais. Dos óbitos infantis, tem-se que 49 e 46% foram de crianças pardas e brancas, respectivamente, e 66% de crianças que nasceram com menos de 2.500 gramas.[3]

A queda da mortalidade infantil no Brasil está associada a uma série de melhorias nas condições de vida e na atenção à saúde da criança, em relação a questões como segurança alimentar e nutricional, saneamento básico e vacinação. Esses progressos não beneficiam a população de maneira uniforme. Em termos geográficos, as regiões Norte e Nordeste são as mais vulneráveis do Brasil quanto à mortalidade infantil.[3]

Todas as políticas voltadas para a redução da mortalidade infantil têm de levar em consideração o papel fundamental desempenhado pela mãe na prevenção de óbitos infantis. A atenção integral à mulher pode ajudar a diminuir consideravelmente o risco de vida das crianças. Isso não significa apenas assegurar acompanhamento pré-natal e parto seguro, embora essas sejam medidas necessárias. Envolve também, por exemplo, uma boa assistência ao nascimento e a garantia de condições de amamentação do bebê. A recomendação internacional é de que o aleitamento materno seja exclusivo até os 6 meses de idade e se prolongue pelo menos até os 2 anos.[9]

No Brasil, pode-se dizer que grande parte dessas conquistas está relacionada ao fortalecimento da Atenção Primária à Saúde (APS) e sua rede de Unidades de Saúde, como instância que oferta serviços com potência para articular ações de promoção, prevenção e tratamento de problemas/agravos prevalentes, nas crianças e famílias. A Estratégia Saúde da Família (ESF), implementada no Brasil desde 1994, com o objetivo de fortalecer a APS, vem se constituindo como uma possibilidade concreta para responder as necessidades de saúde dos indivíduos e famílias. Essa capacidade de reconhecer e responder as necessidades de saúde se deve, principalmente, à sua possibilidade de estimular os profissionais de saúde a reconhecerem as dimensões sociais e humanas relacionadas ao processo saúde-doença dos indivíduos e famílias. No entanto, a ESF reconhece que o maior desafio é preparar os profissionais de saúde e as equipes para se apropriarem de instrumentos eficientes para fortalecer os potenciais de saúde da população, evidenciando o protagonismo da família no cuidado.[11]

Tradicionalmente, a atenção dos serviços de saúde esteve voltada para a detecção e tratamento de doenças e agravos, e os instrumentos de avaliação utilizados pelos profissionais privilegiam esses aspectos. Isso é insuficiente para a atenção integral à criança, para contemplar todas as suas necessidades de desenvolvimento. Do ponto de vista estrutural, é importante salientar o papel das políticas públicas para garantir o acesso à saúde, nutrição, água e saneamento, habitação, educação e lazer. Cada um desses aspectos contribui para o fortalecimento dos potenciais ou amplia as vulnerabilidades das famílias, para que ofereçam cuidados adequados ao desenvolvimento integral das crianças. O acesso a tais serviços "básicos" não se dá de forma igual na sociedade, o que gera desigualdades desde o início da vida e perpetua as iniquidades sociais. Sendo assim, os profissionais dos diferentes serviços, que interagem com as famílias, precisam conhecer as condições e os recursos com que elas contam para exercer o seu protagonismo e atuar em busca de um cuidado integral, minimizando a influência dos problemas e contribuindo para a redução de vulnerabilidades.[11]

A promoção do desenvolvimento integral da criança depende da garantia de condições favoráveis para o alcance de seu máximo potencial de desenvolvimento, mediante cuidados e oportunidades que forneçam segurança para sua formação pessoal e social, para a formação de sua identidade e conquista da autonomia. Isso demanda e tornam-se fundamentais as ações intersetoriais, que colocam tanto a necessidade do trabalho integrado quanto o aprimoramento das ações em cada setor. Nesse sentido, o presente capítulo aponta uma oportunidade de aprimorar as ações dos profissionais de saúde junto às famílias em prol do desenvolvimento e do cuidado à criança na primeira infância, período da gestação aos 6 anos, iniciando desde a gestação, a partir da atenção básica em saúde no contexto brasileiro.

▪ Saúde do adulto e idoso

Atualmente, as doenças crônicas não transmissíveis (DCNT) e seus agravos representam a principal questão de saúde no mundo e no Brasil. Estão relacionadas com alto índice de óbitos prematuros, diminuição da expectativa de vida sem qualidade e imensuráveis impactos econômicos na sociedade e nas famílias.[12]

No Brasil, representam 72% das causas de morte, sendo em primeiro lugar as doenças do aparelho circulatório (31,3%), seguidas por neoplasias (16,3%), doença crônica respiratória (5,8%) e diabetes (5,2%), atingindo todos os estratos socioeconômicos, porém mais expressivamente os mais vulneráveis (idosos e mais pobres).[12]

Segundo Malta, Moura e Silva Jr., "as DCNT caracterizam-se por ter uma etiologia múltipla, muitos fatores de risco, longos períodos de latência, curso prolongado e origem não infecciosa e, também, por associarem-se às deficiências e incapacidades funcionais".[12]

Ainda, segundo os autores, "o Brasil tem experimentado nas últimas décadas importantes transformações em seu padrão de mortalidade e morbidade em função dos processos de transição demográfica, epidemiológica e nutricional".[12]

- ▪ Transição demográfica: redução da mortalidade infantil + diminuição das taxas de fecundidade + aumento da expectativa de vida ao nascer = aumento progressivo da população idosa;
- ▪ Transição epidemiológica: redução das doenças infecciosas e parasitárias e aumento progressivo das DCNT e seus agravos, acidentes e violências;
- ▪ Transição nutricional: declínio da desnutrição em crianças e adultos e aumento de sobrepeso e obesidade na população, mais acentuadamente nas últimas três décadas.

Concomitantes às mudanças demográficas, ocorrem as mudanças no comportamento da mortalidade e morbidade da população que deram origem ao conceito de transição epidemiológica proposto por

Omran, em 1971.[13] Segundo o autor, a teoria da transição epidemiológica está focalizada na complexa mudança dos padrões de saúde e doença e nas interações entre esses padrões e seus determinantes e consequências. Essas mudanças dos padrões dizem respeito à diminuição da mortalidade por doenças infecciosas e aumento das doenças crônicas não transmissíveis[13].

Há autores que preferem o termo "transição da saúde", pois dizem que, a rigor, estão envolvidos dois aspectos básicos da saúde nas populações humanas. Por um lado, está a transição das condições de saúde, isso é, os processos de saúde e doença que definem o perfil epidemiológico de uma população, expressado em termos de morte, doença e invalidez. Por outro lado, está a resposta social organizada a essas condições, que se instrumentaliza por meio do sistema de atenção à saúde. A transição da atenção à saúde tem atuado de maneira importante sobre a transição epidemiológica, pois as novas tecnologias têm sido aplicadas à população através do sistema de atenção da saúde. Um dos mecanismos para as mudanças nas principais causas de morte tem sido a redução dos coeficientes de letalidade de algumas doenças.[14]

Embora transição demográfica e transição epidemiológica não sejam a mesma coisa, pois a transição epidemiológica implica em mudanças nos padrões de morbidade, além da mortalidade, há uma relação fundamental entre elas, pois a queda inicial da mortalidade se concentrou nas causas de morte infecciosas. Por outro lado, a queda da fecundidade afeta a estrutura da população por idades e repercute no perfil de morbidade, pois a proporção crescente de pessoas de idade avançada aumenta a importância das DCNT. Dessa forma, as doenças passam de um processo agudo que termina em cura ou morte, para um estado crônico em que as pessoas sofrem durante longos períodos da vida e que, quando não adequadamente controlados, podem gerar incapacidades, comprometendo significativamente a qualidade de vida dessas pessoas.[14]

Omran,[13] no seu trabalho a respeito da transição epidemiológica, estabeleceu, entre outras, a premissa de que a mortalidade era fator fundamental na dinâmica populacional. Em seguida, propôs que, durante a transição, ocorriam mudanças de longa duração nos padrões de mortalidade e morbidade, onde as pandemias de doenças infecciosas seriam gradualmente substituídas pelas doenças degenerativas e provocadas pelo homem, como a forma mais importante de morbidade e a principal causa de morte.

Porém, na América Latina, o processo de transição epidemiológica não está ocorrendo de forma tão linear. Aqui, podem ser observadas superposição de etapas, onde, ao mesmo tempo em que ocorrem doenças de países desenvolvidos, ainda é grande a proporção de doenças de países em desenvolvimento. Enquanto há uma proporção bastante alta de óbitos por doenças do aparelho circulatório, a proporção de doenças infecciosas e parasitárias ainda é bem diferente da observada nos países desenvolvidos. Doenças que se pensava extintas em dado momento retornam, como a febre amarela e a dengue. Além disso, há a polarização epidemiológica, onde persistem as desigualdades sociais, fazendo com que haja heterogeneidade nas etapas vividas pelos diferentes grupos sociais.[14]

Essas situações golpeiam os países em desenvolvimento mais duramente. Embora esses países continuem lutando com as doenças infecciosas, má-nutrição e complicações do parto, eles são confrontados com o rápido crescimento das doenças não-transmissíveis. Essa "dupla carga da doença" comprime os já escassos recursos. A mudança das doenças transmissíveis para as não-transmissíveis ocorre rapidamente no mundo em desenvolvimento, onde doenças crônicas, tais como doença do coração, câncer e depressão, estão se tornando, rapidamente, as principais causas de morte e incapacidade.[14]

Esse é o quadro que vivenciamos diariamente em nossos serviços de saúde. Nos hospitais, no entanto, em especial nas clínicas, cresce acentuadamente a proporção de pessoas idosas hospitalizadas em decorrência do envelhecimento populacional, sobre o qual faremos algum destaque.

Epidemiologia do envelhecimento

A população do mundo está envelhecendo a uma taxa sem precedentes. Estima-se que, em 2020, ou seja, "amanhã", haja no mundo uma inversão da pirâmide populacional. Haverá mais idosos (≥ 65 anos) que crianças (< 5 anos), fenômeno esse ainda inédito na história da humanidade, o que traz muitos desafios aos formuladores de políticas públicas. No entanto, o envelhecimento da população representa uma história de sucesso. À medida que os níveis de educação e renda aumentam, aumenta o número de indivíduos que alcançam idades mais avançadas com marcantes diferenças na longevidade e expectativas pessoais em relação aos seus antepassados.[15]

A estrutura por idade e sexo de uma população, num dado momento, é o resultado da sua dinâmica durante um longo período, isso é, do comportamento dos nascimentos, das mortes e das migrações nos últimos cem anos. É essa estrutura que condiciona a evolução da população no sentido do seu crescimento, ou não, pois o que determina esse crescimento são a fecundidade e a mortalidade que, por sua vez, estão diretamente relacionados à idade e sexo.[15]

O processo subjacente ao envelhecimento populacional global é conhecido como "transição demográfica", onde reduções na mortalidade, particularmente nas idades jovens, são seguidas pela redução na fecundidade. O decréscimo da fecundidade, juntamente com o aumento da expectativa de vida, tem reformatado a estrutura etária da população em muitas regiões do planeta, mudando o peso relativo da população dos grupos jovens para os grupos idosos.[15]

Embora a queda da mortalidade já desse prenúncios do envelhecimento da população brasileira no início do século XX, foi apenas na década de 60 que esse fenômeno realmente se estabeleceu com o início do declínio significativo da fecundidade (de 6,2 para 1,9 filhos/mulher entre 1940 e 2006) lembrando que a taxa de reposição da população é de 2,1 filhos/mulher.[14]

Na medida em que a população de 60 anos e mais cresça mais rapidamente do que a população abaixo de 60 anos, haverá um maior envelhecimento. E é exatamente isso que vem ocorrendo no Brasil[4], de tal forma que estima-se a inversão de nossa pirâmide populacional por volta de 2030. Dentro desse grupo, os idosos denominados longevos (≥ 80 anos) são os que mais expressivamente crescem, e os que menos conhecemos em termos assistenciais[14].

O processo de envelhecimento nos países desenvolvidos ocorreu muito tempo depois de eles terem adquirido padrões elevados de vida, reduzido desigualdades sociais e econômicas e implementado um número de estratégias institucionais para compensar os efeitos das desigualdades residuais, ao menos na área de acesso aos serviços de saúde. Aqui, na América Latina e Caribe, envelhecemos rapidamente sem resolver as questões de desigualdades sociais ou econômicas. Nessa região, observa-se um processo de envelhecimento altamente comprimido em meio a economias frágeis, níveis altos de pobreza e desigualdades sociais e econômicas, o que eleva as preocupações quanto a viabilidade, a longo prazo, do sistema de suporte social intergeracional, essencial para o bem estar tanto das gerações mais velhas quanto das mais jovens.[16]

Esse tipo de questionamento é ainda mais relevante nas sociedades onde a provisão de cuidados dentro das famílias torna-se crescentemente difícil, na medida em que o tamanho das famílias diminui e as mulheres, tradicionalmente as principais cuidadoras, estão engajadas no mercado de trabalho, fora de casa. Isso é o que vem ocorrendo em nosso meio, onde as famílias continuam sendo as principais provedoras de cuidado (94%) mas, esse cuidado, por melhor que seja dado, não consegue suprir mais de 50% das necessidades de seus familiares idosos, o que já demonstra uma grande vala nas estruturas intermediárias de cuidado.[17 18]

As pessoas que alcançaram os 60 anos depois de 2000 vivenciaram os benefícios da tecnologia em saúde introduzida após a Segunda Guerra Mundial, o que lhes garante o alcance das idades longevas, porém, não necessariamente com qualidade.[16]

Um fenômeno que acompanha o envelhecimento da população é a feminização da velhice. As mulheres vivem mais do que os homens em quase todas as partes do mundo. Explica-se isso por diferenças biológicas (proteção hormonal), exposição a riscos trabalhistas, estilo de vida (consumo de álcool e tabaco), atitudes em relação à doença e incapacidade, uma vez que são mais atentas ao surgimento de sinais e sintomas e à busca por assistência.[15]

Quais as consequências desse envelhecimento para um país em desenvolvimento, como o nosso? Há várias opiniões sobre o que acontecerá com a saúde da população idosa. Uma delas diz que será possível que cada vez mais pessoas morram nas idades mais tardias, ou seja, a curva da mortalidade será empurrada para frente, isto é, toda a coorte se movendo para o ponto de máxima idade ao morrer. Essa tendência será acompanhada pela curva da morbidade, de tal modo que haverá maior sobrevida sem incapacidade.

Uma segunda vertente acredita que, conforme aumenta o tempo total de vida, as curvas da morbidade e incapacidade não acompanham e, portanto, mais anos serão vividos com má saúde ou dependência. Uma terceira opinião diz que a investigação científica pode levar a grandes incrementos da esperança de vida, mediante a modificação dos processos de envelhecimento. De acordo com essa teoria, as três curvas – mortalidade, morbidade e incapacidades – se moveriam paralelamente.

Ainda uma quarta linha é a de que as tendências da mortalidade, a frequência das doenças crônicas e a conservação da autonomia poderiam ser influenciadas de maneira independente, mediante intervenções que retardassem o início da doença ou reduzissem suas consequências incapacitantes. Ao se aceitar que as tendências da mortalidade, morbidade crônica e incapacidade têm possibilidades independentes de melhorar, então podem ser feitas ações específicas que influam sobre cada uma delas de maneira diferente. A prevenção primária, com certeza, poderia influir nos três fatores, retardando o início de doenças crônicas progressivas e aumentando a sobrevivência e a proporção de pessoas que sobrevivem sem doenças em determinadas idades.[15]

À medida que a população vai envelhecendo, aumentam a incidência e prevalência das chamadas doenças crônicas não transmissíveis. Esse grupo de doenças é caracterizado por longo período de latência, tempo de evolução prolongado, etiologia não totalmente elucidada, complicações e lesões irreversíveis que acarretam graus variáveis de incapacidade ou óbito. Tanto nos países desenvolvidos como nos em desenvolvimento, as doenças crônicas são significativas e causa de incapacidade e reduzida qualidade de vida dos idosos. Ações de promoção da saúde e mudanças de hábitos podem diminuir as consequências dessas doenças, como vem ocorrendo em outros países, com a queda das incapacidades em relação àquilo que era esperado.

▪ Considerações finais

A melhor qualificação da assistência se faz, inicialmente, pelo melhor conhecimento da população envolvida no atendimento a ser prestado. Assim, a fundamentação epidemiológica deve ser a base de todo e qualquer serviço que visa a qualidade, independente da faixa etária envolvida.

Para sabermos que rumos as populações tomarão, teremos que esperar mais algumas décadas. Mas, uma coisa é certa: teremos que mudar o paradigma atual. A ideia de pessoas idosas associada a doenças e dependência tem que ser substituída por mudanças que os façam permanecer mais tempo ativos e independentes e, se isso não for possível, teremos de trabalhar para uma sociedade mais solidaria e integrativa, que permita a participação ativa de todos os seus membros, independentemente de sua condição funcional.

▪ Referências bibliográficas

1. Rouquayrol MZ, Goldbaum M, Santana EWP. Epidemiologia, História Natural e Prevenção de Doenças. In: Rouquayrol MZ, Gurgel M. (orgs) Epidemiologia e Saúde. 7ª ed. Rio de Janeiro. MedBook, 2014. cap 2. p.11-24.
2. Organização das Nações Unidas. Momento de ação global para as pessoas e o planeta. Disponível em: <https://nacoesunidas.org/pos2015>. Acesso em 23/5/2019.
3. Brasil. Ministério da Saúde. Secretaria de Vigilância em Saúde. Departamento de Vigilância de Doenças e Agravos Não Transmissíveis e Promoção da Saúde. Saúde Brasil 2015/2016: uma análise da situação de saúde e da epidemia pelo vírus Zika e por outras doenças transmitidas pelo Aedes aegypti [recurso eletrônico]/Ministério da Saúde, Secretaria de Vigilância em Saúde, Departamento de Vigilância de Doenças e Agravos Não Transmissíveis e Promoção da Saúde. – Brasília: Ministério da Saúde, 2017.
4. Predebon KM. et al. Desigualdade sócio-espacial expressa por indicadores do Sistema de Informações sobre Nascidos Vivos (SINASC). Cadernos de Saúde Pública, Rio de Janeiro, 2010; 26(8):1583-94.
5. Vettore M, Lamarca G. Atenção pré-natal no Brasil: uma questão de oferta, de acesso ou de escolaridade materna. 2012. Disponível em: <http://dssbr.org/site/2012/05/atencao-pre-natal-no-brasil-uma-questao-de-oferta-de-acesso-ou-de-escolaridade-materna/>. Acesso em 20/7/2016.
6. Kalckmann S, Batista LE, Castro CM, Lago TG Souza SR. Nascer com equidade: humanização do parto e do nascimento: questões raciais/cor e de gênero. Organizado por: São Paulo: Instituto de Saúde, 2010. 376 p. (Série Temas em Saúde Coletiva, 11).

7.   Brasil. Ministério da Saúde. Portaria no 1.459, de 24 de junho de 2011. Institui no âmbito do Sistema Único de Saúde-SUS a Rede Cegonha. Diário Oficial da República Federativa do Brasil, Brasília, DF, n. 121, 27 jun. 2011. Seção 1, p. 109.

8.   Goldenberg P, Figueiredo MCT. Gravidez na adolescência, pré-natal e resultados perinatais em Montes Claros, Minas Gerais, Brasil. Cadernos de Saúde Pública, Rio de Janeiro. 2005; 21(4):1077-86.

9.   UNICEF. Levels & Trends in Child Mortality: report 2015. 2015. Disponível em:<http://wwwunicef.org/publications/files/Child_Mortality_Report_2015_Web_8_Sept_15.pdf>. Acesso em: 25/8/2016.

10. UNICEF. Infância ainda vulnerável. 2006. Disponível em: <http://www.unicef.org/brazil/pt/ Pags_008_019_Mortalidade.pdf>. Acesso em: 25/8/2016.

11. Chiesa AM, Mello DF, Fracolli LA, Verissimo MdLO. Ações da Equipe de Saúde da Família no fortalecimento dos cuidados familiares que promovem o desenvolvimento integral da criança pequena. In: Lazzari MC, Chicaro MF (Orgs). Fundamentos da família como promotora do desenvolvimento infantil parentalidade Ed Em Foco. São Paulo: Fundação Maria Cecília Souto Vidigal - FMCSV, 2015.

12. Malta DC, Moura L, Silva Jr JB. Epidemiologia das Doenças Crônicas Não transmissíveis no Brasil. In: In: Rouquayrol MZ, Gurgel M. (orgs) Epidemiologia e Saúde. 7ª ed. Rio de aneiro. MedBook, 2014. Cap 14. p.273-95.

13. Omran A. The epidemiologic transition: a theory of the epidemiology of population change. Milbank Memorial Fund Quarterly, 1971, 49 (Part 1): 509-538

14. Chaimowicz F. Epidemiologia do Envelhecimento no Brasil. In: Freitas EV, Py L (ed) Tratado de Geriatria e Gerontologia. 4ª. ed, Rio de Janeiro: Guanabara Koogan, 2016. Cap 6, p.66-78.

15. Camarano AA, Kanso S. Envelhecimento da população brasileira: uma contribuição demográfica. In: Freitas EV, Py L (ed) Tratado de Geriatria e Gerontologia. 4ª. ed, Rio de Janeiro: Guanabara Koogan, 2016. Cap 5, p.52-65.

16. Palloni A, Peláez M. Histórico e natureza do estudo. In: Lebrão ML, Duarte YAO (org). O Projeto SABE no município de São Paulo: uma abordagem inicial. 1ª ed. Brasília: Organização Pan-Americana de Saúde; 2003. P 13-32.

17. Duarte YAO, Lebrão ML, Lima FD de. Contribuição dos arranjos domiciliares para o suprimento de demandas assistenciais dos idosos com comprometimento funcional em São Paulo, Brasil. Rev Panam Salud Publica. 2005;17(5/6):370-8.

18. Giacomin KC et al. Cuidado e limitações funcionais – ELSI-Brasil. Rev Saúde Pública. 2018; 52 Supl 2:9s.

Estratégia de Saúde da Família

Márcia Regina Cunha Luciane Ferreira do Val
Lucia Yasuko Izumi Nichiata

- **Objetivos de aprendizagem**

Ao final deste capítulo, o residente deve ser capaz de:

Identificar como a Estratégia Saúde da Família (ESF) operacionaliza as diretrizes do Sistema Único de Saúde (SUS);

- Discriminar diferentes tipos de equipes;
- Reconhecer a composição e as atribuições dos membros das equipes;
- Entender que a Atenção Básica (AB) é um ponto da Rede de Atenção à Saúde (RAS), sendo ela a coordenadora do cuidado; e
- Elencar algumas tecnologias utilizadas na AB.

▪ Política Nacional da Atenção Básica[*]: a ESF

A Atenção Primária à Saúde (APS) ou AB tem como princípio a oferta de ações de atenção à saúde integrada, de forma acessível de acordo com a realidade local, desenvolvidas por equipes multiprofissionais responsáveis por abordar uma ampla maioria das necessidades individuais e coletivas em saúde.[1] A ESF constitui a principal estratégia de reorganização da AB no país e, de acordo com os preceitos do SUS, é operacionalizada mediante a implantação de equipes multiprofissionais em unidades básicas de saúde (UBSs), na tentativa de superação do modelo biomédico.[2-5]

Na ESF, as práticas devem estar orientadas pelos determinantes do processo saúde-doença, considerando o indivíduo no seu contexto familiar, como parte de grupos e de comunidades socioculturais e contemplando ações no campo da Vigilância em Saúde e da Promoção da Saúde.[4,6] A ESF foi proposta com o intuito de ampliar a expansão, a qualificação e a consolidação da AB nos territórios, ao propiciar mudanças nas práticas gerenciais e sanitárias. Definida pelo Ministério da Saúde, deve ser realizada "de modo resolutivo, democrático, participativo das pessoas e coletividades, dispondo de recursos específicos para seu custeio"[7] e tendo por corresponsáveis as três esferas de governo – federal, estadual e municipal.[3, 5]

A ESF busca minimizar as desigualdades e iniquidades em saúde por meio dos princípios do SUS da Universalidade, Equidade e Integralidade; das Diretrizes de Regionalização e Hierarquização, tendo como diretrizes estratégicas a territorialização, uma população adstrita, o cuidado centrado na pessoa, a resolutividade de suas ações, a longitudinalidade

---

[*] Atenção Primária à Saúde é um termo utilizado internacionalmente, definido como *"cuidados essenciais baseados em métodos de trabalho e tecnologias de natureza prática, cientificamente críveis e socialmente aceitáveis, universalmente acessíveis na comunidade aos indivíduos e às famílias, com a sua total participação e a um custo suportável para as comunidades e para os países, à medida que se desenvolvem num espírito de autonomia e autodeterminação"* (OMS, 1979). No Brasil, utiliza-se o termo Atenção Básica, definida como *"um conjunto de ações de saúde no âmbito individual e coletivo que abrangem a promoção e proteção da saúde, prevenção de agravos, diagnóstico, tratamento, reabilitação e manutenção da saúde"* (Brasil, 2006). No presente texto, optou-se pela utilização do termo Atenção Básica.

de coordenação do cuidado, a ordenação da rede de saúde e a participação da comunidade.[5]

Conformação das equipes da ESF

Equipe de Saúde da Família (eSF)

A ESF é constituída por uma eSF composta por, no mínimo, médico generalista, ou especialista em Saúde da Família, ou médico de Família e Comunidade, enfermeiro generalista ou especialista em Saúde da Família, auxiliar ou técnico de enfermagem e Agentes Comunitários de Saúde (ACSs), definida localmente por base populacional, critérios demográficos, epidemiológicos e socioeconômicos.[5] Pode fazer parte da equipe o agente de combate às endemias (ACE), assim como outros profissionais: de Saúde Bucal, cirurgião-dentista generalista ou especialista em Saúde da Família, auxiliar e/ou técnico em Saúde Bucal.[5]

Recomenda-se a cobertura de 100% da população, onde cada eSF é responsável por uma população adstrita de 2.000 a 3.500 pessoas, localizadas no seu território, sendo necessário respeitar os critérios de equidade. Deve-se atentar para que o número de pessoas por equipe considere o grau de vulnerabilidade das famílias daquele território, sendo que, quanto maior o grau de vulnerabilidade, menor deverá ser a quantidade de pessoas por equipe.[5]

Núcleo Ampliado de Saúde da Família

O Núcleo Ampliado de Saúde da Família e Atenção Básica (Nasf-AB) é constituído por uma equipe multiprofissional e interdisciplinar de profissionais da saúde e pode ser composto por médico acupunturista, assistente social, profissional/professor de educação física, farmacêutico, fisioterapeuta, fonoaudiólogo, médico ginecologista/obstetra, médico homeopata, nutricionista, médico pediatra, psicólogo, médico psiquiatra, terapeuta ocupacional, médico geriatra, médico internista (clínica médica), médico do trabalho, médico veterinário, profissional com formação em arte e educação (arte educador) e profissional de saúde sanitarista que atua de maneira integrada para oferecer suporte clínico, sanitário e pedagógico às eSFs da AB.[5]

No Nasf-AB, o processo de trabalho deve ocorrer de modo horizontal na busca de soluções para os problemas, demandas e necessidades de saúde da população em seus territórios, com a gestão do cuidado em rede e a realização de educação permanente.[5]

Compete ao Nasf- AB participar do planejamento conjunto com as equipes que atuam na AB à que estão vinculadas, contribuindo para a integralidade do cuidado aos usuários do SUS principalmente por intermédio da ampliação da clínica, auxiliando no aumento da capacidade de análise e de intervenção sobre problemas e necessidades de saúde, tanto em termos clínicos quanto sanitários.[5] O Nasf-AB realiza discussão de casos, atendimento individual, compartilhado, interconsulta, construção conjunta de projetos terapêuticos, educação permanente, intervenções no território e na saúde de grupos populacionais de todos os ciclos de vida e da coletividade, ações intersetoriais, ações de prevenção e promoção da saúde, discussão do processo de trabalho das equipes dentre outros, no território.[5]

Estratégia de Agentes Comunitários de Saúde (EACS)

A EACS nas UBSs busca reorganizar a AB para fortalecer a implantação da ESF, para tanto é necessário que cada equipe de ACS, cadastrada em uma UBS, defina o número de profissionais de acordo com a base populacional (critérios demográficos, epidemiológicos e socioeconômicos) no limite de 750 pessoas por ACS.[5] A supervisão da equipe fica a cargo do enfermeiro supervisor, e realizam-se atividades a partir do planejamento do processo de trabalho, das necessidades do território, com priorização para a população com maior grau de vulnerabilidade e de risco epidemiológico, pelos ACSs atuando em ações básicas de saúde, de modo a buscar a integralidade do cuidado no território, cadastrando, preenchendo e informando os dados através do Sistema de Informação em Saúde para a Atenção Básica (SISAB).[5]

Outras formações de eSF

As Equipes de Saúde da Família Ribeirinhas (eSFR) e Equipes de Saúde da Família Fluviais (eSFF) são responsáveis pelo atendimento da população ribeirinha da Amazônia Legal e Pantanal Sul-Mato-Grossense.[5] Devido às especificidades regionais, os municípios podem optar entre: I. eSFR, onde as UBSs estão localizadas nas comunidades pertencentes às regiões à beira de rios e lagos cujo acesso se dá por meio fluvial e II. eSFF, onde as ações de saúde ocorrem em UBSs Fluviais (UBSF).[5,7]

A eSFR é formada por equipe multiprofissional composta por, no mínimo,: 1 (um) médico, preferencialmente da especialidade de Família e Comunidade, 1 (um) enfermeiro, preferencialmente especialista em Saúde da Família e 1 (um) auxiliar ou técnico de enfermagem, podendo acrescentar a esta composição, como parte da equipe multiprofissional, o ACS e ACE e os profissionais de saúde bucal:1 (um) cirurgião-dentista, preferencialmente especialista em Saúde da Família e 1 (um) técnico ou auxiliar em saúde bucal.[5]

Em situações onde houver grande dispersão populacional, as eSFRs podem contar com: até 24 (vinte e quatro) ACSs; até 12 (doze) micros-copistas, nas regiões endêmicas; até 11 (onze) auxiliares/técnicos de enfermagem; e 1 (um) auxiliar/técnico de saúde bucal. As eSFRs poderão, ainda, acrescentar até 2 (dois) profissionais da área da saúde de nível superior à sua composição, dentre enfermeiros ou outros profissionais previstos nas equipes de Nasf-AB.[5]

As eSFFs são responsáveis por comunidades dispersas, ribeirinhas e pertencentes à área adstrita, cujo acesso se dá por meio fluvial.[5] E são formadas por equipe multiprofissional composta por, no mínimo: 1 (um) médico, preferencialmente da especialidade de Família e Comunidade, 1 (um) enfermeiro, preferencialmente especialista em Saúde da Família e 1 (um) auxiliar ou técnico de enfermagem, podendo acrescentar a esta composição, como parte da equipe multiprofissional, o ACS e ACE e os profissionais de saúde bucal: 1 (um) cirurgião-dentista, preferen-cialmente especialista em Saúde da Família e 1 (um) técnico ou auxiliar em saúde bucal.[5] Devem contar, também, com um (01) técnico de la-boratório e/ou bioquímico e até 2 (dois) profissionais da área da saúde de nível superior à sua composição, dentre enfermeiros ou outros pro-fissionais previstos para os Nasfs-AB.[5] Para as comunidades distantes da UBS de referência, a eSFF adotará circuito de deslocamento que garanta o atendimento a todas as comunidades assistidas, ao menos a cada 60 (sessenta) dias, para assegurar a execução das ações da AB.[5]

As Equipes de Consultório na Rua (eCR) são responsáveis por articular e prestar atenção integral à saúde de pessoas em situação de rua ou com características análogas em determinado território.[5]

As eCRs realizarão suas atividades de modo itinerante, desenvolvendo ações na rua, em instalações específicas, na unidade móvel e também nas instalações da UBS do território onde estão atuando, sempre articuladas e desenvolvendo ações em parceria com as demais equipes que atuam na AB do território (eSF/eAB/UBS e Nasf-AB), dos Centros de Atenção Psicossocial (CAPS), da Rede de Urgência/Emergência e dos serviços e instituições componentes do Sistema Único de Assistência Social entre outras instituições públicas e da sociedade civil.[5]

As eCRs poderão ser compostas de modo variável, porém cada eCR deve ter, preferencialmente, o máximo de dois profissionais da mesma profissão de saúde, seja de nível médio ou superior. Todas as modalidades de eCR poderão agregar agentes comunitários de saúde. O agente social, quando houver, será considerado equivalente ao profissional de nível médio. Entende-se por agente social o profissional que desempenha atividades que visam a garantir a atenção, a defesa e a proteção às pessoas em situação de risco pessoal e social, assim como aproximar as equipes dos valores, modos de vida e cultura das pessoas em situação de rua.[5]

Em municípios ou áreas que não tenham Consultórios na Rua, o cuidado integral das pessoas em situação de rua deve seguir sendo de responsabilidade das equipes que atuam na AB, incluindo os profissionais de saúde bucal e os Nasf-AB do território onde estas pessoas estão concentradas.[5]

As Equipes de Atenção Básica Prisional (eABP) são compostas por equipe multiprofissional, têm a responsabilidade de articular e prestar atenção integral à saúde das pessoas privadas de liberdade no sistema prisional, garantindo o acesso ao cuidado integral no SUS.[5]

Atribuições das equipes da ESF

Atribuições comuns a todos os membros das equipes da AB[5]

- Participar do processo de territorialização e mapeamento da área de atuação da equipe, identificando grupos, famílias e indivíduos expostos a riscos e vulnerabilidades;

- Cadastrar e manter atualizado o cadastramento e outros dados de saúde das famílias e dos indivíduos no SISAB vigente, utilizando as informações sistematicamente para a análise da situação de saúde, considerando as características sociais, econômicas, culturais, demográficas e epidemiológicas do território e priorizando as situações a serem acompanhadas no planejamento local;

- Realizar o cuidado integral à saúde da população adscrita, prioritariamente no âmbito da UBS e, quando necessário, no domicílio e demais espaços comunitários (escolas, associações, entre outros), com atenção especial às populações que apresentem necessidades específicas (em situação de rua, em medida socioeducativa, privada de liberdade, ribeirinha, fluvial etc.);

- Realizar ações de atenção à saúde, conforme a necessidade de saúde da população local, bem como aquelas previstas nas prioridades, protocolos, diretrizes clínicas e terapêuticas, assim como na oferta nacional de ações e serviços essenciais e ampliados da AB;

- Garantir a atenção à saúde da população adscrita, buscando a integralidade por meio da realização de ações de promoção, proteção e recuperação da saúde, prevenção de doenças e agravos e da garantia de atendimento da demanda espontânea, da realização das ações programáticas, coletivas e de vigilância em saúde e incorporando diversas racionalidades em saúde, inclusive Práticas Integrativas e Complementares;

- Participar do acolhimento dos usuários, proporcionando atendimento humanizado, realizando classificação de risco, identificando as necessidades de intervenções de cuidado, responsabilizando-se pela continuidade da atenção e viabilizando o estabelecimento do vínculo;

- Responsabilizar-se pelo acompanhamento da população adscrita, ao longo do tempo, no que se refere às múltiplas situações de doenças e agravos e às necessidades de cuidados preventivos, permitindo a longitudinalidade do cuidado;
- Praticar cuidado individual, familiar e dirigido a pessoas, famílias e grupos sociais, para propor intervenções que possam influenciar os processos saúde-doença individual, das coletividades e da própria comunidade;
- Responsabilizar-se pela população adscrita, mantendo a coordenação do cuidado mesmo quando necessita de atenção em outros pontos de atenção do sistema de saúde;
- Utilizar o SISAB vigente para registro das ações de saúde na AB, a fim de subsidiar a gestão, planejamento, investigação clínica e epidemiológica e a avaliação dos serviços de saúde;
- Contribuir para o processo de regulação do acesso a partir da Atenção Básica, participando da definição de fluxos assistenciais na RAS, bem como da elaboração e implementação de protocolos e diretrizes clínicas e terapêuticas para a ordenação desses fluxos;
- Realizar a gestão das filas de espera, evitando a prática do encaminhamento desnecessário, com base nos processos de regulação locais (referência e contrarreferência), ampliando-a para um processo de compartilhamento de casos e acompanhamento longitudinal de responsabilidade das equipes que atuam na AB;
- Prever nos fluxos da RAS, entre os pontos de atenção de diferentes configurações tecnológicas, a integração por meio de serviços de apoio logístico, técnico e de gestão, para garantir a integralidade do cuidado;
- Instituir ações para segurança do paciente e propor medidas para reduzir os riscos e diminuir os eventos adversos;
- Alimentar e garantir a qualidade do registro das atividades nos sistemas de informação da AB, conforme normativa vigente;
- Realizar busca ativa e notificar doenças e agravos de notificação compulsória, bem como outras doenças, agravos, surtos, acidentes, violências, situações sanitárias e ambientais de im-

portância local, considerando essas ocorrências para o planejamento de ações de prevenção, proteção e recuperação em saúde no território;

- Realizar busca ativa de internações e atendimentos de urgência/emergência por causas sensíveis à AB, a fim de estabelecer estratégias que ampliem a resolutividade e a longitudinalidade pelas equipes que atuam na AB;

- Realizar visitas domiciliares e atendimentos em domicílio às famílias e pessoas em residências, Instituições de Longa Permanência (ILP), abrigos, entre outros tipos de moradia existentes em seu território, de acordo com o planejamento da equipe, necessidades e prioridades estabelecidas;

- Realizar atenção domiciliar a pessoas com problemas de saúde controlados/compensados com algum grau de dependência para as atividades da vida diária e que não podem se deslocar até a UBS;

- Realizar trabalhos interdisciplinares e em equipe, integrando áreas técnicas, profissionais de diferentes formações e até mesmo outros níveis de atenção, buscando incorporar práticas de vigilância, clínica ampliada e matriciamento ao processo de trabalho cotidiano para essa integração (realização de consulta compartilhada – reservada aos profissionais de nível superior, construção de Projeto Terapêutico Singular, trabalho com grupos, entre outras estratégias, em consonância com as necessidades e demandas da população);

- Participar de reuniões de equipes a fim de acompanhar e discutir em conjunto o planejamento e avaliação sistemática das ações da equipe, a partir da utilização dos dados disponíveis, para a readequação constante do processo de trabalho;

- Articular e participar das atividades de educação permanente e educação continuada;

- Realizar ações de educação em saúde à população adstrita, conforme planejamento da equipe e utilizando abordagens adequadas às necessidades deste público;

- Participar do gerenciamento dos insumos necessários para o adequado funcionamento da UBS;

- Promover a mobilização e a participação da comunidade, estimulando conselhos/colegiados, constituídos de gestores locais, profissionais de saúde e usuários, viabilizando o controle social na gestão da UBS;
- Identificar parceiros e recursos na comunidade que possam potencializar ações intersetoriais;
- Acompanhar e registrar no SISAB e no mapa de acompanhamento do Programa Bolsa Família (PBF), e/ou outros programas sociais equivalentes, as condicionalidades de saúde das famílias beneficiárias e
- Realizar outras ações e atividades, de acordo com as prioridades locais, definidas pelo gestor local.

Atribuições do gerente de AB[5]

- Conhecer e divulgar, junto aos demais profissionais, as diretrizes e normas que incidem sobre a AB em âmbito nacional, estadual, municipal e Distrito Federal, com ênfase na Política Nacional de Atenção Básica, de modo a orientar a organização do processo de trabalho na UBS;
- Participar e orientar o processo de territorialização, diagnóstico situacional, planejamento e programação das equipes, avaliando resultados e propondo estratégias para o alcance de metas de saúde, junto aos demais profissionais;
- Acompanhar, orientar e monitorar os processos de trabalho das equipes que atuam na AB sob sua gerência, contribuindo para implementação de políticas, estratégias e programas de saúde, bem como para a mediação de conflitos e resolução de problemas;
- Mitigar a cultura na qual as equipes, incluindo profissionais envolvidos no cuidado e gestores, assumem responsabilidades pela sua própria segurança, de seus colegas, pacientes e familiares, encorajando a identificação, a notificação e a resolução dos problemas relacionados à segurança;
- Assegurar a adequada alimentação de dados nos sistemas de informação da AB vigente, por parte dos profissionais, verificando

sua consistência, estimulando a utilização para análise e planejamento das ações e divulgando os resultados obtidos;

- Estimular o vínculo entre os profissionais, favorecendo o trabalho em equipe;
- Potencializar a utilização de recursos físicos, tecnológicos e equipamentos existentes na UBS, apoiando os processos de cuidado a partir da orientação à equipe sobre a correta utilização desses recursos;
- Qualificar a gestão da infraestrutura e dos insumos (manutenção, logística dos materiais, ambiência da UBS), zelando pelo bom uso dos recursos e evitando o desabastecimento;
- Representar o serviço sob sua gerência em todas as instâncias necessárias e se articular com os demais atores da gestão e do território, com vistas à qualificação do trabalho e da atenção à saúde realizada na UBS;
- Conhecer a RAS, participar e fomentar a participação dos profissionais na organização dos fluxos de usuários, com base em protocolos, diretrizes clínicas e terapêuticas, apoiando a referência e contrarreferência entre equipes que atuam na AB e nos diferentes pontos de atenção, com garantia de encaminhamentos responsáveis;
- Conhecer a rede de serviços e equipamentos sociais do território e estimular a atuação intersetorial, com atenção diferenciada para as vulnerabilidades existentes no território;
- Identificar as necessidades de formação/qualificação dos profissionais em conjunto com a equipe, para melhorias no processo de trabalho, na qualidade e resolutividade da atenção, e promover a Educação Permanente, ou mobilizando saberes na própria UBS, ou com parceiros;
- Desenvolver gestão participativa e estimular a participação dos profissionais e usuários em instâncias de controle social;
- Tomar as providências cabíveis no menor prazo possível quanto a ocorrências que interfiram no funcionamento da unidade e
- Exercer outras atribuições que lhe sejam designadas pelo gestor municipal ou do Distrito Federal, de acordo com suas competências.

Atribuições específicas do Enfermeiro[5]

- Realizar atenção à saúde aos indivíduos e famílias vinculadas às equipes e, quando indicado ou necessário, no domicílio e/ou nos demais espaços comunitários (escolas, associações entre outras), em todos os ciclos de vida;
- Realizar consulta de enfermagem, procedimentos, solicitar exames complementares, prescrever medicações conforme protocolos, diretrizes clínicas e terapêuticas, ou outras normativas técnicas estabelecidas pelo gestor federal, estadual, municipal ou do Distrito Federal, observadas as disposições legais da profissão;
- Realizar e/ou supervisionar acolhimento com escuta qualificada e classificação de risco, de acordo com protocolos estabelecidos;
- Realizar estratificação de risco e elaborar plano de cuidados para as pessoas que possuem condições crônicas no território, junto aos demais membros da equipe;
- Realizar atividades em grupo e encaminhar, quando necessário, usuários a outros serviços, conforme fluxo estabelecido pela rede local;
- Planejar, gerenciar e avaliar as ações desenvolvidas pelos técnicos/auxiliares de enfermagem, ACS e ACE em conjunto com os outros membros da equipe;
- Supervisionar as ações do técnico/auxiliar de enfermagem e ACS;
- Implementar e manter atualizados rotinas, protocolos e fluxos relacionados a sua área de competência na UBS; e
- Exercer outras atribuições, conforme legislação profissional, que sejam de responsabilidade na sua área de atuação.

Atribuições específicas do Técnico e/ou Auxiliar de Enfermagem[5]

- Participar das atividades de atenção à saúde, realizando procedimentos regulamentados no exercício de sua profissão na UBS e, quando indicado ou necessário, no domicílio e/ou nos demais espaços comunitários (escolas, associações, entre outros);

- Realizar procedimentos de enfermagem, como curativos, administração de medicamentos, vacinas, coleta de material para exames, lavagem, preparação e esterilização de materiais, entre outras atividades delegadas pelo enfermeiro, de acordo com sua área de atuação e regulamentação e
- Exercer outras atribuições que sejam de responsabilidade na sua área de atuação.

Atribuições específicas do Médico[5]

- Realizar a atenção à saúde às pessoas e famílias sob sua responsabilidade;
- Realizar consultas clínicas, pequenos procedimentos cirúrgicos, atividades em grupo na UBS e, quando indicado ou necessário, no domicílio e/ou nos demais espaços comunitários (escolas, associações entre outros); em conformidade com protocolos, diretrizes clínicas e terapêuticas, bem como outras normativas técnicas estabelecidas pelos gestores (federal, estadual, municipal ou Distrito Federal), observadas as disposições legais da profissão;
- Realizar estratificação de risco e elaborar plano de cuidados para as pessoas que possuem condições crônicas no território, junto aos demais membros da equipe;
- Encaminhar, quando necessário, usuários a outros pontos de atenção, respeitando fluxos locais, mantendo sob sua responsabilidade o acompanhamento do plano terapêutico prescrito;
- Indicar a necessidade de internação hospitalar ou domiciliar, mantendo a responsabilização pelo acompanhamento da pessoa;
- Planejar, gerenciar e avaliar as ações desenvolvidas pelos ACSs e ACE em conjunto com os outros membros da equipe e
- Exercer outras atribuições que sejam de responsabilidade na sua área de atuação.

Atribuições específicas do Cirurgião-dentista[5]

- Realizar a atenção em saúde bucal (promoção e proteção da saúde, prevenção de agravos, diagnóstico, tratamento, acompanhamento, reabilitação e manutenção da saúde) individual e coletiva a todas as famílias, a indivíduos e a grupos específicos, atividades em grupo na UBS e, quando indicado ou necessário no domicílio e/ou nos demais espaços comunitários (escolas, associações entre outros), de acordo com planejamento da equipe, com resolubilidade e em conformidade com protocolos, diretrizes clínicas e terapêuticas, bem como outras normativas técnicas estabelecidas pelo gestor federal, estadual, municipal ou do Distrito Federal, observadas as disposições legais da profissão;

- Realizar diagnóstico com a finalidade de obter o perfil epidemiológico para o planejamento e a programação em saúde bucal no território;
- Realizar os procedimentos clínicos e cirúrgicos da AB em saúde bucal, incluindo atendimento das urgências, pequenas cirurgias ambulatoriais e procedimentos relacionados com as fases clínicas de moldagem, adaptação e acompanhamento de próteses dentárias (elementar, total e parcial removível);
- Participar das ações educativas, atuando na promoção da saúde e na prevenção das doenças bucais;
- Coordenar e participar de ações coletivas voltadas à promoção da saúde e à prevenção de doenças bucais;
- Acompanhar, apoiar e desenvolver atividades referentes à saúde com os demais membros da equipe, buscando aproximar saúde bucal e integrar ações de forma multidisciplinar;
- Realizar supervisão do técnico em saúde bucal (TSB) e auxiliar em saúde bucal (ASB);
- Planejar, gerenciar e avaliar as ações desenvolvidas pelos ACSs e ACE em conjunto com os outros membros da equipe;
- Realizar estratificação de risco e elaborar plano de cuidados para as pessoas que possuem condições crônicas no território, junto aos demais membros da equipe;
- Exercer outras atribuições que sejam de responsabilidade na sua área de atuação.

Atribuições específicas do TSB[5]

- Participar da realização de levantamentos e estudos epidemiológicos, exceto na categoria de examinador;
- Realizar o acolhimento do paciente nos serviços de saúde bucal;
- Fazer remoção do biofilme, de acordo com a indicação técnica definida pelo cirurgião-dentista;
- Realizar fotografias e tomadas de uso odontológico, exclusivamente em consultórios ou clínicas odontológicas;
- Inserir e distribuir no preparo cavitário materiais odontológicos na restauração dentária direta, sendo vedado o uso de materiais e de instrumentos não indicados pelo cirurgião-dentista;
- Auxiliar e instrumentar o cirurgião-dentista nas intervenções clínicas e procedimentos demandados pelo mesmo;
- Realizar a remoção de sutura conforme indicação do cirurgião--dentista;
- Executar a organização, limpeza, assepsia, desinfecção e esterilização do instrumental, dos equipamentos odontológicos e do ambiente de trabalho;
- Proceder à limpeza e à antissepsia do campo operatório, antes e após atos cirúrgicos;
- Aplicar medidas de biossegurança no armazenamento, manuseio e descarte de produtos e resíduos odontológicos;
- Processar filme radiográfico;
- Selecionar moldeiras;
- Preparar modelos em gesso;
- Manipular materiais de uso odontológico e
- Exercer outras atribuições que sejam de responsabilidade na sua área de atuação.

Atribuições do ASB[5]

- Realizar ações de promoção e prevenção em saúde bucal para as famílias, grupos e indivíduos, mediante planejamento local e protocolos de atenção à saúde;

- Executar organização, limpeza, assepsia, desinfecção e esterilização do instrumental, dos equipamentos odontológicos e do ambiente de trabalho;
- Auxiliar e instrumentar os profissionais nas intervenções clínicas;
- Realizar o acolhimento do paciente nos serviços de saúde bucal;
- Acompanhar, apoiar e desenvolver atividades referentes à saúde bucal com os demais membros da equipe de AB, buscando aproximar e integrar ações de saúde de forma multidisciplinar;
- Aplicar medidas de biossegurança no armazenamento, transporte, manuseio e descarte de produtos e resíduos odontológicos;
- Processar filme radiográfico;
- Selecionar moldeiras;
- Preparar modelos em gesso;
- Manipular materiais de uso odontológico, realizando manutenção e conservação dos equipamentos;
- Participar da realização de levantamentos e estudos epidemiológicos, exceto na categoria de examinador e
- Exercer outras atribuições que sejam de responsabilidade na sua área de atuação.

Atribuições comuns do ACS e ACE[5]

- Realizar diagnóstico demográfico, social, cultural, ambiental, epidemiológico e sanitário do território em que atuam, contribuindo para o processo de territorialização e mapeamento da área de atuação da equipe;
- Desenvolver atividades de promoção da saúde, de prevenção de doenças e agravos, em especial aqueles mais prevalentes no território, e de vigilância em saúde, por meio de visitas domiciliares regulares e de ações educativas individuais e coletivas, na UBS, no domicílio e em outros espaços da comunidade, incluindo a investigação epidemiológica de casos suspeitos de doenças e agravos junto a outros profissionais da equipe, quando necessário;
- Realizar visitas domiciliares com periodicidade estabelecida no planejamento da equipe e conforme as necessidades de saúde

da população, para o monitoramento da situação das famílias e indivíduos do território, com especial atenção às pessoas com agravos e condições que necessitem de maior número de visitas domiciliares;

- Identificar e registrar situações que interfiram no curso das doenças ou que tenham importância epidemiológica relacionada aos fatores ambientais, realizando, quando necessário, bloqueio de transmissão de doenças infecciosas e agravos;
- Orientar a comunidade sobre sintomas, riscos e agentes transmissores de doenças e medidas de prevenção individual e coletiva;
- Identificar casos suspeitos de doenças e agravos, encaminhar os usuários para a unidade de saúde de referência, registrar e comunicar o fato à autoridade de saúde responsável pelo território;
- Informar e mobilizar a comunidade para desenvolver medidas simples de manejo ambiental e outras formas de intervenção no ambiente para o controle de vetores;
- Conhecer o funcionamento das ações e serviços do seu território e orientar as pessoas quanto à utilização dos serviços de saúde disponíveis;
- Estimular a participação da comunidade nas políticas públicas voltadas para a área da saúde;
- Identificar parceiros e recursos na comunidade que possam potencializar ações intersetoriais de relevância para a promoção da qualidade de vida da população, como ações e programas de educação, esporte e lazer, assistência social, entre outros; e
- Exercer outras atribuições que lhes sejam atribuídas por legislação específica da categoria, ou outra normativa instituída pelo gestor federal, municipal ou do Distrito Federal.

Atribuições apenas do ACS[5]

- Trabalhar com adscrição de indivíduos e famílias em base geográfica definida e cadastrar todas as pessoas de sua área, mantendo os dados atualizados no SISAB vigente, utilizando-os de forma sistemática, com apoio da equipe, para a análise da situação de saúde, considerando as características sociais, econômicas, culturais, demográficas e epidemiológicas do território e priorizando as situações a serem acompanhadas no planejamento local;

- Utilizar instrumentos para a coleta de informações que apoiem no diagnóstico demográfico e sociocultural da comunidade;
- Registrar, para fins de planejamento e acompanhamento das ações de saúde, os dados de nascimentos, óbitos, doenças e outros agravos à saúde, garantido o sigilo ético;
- Desenvolver ações que busquem a integração entre a equipe de saúde e a população adscrita à UBS, considerando as características e as finalidades do trabalho de acompanhamento de indivíduos e grupos sociais ou coletividades;
- Informar os usuários sobre as datas e horários de consultas e exames agendados;
- Participar dos processos de regulação a partir da AB para acompanhamento das necessidades dos usuários no que diz respeito a agendamentos ou desistências de consultas e exames solicitados;
- Exercer outras atribuições que lhes sejam atribuídas por legislação específica da categoria, ou outra normativa instituída pelo gestor federal, municipal ou do Distrito Federal.

Podem ser consideradas, ainda, atividades do ACS, a serem realizadas em caráter excepcional, assistidas por profissional de saúde de nível superior, membro da equipe, após treinamento específico e fornecimento de equipamentos adequados, em sua base geográfica de atuação, encaminhando o paciente para a unidade de saúde de referência:[5]

- Aferir a pressão arterial, inclusive no domicílio, com o objetivo de promover saúde e prevenir doenças e agravos;
- Realizar a medição da glicemia capilar, inclusive no domicílio, para o acompanhamento dos casos diagnosticados de diabetes *mellitus* e segundo projeto terapêutico prescrito pelas equipes que atuam na AB;
- Aferir a temperatura axilar, durante a visita domiciliar;

- Realizar técnicas limpas de curativo, que são realizadas com material limpo, água corrente ou soro fisiológico e cobertura estéril, com uso de coberturas passivas que somente cobrem a ferida; e
- Orientação e apoio, em domicílio, para a correta administração da medicação do paciente em situação de vulnerabilidade.

Importante ressaltar que os ACSs só realizarão a execução dos procedimentos que requeiram capacidade técnica específica, conforme a respectiva formação e respeitada autorização legal.[5]

Atribuições do ACE[5]

- Executar ações de campo para pesquisa entomológica, malacológica ou coleta de reservatórios de doenças;
- Realizar cadastramento e atualização da base de imóveis para planejamento e definição de estratégias de prevenção, intervenção e controle de doenças, incluindo, dentre outros, o recenseamento de animais e levantamento de índice amostral tecnicamente indicado;
- Executar ações de controle de doenças utilizando as medidas de controle químico, biológico, manejo ambiental e outras ações de manejo integrado de vetores;
- Realizar e manter atualizados os mapas, croquis e o reconhecimento geográfico de seu território;
- Executar ações de campo em projetos que visem a avaliar novas metodologias de intervenção para prevenção e controle de doenças e
- Exercer outras atribuições que lhes sejam atribuídas por legislação específica da categoria, ou outra normativa instituída pelo gestor federal, municipal ou do Distrito Federal.

O ACS e o ACE devem compor uma eAB ou uma eSF e serem coordenados por profissionais de saúde de nível superior, de forma compartilhada entre a AB e a Vigilância em Saúde. Nas localidades em que não houver cobertura por equipe de Atenção Básica (eAB) ou eSF, o ACS deve se vincular à equipe da Estratégia de Agentes Comunitários de Saúde (EACS)[5]. Já o ACE, nesses casos, deve ser vinculado à equipe de vigilância em saúde do município, e sua supervisão técnica deve ser realizada por profissional com comprovada capacidade técnica, podendo estar vinculado à eAB, ou eSF, ou a outro serviço a ser definido pelo gestor local.

A coordenação do cuidado na ESF

A AB é um dos pontos e ordenadora da RAS, pela centralidade no conhecimento das necessidades em saúde de uma população, pela responsabilização na atenção contínua e integral, pelo cuidado multiprofissional e pelo compartilhamento de objetivos e compromissos com os resultados sanitários e econômicos.[8] A RAS é constituída de três elementos fundamentais: uma população (adscrita a ela); uma estrutura operacional (os componentes da RAS) e um modelo de atenção à saúde (o modelo de atenção à saúde).[6,8] A RAS caracteriza-se pela formação de relações horizontais entre os pontos de atenção, e seu objetivo é a integração sistêmica de ações e serviços de saúde com provisão de ação contínua geral, integral, de qualidade, responsável e humanizada, bem como com a função de incrementar o desempenho do Sistema, em termos de acesso, equidade, eficácia clínica e sanitária; e eficiência econômica.[6]

A RAS estrutura-se no nível de menor densidade tecnológica na figura da AB, de densidade tecnológica intermediária, compreendendo a atenção secundária à saúde e a atenção terciária com maior densidade tecnológica e tem na AB como ordenadora da rede e coordenadora do cuidado, constituindo como atributos o primeiro contato, longitudinalidade, integralidade, coordenação do cuidado, centralidade na família, abordagem familiar e orientação comunitária.[1,6,8] Dentre estes atributos, destaca-se a coordenação como um dos atributos essenciais. Na perspectiva dos profissionais de saúde, há de se considerar que a coordenação do cuidado é uma atividade centrada nas pessoas e nas famílias, destinada a atender às necessidades dessas pessoas, apoiando-as a se moverem, de modo eficiente e efetivo, por meio do sistema de atenção à saúde.[9-10]

Para ilustrar e exemplificar a ideia de RAS, apresenta-se o Modelo de Atenção às condições crônicas (MACC) que incorpora tecnologias de três distintos modelos: o modelo de atenção crônica, no centro do modelo, o modelo da pirâmide de risco, na coluna da esquerda, representando a população total estratificada em subpopulações de acordo com os riscos e o modelo da determinação social do processo saúde e doença de Dahlgren e Whitehead, na coluna da direita (Figura 3.1).[6]

No MACC, o primeiro nível de atenção, denominado intervenções de promoção da saúde, trata da população total com foco nos determinantes sociais da saúde, nas redes sociais e comunitárias e nas condições de vida e de trabalho. As intervenções de prevenção das condições de saúde estão no segundo nível englobando subpopulações estratificadas por fatores de risco ligados aos comportamentos e ao estilo de vida.[6]

A gestão da condição de saúde está no terceiro nível e se caracteriza por população definida por estratificação de risco da condição de saúde, pessoas com doenças crônicas simples de baixo ou médio risco e/ou fator de risco psicobiológico estabelecido e representam de 70 a 80% da população total.[6]

O quarto e quinto nível apresentam determinantes sociais individuais com condição de saúde e/ou fatores de risco biopsicológico estabelecido, embora sejam diferentes quanto à população e à gestão da condição de saúde, que no quarto nível se caracteriza por operar com subpopulação com condição complexa de alto ou muito alto risco por meio do uso de tecnologia e cuidado especializado e no quinto nível encontram-se as subpopulações que apresentam uma condição de saúde muito complexa (cerca de 1% a 5% da população total), onde as intervenções são realizadas pela tecnologia da gestão da clínica e gestão de caso.[6]

No cuidado às famílias e coletividades, algumas tecnologias foram sugeridas e destacadas no Quadro 3.1.

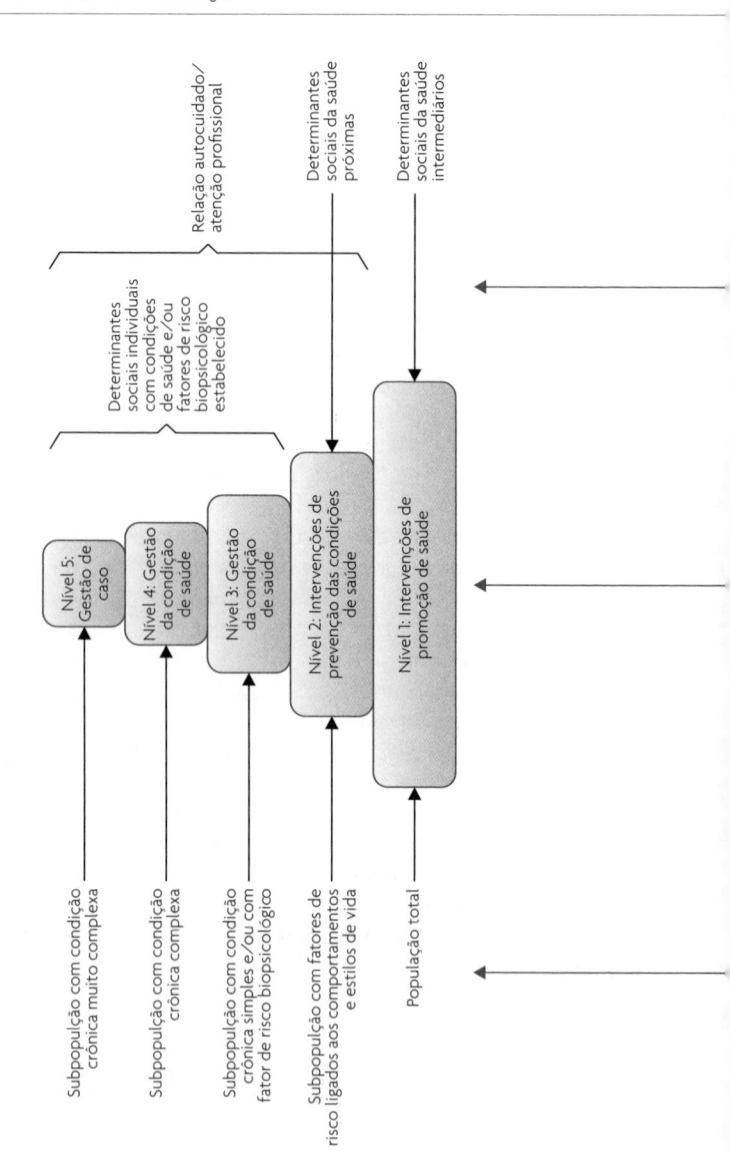

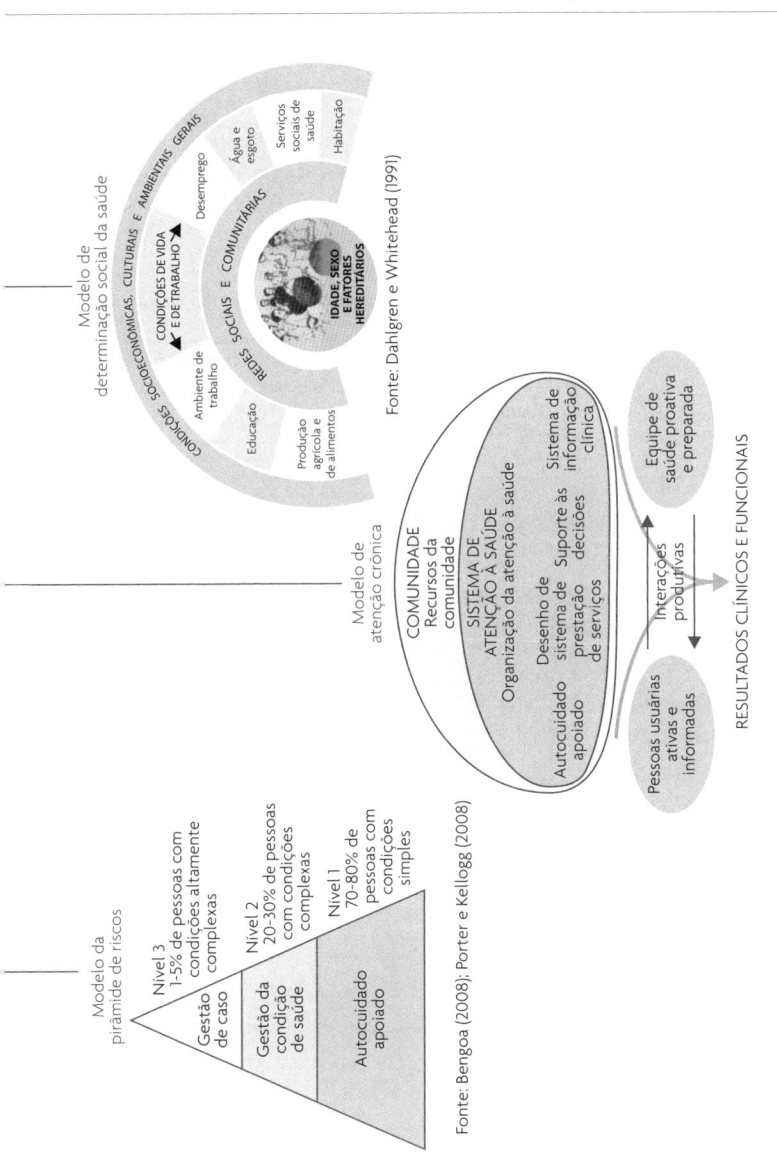

Figura 3.1 Modelo de Atenção às Condições Crônicas (MACC)[6]

Quadro 3.1 Exemplos de tecnologias e sua especificação que podem ser utilizadas na AB.	
Tecnologia	**Especificação**
Modelo transteórico de mudança (MTT)	Caracteriza-se por mudanças de comportamento e psicológicas intencionais, ou seja, a tomada de decisão do indivíduo, dividindo-se estágios sequenciais que vão desde uma falta de motivação até um novo comportamento sustentado. Divide-se em seis estágios: pré-contemplação, contemplação, preparo ou determinação, ação, manutenção e relapso/recaída.[6,11-12]
Entrevista motivacional (EM)	Estilo de conversa colaborativa que pode ocorrer em um único encontro e almeja o fortalecimento da motivação do usuário e seu comprometimento com a mudança, em especial para aqueles que não desejam mudar.[6,13]
Grupo operativo (GO)	Espaço de escuta, um processo grupal que tem por finalidade a promoção de aprendizagem entre os membros, definido por quatro grupos metodológicos: ensino-aprendizagem (aprender a aprender), constituído por um espaço de reflexão e discussão; institucionais que são grupos formados em instituições como serviços de saúde, escolas (como exemplo, os Grupos Balint); comunitários, voltados para a área da saúde, como grupos de gestantes, de adolescentes e os terapêuticos, que trabalham a saúde mental e física.[6,14-15]
Processo de solução de problemas	Relacionado à habilidade que a pessoa deve desenvolver para lidar com os problemas cotidianos ligados à sua condição crônica de saúde. É composto por quatro passos: identificação do problema, construção de alternativas de solução do problema, seleção de uma alternativa, avaliação da solução.[6]

Continua

Continuação

Quadro 3.1 Exemplos de tecnologias e sua especificação que podem ser utilizadas na AB.	
Tecnologia	**Especificação**
Genograma ou heredograma familiar	Ferramenta de abordagem familiar que mostra graficamente a estrutura e o padrão de repetição das relações familiares, permitindo que o profissional reflita sobre a dinâmica familiar, sua influência sobre o indivíduo, identificando as doenças mais frequentes na família, o comportamento de repetição entre os descendentes e o enfrentamento dos mesmos pelos membros da família. Deve ser composto por três gerações com nomes de todos os membros da família, idade ou ano de nascimento de todos os membros; as mortes, incluindo a idade em que ocorreu ou a data da morte e a causa da morte; doenças ou problemas significativos dos membros da família, indicação dos membros que vivem juntos na mesma casa; datas de casamentos e divórcios; lista dos primeiros nascimentos de cada família à esquerda, com irmãos sequencialmente à direita; código explicando todos os símbolos utilizados e símbolos selecionados por sua simplicidade e visibilidade máxima.[6,16-18]
Apgar familiar (*Adaptation* - Adaptação; partneship - participação; *growth* - crescimento; *affection* -afeição; *resolve* - resolução)	Questionário com cinco perguntas realizadas individualmente a cada membro da família e que reflete a satisfação de cada membro da família com pontuação total de 0 a 10 onde cada questão varia de acordo com a resposta em de 0 a 2 para resposta nunca, 1 às vezes, 2 quase sempre, permitindo assim, de acordo com o resultado, definir as categorias de funcionalidade familiar que vão de famílias altamente funcionais (7 a 10 pontos), famílias moderadamente funcionais (4 a 6 pontos) e famílias severamente disfuncionais (0 a 3 pontos).[6,17]
Ciclo de vida das famílias	Estágios do desenvolvimento familiar, caracterizando papéis e tarefas específicas. É dividido em oito estágios identificados em cada um, tarefas a serem cumpridas por cada membro bem como a implementação de ações para a promoção da saúde familiar, sendo eles: iniciando a vida a dois, famílias com filhos pequenos, família com crianças pré-escolares, família com crianças em idade escolar, famílias com adolescentes, casais de meia-idade e famílias envelhecendo.[6,18]

Continua

Continuação

Quadro 3.1 Exemplos de tecnologias e sua especificação que podem ser utilizadas na AB.	
Tecnologia	**Especificação**
Estratégia FIRO (*Fundamental Interpersonal Relations Orientation* - Orientações Fundamentais nas Relações Interpessoais)	Esta estratégia foi desenvolvida com o objetivo de avaliar os sentimentos dos indivíduos dentro da família em situações da vivência do dia a dia, explicando relações interpessoais de pequenos grupos, com necessidades de relações interpessoais de inclusão, controle e intimidade. Ferramenta útil quando, por qualquer motivo, houver mudança de doenças agudas, de internações hospitalares ou no acompanhamento de condições crônicas.[6,17,19]
Estratégia PRACTICE P: *Problem* (problema) R: *Roles* (papéis) A: Affect (afeto) C: *Communication* (comunicação) T: Time (tempo) I: *Illness* (doença) C: *Copying*, (lidando) E: *Ecology* (ecologia)	Instrumento que faz a avaliação do funcionamento das famílias, a partir da coleta de informações, identificação do problema (clínico, comportamental ou relacional). Utilizado em situações mais complexas, para a resolução de problemas, para organizar e sistematizar a atenção à família e é dividido em oito momentos:[6,17,19] • Problema (*Presenting problem*): equipe conhece o problema da família, o que sentem e pensam os membros que a constituem sobre o fato. • Papéis e estrutura (Roles and structure): quais são os papéis de cada membro da família e como eles são desempenhados; • Afeto (*Affect*): como o afeto se expressa na família de forma positiva ou negativa para a resolução do problema; • Comunicação (*Comunication*): como a comunicação verbal e não verbal é expressa na família; • Tempo (*Time of life cycle*): relação entre o problema, os papéis esperados de acordo com o ciclo de vida familiar, verificando onde se encontra a dificuldade; • Doenças na família, passadas ou presentes (*Illness in family*): doenças na família, suporte e cuidado familiar na sua vigência, indicando a importância do contexto familiar no lidar com a situação; • Lidando com o estresse (*Coping with stress*): identificação dos recursos em situações de estresse e como utilizá-los para enfrentamento da crise; • Ecologia (*Ecology*): rede de apoio externa que possa apoiar a família na situação atual (rede social de apoio e estrutural).[6,17,19]

Continua

Continuação

| Quadro 3.1 Exemplos de tecnologias e sua especificação que podem ser utilizadas na AB. ||
Tecnologia	Especificação
Mapas de rede	Constituídos pela rede social (grupo de pessoas que podem ser membros da família, vizinhos, amigos ou instituições) e podem sustentar a família nas dimensões social, cultural, econômica, religiosa, educacional e de saúde, dando apoio emocional (amor, confiança, cuidado); instrumental (prestação de serviços); informacional (conselhos, sugestão, informação); avaliação (informações para autoavaliação).[6,20-21]
Autocuidado apoiado	Constitui um dos elementos essenciais do *Chronic Care Model* (CCM), onde a equipe de saúde e usuários trabalham em conjunto, reconhecendo o papel central do usuário em relação a sua saúde, levando a práticas e estilo de vida mais saudáveis a partir da definição do problema, do estabelecimento de metas, da instituição do plano de cuidados e resolução de problemas, tendo no apoio familiar, de amigos, das organizações comunitárias e da equipe multiprofissional sua maior chance de efetividade.[6,22] Gera conhecimentos e habilidades dos portadores de condições crônicas para conhecer o seu problema, para decidir e escolher seu tratamento; adotando, mudando e mantendo comportamentos que contribuam para a sua saúde; utilizando recursos que darão suporte às mudanças e para superar as barreiras que se opõem para melhoria da sua saúde.[6,22]
Atenção compartilhada a grupo (ACG)	Focado em um grupo de pessoas com condições de saúde semelhantes e atendimento em grupo com equipe multiprofissional (atenção compartilhada), é indicado para usuários frequentes do serviço de AB que necessitem de monitoramento contínuo, portadores de condições crônicas estáveis, de maior tempo de atendimento e apoio emocional ou psicossocial.[6]

Continua

Continuação

Quadro 3.1 Exemplos de tecnologias e sua especificação que podem ser utilizadas na AB.

Tecnologia	Especificação
Atenção contínua (AC)	Tem como base o atendimento às pessoas com condições crônicas na AB, a partir do agendamento e atendimento individual de maneira sequenciada por equipe multiprofissional, finalizando com uma atividade em grupo. Tem como objetivo melhorar os resultados sanitários, aumentar a satisfação dos usuários e da equipe multiprofissional, monitorar as condições crônicas, reduzindo a utilização desnecessária de serviços.[6]
Gestão da clínica (GC)	É um conjunto de tecnologias de microgestão clínica, com base em evidências científicas, centrada nas pessoas, de caráter efetivo e estruturado, segura para usuários e profissionais de saúde, com custos ótimos, oportuna, equitativa e ofertada de forma humanizada. Constituída de cinco tecnologias: Diretrizes clínicas (devem ser construídas com base em evidências científicas), gestão da condição de saúde, gestão de caso, auditoria clínica e lista de espera, sendo esta última utilizada para regular o equilíbrio entre a oferta e demanda na Atenção Especializada.[6]
Gestão da condição de saúde	Processo de gerenciamento de uma condição de saúde, realizada a partir de uma série de intervenções no gerenciamento da doença, educação e cuidado, objetivando a melhoria da qualidade da atenção à saúde, a partir da obtenção de melhores resultados no controle da doença e na redução de riscos. É indicada para o manejo das doenças crônicas que necessitam de acompanhamento por um longo período, desenvolvida a partir da elaboração de linha-guia com estratificação de risco onde é realizado o plano de cuidado, a gestão nos riscos da atenção, mudanças de comportamento (profissionais: educação permanente; usuários: educação em saúde) e programação da condição de saúde.[6]

Continua

Continuação

Quadro 3.1 Exemplos de tecnologias e sua especificação que podem ser utilizadas na AB.	
Tecnologia	**Especificação**
Gestão do caso (GC)	Utilizada para planejar, monitorar e avaliar opções de cuidados e de coordenação de atenção à saúde através de um processo de cooperação entre o profissional gestor do caso e a pessoa portadora de uma condição de saúde muito complexa e sua rede de suporte social, propiciando assim a qualidade, humanização, reduz a fragmentação da atenção à saúde, preservando a autonomia individual e familiar. O desenvolvimento da gestão de caso se dá através da seleção do caso, da identificação do problema, da elaboração, implementação, monitoramento e avaliação do plano de cuidado, se mostrando eficaz na redução das hospitalizações, diminuição das urgências por agudização das condições crônicas, de eventos adversos por monitorar as intervenções médicas e aumentam a satisfação dos usuários.[6,23]
Ecomapa	Este é um instrumento conhecido de avaliação familiar complementar ao Genograma, que identifica através de representação gráfica todos os sistemas envolvidos e relacionados com a pessoa, família e o meio onde vivem. Na construção do Ecomapa, devem ser colocados todos os suportes da família: trabalho, igreja, grupos comunitários, clubes, vizinhança, dentre outros que a família cite.[17-18]
Projeto Terapêutico Singular (PTS)	Faz parte das Diretrizes da Política Nacional de Humanização (PNH), caracterizado por um conjunto de propostas de condutas terapêuticas articulada de forma individual ou coletiva, a partir da discussão com a equipe multidisciplinar, com apoio matricial, dedicado a situações mais complexas, potencializando o cuidado e a relação entre trabalhadores e os usuários do SUS. Dividido em quatro momentos: diagnóstico, definição de metas, divisão de responsabilidades e reavaliação. O PTS efetiva a clínica ampliada e uma prática de cuidados não segmentado, trabalha sob a lógica de se esgotarem todas as possibilidades terapêuticas na AB pelas eSFs, evitando a referência e contraRreferência desnecessárias a outros níveis de atenção à saúde.[24-25]

▪ Considerações finais

Neste capítulo, foi apresentada a ESF como opção de organização da AB que operacionaliza as diretrizes do SUS. Foram elencadas diferentes conformações de equipes de saúde e expostas as atribuições dos membros das equipes. Destacou-se a importância da ESF na RAS, e foram oferecidas algumas tecnologias que podem ser utilizadas no cuidado às famílias e coletividades.

▪ Referências bibliográficas

1. Starfield B. Atenção Primária: equilíbrio entre necessidades de saúde e tecnologia. Brasília: UNESCO, Ministério da Saúde; 2002.

2. Brasil. Ministério da Saúde. Portaria nº 648 de 28 de março de 2006. Aprova a Política Nacional de Atenção Básica, estabelecendo a revisão de diretrizes e normas para a organização da Atenção Básica para o Programa Saúde da Família (PSF) e o Programa Agentes Comunitários de Saúde (PACS).

3. Brasil. Ministério da Saúde. Cartilha Entendendo o SUS [Internet]. Brasília: Ministério da Saúde; 2006 [citado 2017 out 01]. Disponível em: <http://portalarquivos.saude.gov.br/images/pdf/2013/agosto/28/cartilha-entendendo-o-sus-2007.pdf>.

4. Fertonani HP, Pires DEP, Biff D, Scherer MDA. Modelo assistencial em saúde: conceitos e desafios para a atenção básica brasileira. Ciência & Saúde Coletiva [Internet]. 2015 [citado 2017 out. 20]; 20(6):1869-1878. Disponível em: <http://www.scielo.br/pdf/csc/v20n6/1413-8123-csc-20-06-1869.pdf>.

5. Brasil. Ministério da Saúde. Portaria nº 2.436 de 30 de dezembro de 2017. Aprova a Política Nacional de Atenção Básica, estabelecendo a revisão de diretrizes para a organização da Atenção Básica, no âmbito do Sistema Único de Saúde (SUS). Disponível em: <http://dab.saude.gov.br/portaldab/ape_esf.php

6. Mendes EV. O cuidado das condições crônicas na atenção primária à saúde: o imperativo da consolidação da estratégia da saúde da família. Brasília: Organização Pan-Americana da Saúde; 2012.

7. Brasil. Portal da Saúde [Internet]. Brasília; s.d. [citado 2017 nov. 05]. Disponível em: <http://dab.saude.gov.br/portaldab/ape_esf.php>.

8. Brasil. Ministério da Saúde. Portaria nº 4.279 de 30 de dezembro de 2010. Estabelece diretrizes para a organização da Rede de Atenção à Saúde no âmbito do Sistema Único de Saúde (SUS).

9. Antonelli RC, Mcallister JW, Popp J. Making care coordination a critical component of the pediatric healthcare system: a multidisciplinary framework. New York: The Commonwealth Fund; 2009.

10. Oliveira MAC, Pereira IC. Atributos essenciais da Atenção Primária e a Estratégia Saúde da Família. REBEn [Internet]. 2013 [citado 2017 nov 26]; 66(esp): 158-64. Disponível em: <http://www.scielo.br/pdf/reben/v66nspe/v66nspea20.pdf>.

11. Prochaska JO, DiClemente CC. Stages and processes of self-change of smoking: toward na integrative model of change. J. Consult. Clin. Psychol.1983; 51: 390-395

12. Prochaska JO, Norcross JC, Fowler JL, Follic MJ, Abrams DB. Attendance and outcome in a work site weight control program: processes and stages of changes as process and prediction variables. Addictive Behaviors. 1992; 17: 35-45.

13. Miller W.R. & Rollnick S. Motivational Interview – helping people change. 3. ed. New York: The Guilford Press; 2013.

14. Zimerman DE, Osório LC. Como trabalhamos com grupos. Porto Alegre: Artes Médicas; 1997.

15. Bastos ABBI. A técnica de grupos-operativos à luz de Pichon-Rivière e Henri Wallon. Psicólogo informação [Internet]. 2010 [citado 2017 nov 01]; 14: 160- 169. Disponível em: <http://pepsic.bvsalud.org/pdf/psicoinfo/v14n14/v14n14a10.pdf>.

16. Rebelo L. Genograma familiar: O bisturi do Médico de Família. Rev Port Clin Geral [Internet]. 2007 [citado 2017 nov 02]; 23: 309-17. Disponível em: <https://www.nescon.medicina.ufmg.br/biblioteca/imagem/4425.pdf>.

17. Chapadeiro CA, Andrade HYSO, Araújo MRN. A família como foco da atenção primária à saúde [Internet]. Belo Horizonte: Nescon/UFMG; 2011 [citado 2017 nov 10]. Disponível em: <https://www.nescon.medicina.ufmg.br/biblioteca/imagem/2726.pdf>.

18. Dias LC. Abordagem familiar. In: Gustavo Gusso, José Mauro Ceratti Lopes.Tratado de Medicina de Família e Comunidade- Princípios, formação e prática I e II. Porto Alegre: Artmed; 2012. p. 221-240.

19. Ditterich RG, Gabardo MCR, Moysés JS. As Ferramentas de Trabalho com Famílias Utilizadas pelas Equipes de Saúde da Família de Curitiba, PR. Saúde Soc [Internet].2009 [citado 2017 out 30]; 18 (3): 515-524. Disponível em: <https://www.revistas.usp.br/sausoc/article/viewFile/29620/31488>.

20. Brasil. Conselho Nacional de Secretários de Saúde. Planificação da Atenção Primária à Saúde nos Estados [Internet]. Brasília : CONASS; 2011 [citado 2017 nov 03]. Disponível em: <http://www.conass.org.br/conassdocumenta/cd_23.pdf>.

21. Chile. Ministerio de Salud. Orientaciones para la implementacion del modelo de atencion integral de salud familiar y comunitaria Dirigido a Equipos de Salud. [Internet] Organização Panamericana de Saúde; 2012. [citado 2017 out 27]. Disponível em: <http://buenaspracticasaps.cl/wp-content/uploads/2013/11/Orientaciones-para--la-implementacion-del-Modelo-de-Atenci%C3%B3n-Integral-de-Salud-Familiar-y--Comunitaria_DIVAP_2013.pdf>.

22. Brasil. Ministério da Saúde. Secretaria de Atenção à Saúde. Departamento de Atenção Básica. Diretrizes para o cuidado das pessoas com doenças crônicas nas redes de atenção à saúde e nas linhas de cuidado prioritárias [Internet]. Brasília: Ministério da

Saúde; 2013 [citado 2017 nov 01]. Disponível em: <http://bvsms.saude.gov.br/bvs/publicacoes/diretrizes%20_cuidado_pessoas%20_doencas_cronicas.pdf>.

23. Singh D. How can chronic disease management programmes operate across care settings and providers? [Internet]. Copenhagen: Regional Office for Europe of the World Health Organization, European Observatory on Health Systems and Policies; 2008 [citado 2017 nov 13]. Disponível em: <http://www.euro.who.int/__data/assets/pdf_file/0009/75474/E93416.pdf>.

24. Brasil. Ministério da Saúde. Secretaria de Atenção à Saúde. Núcleo Técnico da Política Nacional de Humanização. Clínica ampliada, equipe de referência e projeto terapêutico singular [Internet]. Brasília: Ministério da Saúde; 2007 [citado 2017 nov 20]. Disponível em: <http://bvsms.saude.gov.br/bvs/publicacoes/clinica_ampliada_2ed.pdf>.

25. Universidade Federal de Santa Catarina. Miranda FAC, Coelho EBS, Moré CLOC. Projeto terapêutico singular [Internet]. Florianópolis: Universidade Federal de Santa Catarina; 2012 [citado 2017 nov 12]. Disponível em: <https://ares.unasus.gov.br/acervo/handle/ARES/1089>.

26. Organização mundial da saúde/UNICEF. Cuidados primários de saúde. Relatório da Conferência Internacional sobre Cuidados Primários de Saúde, Alma-Ata, Rússia [Internet]. Brasília: Unicef, 1979 [citado 2017 nov 18]. Disponível em: <http://cmdss2011.org/site/wp-content/uploads/2011/07/Declara%C3%A7%C3%A3o-Alma-Ata.pdf>.

Capítulo 4

Biossegurança em Serviços de Saúde

- Maria Clara Padoveze ▪ Suely Itsuko Ciosak
- Anna Luiza de Fatima Pinho Lins Gryschek
- Isa Rodrigues da Silveira Cabral Menezes ▪ Ana Lúcia Mendes Lopes

▪ Objetivos da aprendizagem

Ao final deste capítulo o residente deve ser capaz de reconhecer os riscos relativos à biossegurança e identificar os comportamentos, atitudes e práticas que visam à prevenção da transmissão de microrganismos para pacientes, visitantes e trabalhadores de saúde em decorrência da assistência à saúde prestada em qualquer ambiente onde o cuidado em saúde seja realizado, tendo como referência a melhor evidência científica disponível.

▪ Conceitos fundamentais em biossegurança

A palavra *biossegurança* é uma designação genérica da segurança das atividades que envolvem organismos vivos (bio = vida + segurança). É uma junção da expressão "segurança biológica".

No sentido mais amplo, biossegurança envolve vários fatores laborais que produzem riscos na área da saúde, como os fatores químicos, físicos e biológicos. Esse último ganhou notoriedade com o advento das descobertas sobre as transmissões de infecções fatais através do sangue e outros fluidos corporais.

Portanto, a "segurança biológica" inicialmente esteve voltada ao controle e a minimização de riscos advindos da exposição, manipulação e uso de organismos vivos que podem causar efeitos adversos ao homem, animais e meio ambiente.

Várias são as definições da biossegurança, porém, uma das mais completas é a da Comissão de Biossegurança da Fundação Oswaldo Cruz (1996, p.19): *"conjunto de normas e medidas que visam à prevenção, proteção, minimização ou eliminação de riscos inerentes as atividades de pesquisa, produção, ensino, desenvolvimento tecnológico e prestação de serviços, riscos que podem comprometer a saúde do homem, dos animais, do meio ambiente ou a qualidade dos trabalhos desenvolvidos"*.[1]

O conhecimento e o interesse pela área foram fortalecidos com a Convenção sobre a Diversidade Biológica, aprovada em 1992 durante a Conferência das Nações Unidas para o Meio Ambiente, popularmente conhecida como Eco 92 ou Rio 92. Atendendo as necessidades da realidade nacional e adaptando a legislação europeia, foi criada a Legislação de Biossegurança, a Lei nº 8.974/95, que estabelece as normas de segurança e mecanismos de fiscalização do uso das técnicas de engenharia genética na construção, cultivo, manipulação, transporte, comercialização, consumo, liberação e descarte dos organismos geneticamente modificados (OGMs) e seus derivados. É considerada a legislação mais completa e avançada no mundo no que diz respeito ao estabelecimento dos mecanismos de proteção para o uso da biotecnologia moderna, tanto no que tange a experimentos laboratoriais, como testes de campo que possam implicar risco biológico, provocando impactos ambientais favoráveis ou indesejáveis ou consequências para a saúde humana, fundamentada no Princípio da Precaução e Bioética, definido no art. 225 da Constituição Federal e em vários acordos internacionais. Em 2005, o Governo Federal aprovou a lei nº 11.105, chamada Lei da Biossegurança, que revoga a lei anterior, de 1995, e estabelece normas de segurança e mecanismos de fiscalização para instituições que tenham OGMs, além de regulamentar a utilização de células-tronco para fins de pesquisa e terapia.[2,3]

Como se pode ver, a definição de biossegurança é muito ampla. Considerando que os agentes biológicos aos quais o profissional da área de saúde tem contato podem estar em qualquer lugar, a biossegurança se preocupa com as práticas adotadas em laboratórios, hospitais, clínicas e unidades assistenciais de saúde. Assim sendo, tem sido adotada a denominação de *biossegurança nos serviços de saúde* ou *biossegurança hospitalar.* É sobre esse âmbito que o presente capítulo irá focar a sua abordagem, com particular ênfase aos assuntos que envolvem as práticas realizadas pelos residentes de enfermagem.

▪ Precauções Padrão e Específicas para evitar a transmissão de microrganismos

A adoção das Precauções Padrão (PP) e das Precauções Específicas (PE) – estas também denominadas precauções baseadas no modo de transmissão dos microrganismos – têm por objetivo normatizar condutas e estratégias, visando a prevenção e o controle da disseminação de doenças transmissíveis em qualquer instituição de assistência à saúde.

As PP devem ser adotadas durante o atendimento a todos os pacientes, independentemente do seu diagnóstico ou condição clínica. O foco das PP é dirigido ao risco de exposição a sangue, fluidos corpóreos, secreções e excreções, contato com pele não intacta ou membranas mucosas. A aplicação das PE deve ser feita adicionalmente às PP.[4-6]

Tanto as PP como as PE seguem o princípio básico da interação epidemiológica entre microrganismo, hospedeiro/suscetível e o ambiente. Mudança em qualquer um dos três elementos ou das características desses pode levar ao desenvolvimento de uma doença infecciosa. Como resultado da interação dinâmica, pode ocorrer:

- ▪ Infecção: presença e multiplicação de microrganismo nos tecidos do hospedeiro, seguido de sinais e sintomas clínicos evidentes (exemplo: infecção do trato urinário com disúria, urgência miccional). Em alguns casos, apenas ocorre a resposta imune do hospedeiro, isso é, infecção assintomática, na qual o indivíduo não apresenta manifestação clínica. Exemplo: portador do vírus da varicela sem manifestação de lesões de pele.

- Colonização: presença, multiplicação ou não de microrganismo nos tecidos do hospedeiro, mas sem manifestação clínica ou desenvolvimento de resposta imune. Exemplo: hospedeiro com bactéria multirresistente sem qualquer manifestação clínica (*Enterococcus* resistente à vancomicina).

É importante destacar que hospedeiros com infecção clínica, assintomático ou com colonização podem ser fontes de transmissão de agentes infecciosos, o que dependerá do tipo de agente e modo de transmissão.[7,8]

Cadeia de transmissão de infecção

A interação entre agente, hospedeiro e ambiente são descritas no modelo chamado de cadeia de transmissão de infecção. A Figura 4.1 apresenta de maneira esquemática os principais elementos da cadeia de transmissão de infecção: hospedeiro susceptível, agente infeccioso, reservatório, porta de saída, modo de transmissão, porta de entrada.[7,8] Compreender as particularidades dessa cadeia de transmissão, de acordo com os diferentes tipos de infecções, permite ao profissional de saúde adotar as medidas de prevenção. A interrupção de qualquer etapa no ciclo dessa cadeia com medidas preventivas pode interromper o processo infeccioso. Como exemplos de medidas que interrompem a cadeia de transmissão, temos: higiene das mãos, vacinação, tratamento de água e esgoto, limpeza, desinfecção e ou esterilização de artigos médicos, controle de vetores, limpeza ambiental e adoção de isolamento dos doentes. (Figura 4.1)

Precauções Padrão (PP)

São recomendações que devem ser aplicadas sempre quando houver risco de contato direto ou indireto com fluidos corpóreos de qualquer paciente. De acordo com as PP, o uso de equipamento de proteção individual (EPI) deve ser adotado pelo profissional de saúde durante a assistência.[9,10] A indicação de uso EPI deve ser feita de acordo com o risco antecipado de contato com líquidos biológicos, assim, além dos protocolos institucionais, a avaliação de risco deve ser feita caso a caso pelo profissional. Os elementos que compõe as PP são:

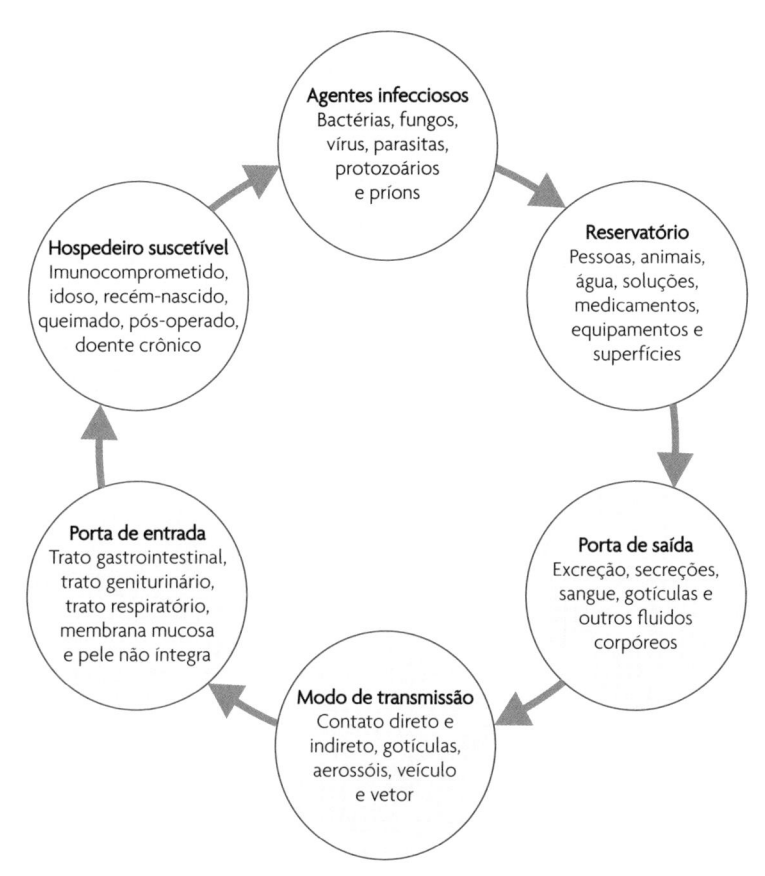

Figura 4.1 Representação esquemática da cadeia de transmissão de infecção. Adaptada de Rhienehart, McGoldrick, 2006; OPAS, 2010.[5,7]

- Higiene das mãos: é a medida mais importante das precauções e da biossegurança hospitalar de modo geral. Quando realizada com água e sabão, remove sujidade, suor, oleosidade e células descamativas; elimina parte da microbiota da pele e todos os outros microrganismos contaminantes (transitórios) adquiridos por contato das mãos com superfícies, artigos e/ou no contato direto com paciente. A higiene das mãos, quando realizada por meio de produto alcóolico em concentrações de 60 a 70%, também reduz parte da microbiota residente da pele. Atualmente, a Organização Mundial de Saúde (OMS) preconiza que a higiene de mãos seja feita preferencialmente com produto alcoólico e que sejam considerados os "5 momentos da higiene de mãos" (Figura 4.2). Além disso, a higiene de mãos deve ser realizada antes de manipular medicamentos e materiais estéreis e após higiene pessoal. Mesmo quando se utilizam luvas, é necessário seguir as recomendações para higiene de mãos, antes de calçá-las e após retirá-las. Segundo a OMS,[11] uma das estratégias para melhoria da adesão dos profissionais é que a higiene das mãos

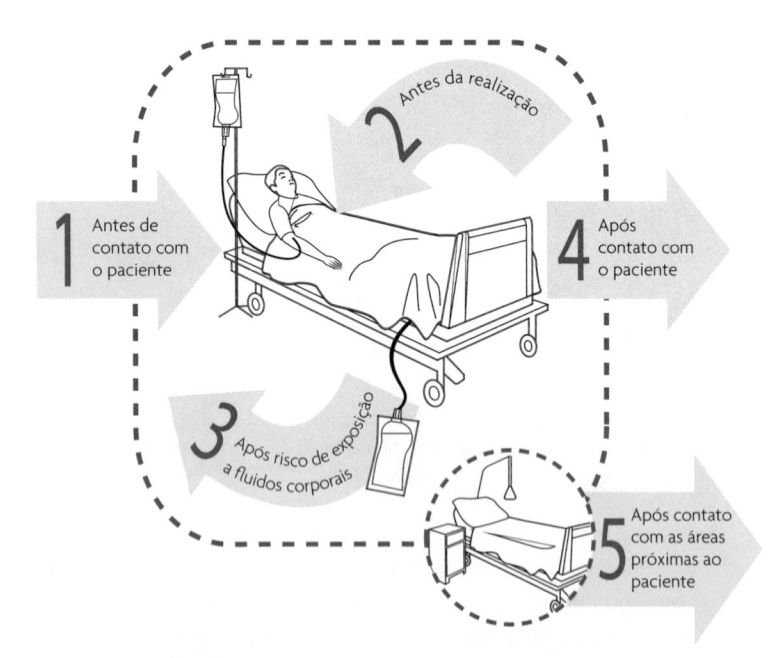

Figura 4.2 Representação dos 5 momentos da higiene de mãos.

deve ser realizada no *ponto de assistência,* que é o local onde os três elementos estão presentes: paciente, profissional da saúde e a assistência ou tratamento envolvendo o contato com o paciente e suas imediações. No Brasil, é obrigatório disponibilizar preparação alcoólica para fricção das mãos nos pontos de assistência e tratamento.[12]

- Uso de luvas: as luvas protegem as mãos dos profissionais de saúde do contato com sangue e outros fluidos corporais, reduzindo o risco da transmissão de microrganismos para pacientes e o profissional de saúde durante a assistência. A indicação de luvas não estéreis ou estéreis irá depender do tipo de procedimento a ser realizado. As luvas devem ser trocadas entre o cuidado de um paciente e outro. No cuidado de um mesmo paciente, também devem ser substituídas ao mudar de um sítio corporal contaminado para outro limpo. O mesmo princípio se aplica as superfícies: trocar após tocar um local ou superfície contaminada e antes de tocar um local limpo. As luvas não devem ser reprocessadas. A remoção da luva deve ser feita com técnica adequada, evitando a contaminação do profissional e do ambiente.

- Uso de aventais: os aventais têm a finalidade de evitar a contaminação de tórax, abdome, braço e antebraço do profissional. Para cumprir a sua finalidade, deve ser vestido de forma adequada, com abertura para trás, amarrando as tiras de cima e do meio do avental. O avental deve ser removido logo após o término da atividade com o paciente ou da limpeza de artigo; não utilizar o mesmo avental para pacientes diferentes. O tipo de avental (não estéril, estéril, impermeável) irá depender do tipo de procedimento a ser realizado. O jaleco comum não deve ser considerado como avental para esta finalidade.[14]

- Máscaras e óculos ou protetores faciais: a indicação de máscaras e óculos considera a antecipação do risco de respingos em face. Descartar a máscara após o término da atividade e realizar limpeza e desinfecção dos óculos e protetor facial após o uso.

- Manejo de material perfuro cortante: o manejo adequado de materiais perfurocortantes é um elemento essencial das PP. Deve-se manter coletor de perfurocortantes em locais apropriados (pontos de assistência) e em altura adequada para o descarte correto.

- Descontaminação de superfícies e artigos: todas as superfícies e artigos que sejam contaminados com matéria orgânica devem ser submetidos à descontaminação, independentemente do diagnóstico e condição clínica do paciente. A limpeza e desinfecção de superfície previnem a contaminação ambiental e a transferência de microrganismos de um paciente para o outro e para os profissionais. Os níveis de processamento de artigos devem ser aplicados de acordo com o risco potencial de aquisição de infecção no uso subsequente. Para essa finalidade, os artigos são classificados em críticos (devem ser esterilizados), semicríticos (devem sofrer desinfecção de alto nível) e não críticos (devem ser sofrer desinfecção de nível intermediário ou baixo). O detalhamento dessa classificação e suas indicações está além do escopo do presente capítulo.

- Processamento de roupas: todas as roupas devem sofrer um processamento para uso entre os pacientes. Roupas contaminadas com matéria orgânica devem sofrer um processamento termoquímico que elimine o risco da transmissão de patógenos entre pacientes.

- Manejo de resíduos: o manejo de resíduos adequado é componente das PP e será abordado mais adiante, neste capítulo.

- Etiqueta respiratória e de tosse: esse procedimento protege profissionais de saúde, pacientes e familiares com sintomas de infecções respiratórias não diagnosticadas.

- O Quadro 4.1 apresenta uma síntese das indicações para os elementos que compõe as PP.

Apesar de todas as medidas de prevenção, sempre existe o risco potencial de acidentes com risco biológico, seja devido a lesões perfuro cortantes, respingos em membranas mucosas ou contato com pele não integra dos profissionais. Nessas situações, o profissional de saúde deve lavar abundantemente o local afetado com água e sabão, sem escarificar. Se o local afetado for a mucosa ocular, deverá ser utilizado solução salina para remoção da matéria orgânica. O profissional deverá buscar auxílio da supervisão do serviço para os procedimentos relativos à coleta de amostras da pessoa-fonte com a qual houve o acidente, bem como em relação a notificação do acidente de trabalho.[17] É muito importante que o atendimento e avaliação do acidente sejam feitos o quanto antes e, idealmente, dentro de 2 horas após a sua ocorrência. Atualmente, existem disponíveis no Brasil medicamentos e imunobiológicos para o atendimento da pessoa acidentada a fim de evitar a soroconversão para HIV ou hepatites B.[17] Informações atualizadas sobre as condutas preconizadas em casos de acidentes podem ser consultadas nas páginas do Departamento de Vigilância, Prevenção e Controle das IST, do HIV/Aids e das Hepatites Virais (http://www.aids.gov.br).

Quadro 4.1 Síntese dos elementos das Precauções Padrão, suas indicações e recomendações.	
Precações Padrão	**Indicações e recomendações**
Higienização das mãos	Realizar durante os 5 Momentos da assistência ao paciente: 1. Antes de contato com paciente 2. Antes da realização de procedimento asséptico 3. Após risco de exposição e fluidos corporais 4. Após contato com paciente 5. Após contato com áreas próximas ao paciente Utilizar preferencialmente preparação alcoólica, exceto se houver sujidade visível e em casos de surtos por *Clostridium difficile* ou Norovírus.
Higiene ou etiqueta respiratória	• Cobrir com lenço descartável nariz e boca ao espirrar ou tossir e descartá-lo imediatamente após o uso. • Usar máscara cirúrgica quando indicado. Se o uso for contínuo, trocar a cada 2 horas, devido à capacidade de saturação dos filtros da máscara. • Higienizar as mãos com água e sabão após contato com secreções. • Indivíduos com doença febril sintomático respiratória devem ser alocados a pelo menos 1 metro de distância de outros.
Uso de EPI	A indicação de uso de EPI (Equipamento de Proteção Individual) deve ser feita de acordo com a avaliação de risco de exposição a líquidos corporais antes das atividades.

Continua

Continuação

Quadro 4.1 Síntese dos elementos das Precauções Padrão, suas indicações e recomendações.

Precações Padrão	Indicações e recomendações
Luvas	• Usar luvas de procedimento não estéril sempre que houver risco de exposição a sangue e outros fluidos corpóreos, membrana mucosa ou pele não íntegra. Exemplos: punção venosa, infusão de medicamento endovenoso, manuseio de conexões de cateteres vasculares, coleta de amostra de sangue com seringas, coleta de sangue para glicemia capilar, higiene bucal e corporal, retirada de curativo, limpeza de mobiliário e equipamentos. • Usar luvas estéreis para realização de procedimentos assépticos. Exemplos: coleta de hemocultura, curativos, cateterismo vesical de demora, passagem de cateter central de inserção periférica, suturas, aspiração traqueal. • Usar luvas grossas de borracha durante limpeza de artigos, equipamentos e superfícies contaminadas.
Avental de manga longa e punho não estéril	• Usar sempre que houver risco de exposição a sangue e outros fluidos corpóreos durante a assistência ao paciente. • Usar durante a limpeza de artigos, equipamento e superfície contaminada com fluidos orgânicos. • Usar avental impermeável quando o volume de risco manuseado for maior.
Máscara cirúrgica, óculos ou protetor facial	• Usar quando houver risco de exposição de sangue, secreções ou outros fluidos corporais nos olhos, mucosa oral e nasal durante procedimentos. Exemplos: aspiração de vias aéreas, coleta de secreções respiratórias, higiene bucal e administração de medicamentos via cateter peridural.
Ambiente	Atenção aos procedimentos que envolvem risco de contaminação ambiental.

Continua

Continuação

Quadro 4.1 Síntese dos elementos das Precauções Padrão, suas indicações e recomendações.

Precações Padrão	Indicações e recomendações
Manejo e descarte de material perfurocortante	• Não quebrar, reencapar ou entortar agulhas ou desconectar agulhas das seringas antes do descarte. • Descartar todo material perfurocortantes no coletor de perfurocortantes. Exemplos: agulhas, lâminas de bisturi, vidrarias, mandril de cateter, cateter agulhado ou não. • Descartar em recipiente rígido conforme a legislação (NR 32 de 2005).
Superfícies	• Limpar e desinfetar superfícies que tenham tido contato com matéria orgânica. • Realizar limpeza e descontaminação da mobília e equipamentos do mesmo paciente diariamente e sempre que necessário, principalmente nas superfícies altamente tocadas, como grades de cama, mesa de cabeceira, campainha de interfone, braços de poltrona, maçanetas do quarto, painel de bomba de infusão, sensores de oxímetro etc. Produtos: álcool a 70% ou limpador- desinfetante (quaternário de amônia associado com biguanida). • Remover matéria orgânica com água e sabão antes da descontaminação. • Realizar limpeza e descontaminação terminal da mobília e equipamentos do paciente após alta, óbito e com longa permanência na mesma unidade.
Processamento de equipamentos e produtos	• Todos os equipamentos e materiais contaminados com sangue e líquidos corporais devem ser limpos e desinfetados o mais rápido possível após o seu uso. • O processamento de itens contaminados deve ser feito de maneira a evitar a exposição de mãos, mucosas, roupas e pele dos profissionais.
Processamento de roupas	• Manusear, transportar e processar roupas de maneira a prevenir a contaminação de mucosas ou pele não intacta dos profissionais. • Evitar a transferência de patógenos entre pacientes. Isso inclui o processamento combinado de temperatura e agentes germicidas.

Continua

Continuação

Quadro 4.1 Síntese dos elementos das Precauções Padrão, suas indicações e recomendações.	
Precauções Padrão	**Indicações e recomendações**
Manejo de resíduos	• Assegurar o manejo adequado de resíduos para prevenir a contaminação ambiental. • Resíduos contaminados com sangue e líquidos corporais devem ter processamento específico.

Precauções Específicas

A adoção de PE (baseadas no modo de transmissão de microrganismos) envolve o agente, o hospedeiro e o ambiente. São medidas que interrompem a cadeia de transmissão de infecção. As precauções de contato, gotículas e aerossóis destinam-se aos pacientes com suspeita ou diagnóstico confirmado de doenças infectocontagiosas ou com suspeita ou mesmo colonizados com bactérias multirresistentes.

As PE (contato, gotícula e aerossóis) devem ser combinadas para pacientes com doenças infecciosas que apresentam diversos modos de transmissão. Exemplos: varicela (aerossóis e contato) e bronquiolite por vírus Adenovírus (gotículas e contato).[4,8]

Um dos grandes desafios atuais é a adesão completa dos profissionais às PP e PE. Esse desafio se torna ainda maior quando se trata de ambientes com pacientes não internados, em situações ambulatoriais, em Pronto-Socorros e na Atenção Primária a Saúde (APS). Estudos brasileiros demonstram deficiências na adesão a essas precauções, em especial na APS.[18,19] Parte das dificuldades para adesão nesses serviços são devidas a baixa percepção de risco, deficiências de conhecimento atualizado sobre o assunto, treinamento em serviço insuficiente e limitações na infraestrutura.[19] Essas falhas na adesão têm como consequência uma chance aumentada de risco biológico ocupacional.[18] Portanto, uma das lacunas a ser preenchida é a que envolve o conhecimento dos profissionais, como uma primeira etapa para obtenção de melhores níveis de adesão.[20] Os programas de prevenção de transmissão de patógenos nos serviços de saúde devem incluir também, medidas administrativas e avaliação dos resultados por meio de indicadores.[21-23]

Outro aspecto que envolve as práticas adequadas de PE está relacionado a potenciais eventos adversos a que estão sujeitos os indivíduos que se encontram hospitalizados e que requerem este tipo de precauções. Entre os eventos adversos, os mais comuns relatados na literatura estão a depressão e a sensação de isolamento social, uma vez que há redução no número de visitas e, também, os profissionais tendem a entrar um menor número de vezes nos quartos.[24] Para minimizar esses aspectos, um roteiro educacional foi desenvolvido visando a comunicação efetiva entre os profissionais de saúde e esses pacientes.[25] É sugerido que os residentes de enfermagem utilizem esse roteiro ou outro equivalente para apoiar suas ações educativas com relação aos pacientes em PE.

▪ Imunização do profissional de saúde

O Programa Nacional de Imunizações (PNI), criado em setembro de 1973, organiza toda a política nacional de vacinação da população brasileira, tendo reconhecimento tanto ao nível nacional, como internacional. A OMS o reconhece no que se refere à organização, extensão e excelência no controle e/ou erradicação dos agravos imunopreveníveis. O PNI contempla principalmente a imunização de crianças mas, ao longo dos anos, tem ampliado essa cobertura promovendo a imunização de adolescentes, adultos, idosos e gestantes. Outro fato que também impulsionou essa mudança foi uma geração de adultos sem imunidade natural, uma vez que a ampla vacinação de crianças diminuiu a exposição das populações a determinados agentes infecciosos. Prova disso é a alteração da faixa etária de incidência de várias doenças imunopreveníveis, como rubéola, caxumba e outras, antes circunscritas à infância.[26, 27]

Assim sendo, é imprescindível que os profissionais de saúde, que têm como características inerentes de seu "fazer" o contato com sangue e secreções, sendo sabidamente expostos a um risco maior de adquirir determinadas infecções que a população geral, sejam protegidos por meio de vacinação. A instituição e a manutenção de programas de imunização reduzem substancialmente o número de profissionais suscetíveis, evitando que esses sejam fonte de infecção para os pacientes institucionalizados e aos próprios colegas de trabalho.

A Norma Regulamentadora Nº 32 do Ministério do Trabalho e Emprego aprova as normas de segurança e saúde no trabalho em estabelecimentos de saúde e sinaliza a necessidade de vacinação dos profissionais de saúde.[9]

É sabido que o profissional de saúde tem um risco expressivo em contrair ou, eventualmente, transmitir algumas doenças, muitas delas preveníveis por vacinas já disponíveis no serviço público e privado,[28] tais como:

- Hepatite B: principalmente os profissionais que atuam com renais crônicos (diálise), centro cirúrgico, unidades de terapia intensiva, necropsias, infecções sexualmente transmissíveis e aids;
- Influenza: principalmente os que atuam em áreas de assistência direta, ou os que têm contato com idosos, imunodeprimidos e doentes crônicos (cardiopatas e pneumopatas);
- Sarampo, caxumba e rubéola;
- Difteria, tétano;
- Coqueluche: anestesistas, ginecologistas, neonatologistas, obstetras, pediatras, enfermeiros e técnicos de enfermagem, que atendem recém-nascidos nas maternidades e UTIs de neonatologia;
- Varicela: para os profissionais sem história de doença prévia ou de vacinação, especialmente os que atuam diretamente com imunodeprimidos ou em pediatria;
- Tuberculose;
- Doenças por *Neisseriae meningitidis*: notadamente os microbiologistas expostos a isolamento desse agente;
- Raiva: profissionais com alto risco de exposição ao vírus da raiva, como médicos veterinários, estudantes de medicina veterinária, profissionais de laboratórios de diagnóstico, laboratórios de produção de vacina, pesquisadores científicos, profissionais de controle animal e outros estudantes que manipulam mamíferos.

Além das vacinas preconizadas no calendário nacional a todo cidadão,[28-30] ao profissional de saúde recomenda-se as seguintes vacinas e esquemas:

- Vacina influenza (inativada): uma dose em período anterior ao inverno (vacina disponibilizada na Campanha Nacional de Vacinação de Influenza), conforme composição atualizada anualmente;

- Vacina varicela: dose única. Em situação de pós-exposição de profissional susceptível, recomenda-se a vacinação em até 120 horas, sendo ideal o mais precocemente possível;
- Vacina sarampo-caxumba-rubéola: duas doses com intervalo mínimo de 4 semanas;
- Vacina dupla tipo adulto (dT – difteria e tétano): duas doses com intervalo de dois meses e a terceira dose, seis meses após a segunda – 0, 2, 8 ou 0, 2 ,6 meses;
- Vacina adsorvida difteria, tétano e coqueluche (Pertussis acelular) Tipo adulto;
- dTpa para os profissionais com esquema de vacinação básico completo para difteria e tétano (dT): uma dose e reforço a cada 10 anos, com dTpa. Para profissionais com esquema de tétano incompleto (menos de três doses), recomenda-se administrar uma dose de dTpa e completar o esquema com uma ou duas doses de dT (dupla adulto), de forma a totalizar três doses da vacina contendo o componente tetânico;[31]
- Vacina meningocócica C conjugada: para profissionais de laboratório que manipulam cepas de *Neisseria meningitidis*. Dose única;
- Vacina hepatite B (recombinante): esquema de três doses aos 0, 1 e 6 meses. Em caso de interrupção do esquema, considerar as doses anteriormente administradas, desde que tenham tido intervalo mínimo de quatro semanas. Completar o esquema com intervalo de dois meses entre as doses;
- Vacina raiva inativada de cultivo celular: na pré-exposição: três doses nos dias 0, 7 e 28. Na pós- exposição: cinco doses nos dias 0, 3, 7, 14.[32]

Informações atualizadas sobre os esquemas vacinais pré-exposição devem ser consultadas na página eletrônica do Programa Nacional de Imunização (http://portalarquivos.saude.gov.br/campanhas/pni/index.html) e no Estado de São Paulo, nas páginas eletrônica do Centro de Vigilância Epidemiológica (http://www.saude.sp.gov.br/cve-centro-de-vigilancia-epidemiologica-prof.-alexandre-vranjac).

É importante relembrar que, além das vacinas descritas acima, os profissionais de saúde têm à sua disposição os soros e as imunoglobulinas que poderão, numa situação emergencial, ser utilizados complementarmente às vacinas. Atualmente, os Centros de Referência para Imunobiológicos Especiais disponibilizam os seguintes imunobiológicos: soros antitetânico, antirrábico, antidiftérico e imunoglobulinas humanas anti-hepatite B, antirrábica, antitetânica, antivaricela-zoster.[28]

Dessa forma, destacamos que os trabalhadores que atuam na área de saúde, incluindo os residentes de enfermagem, devem buscar atualizar a sua situação vacinal a fim de minimizar os riscos biológicos associados a suas atividades.

▪ Manejo de resíduos em serviços de saúde

Os hospitais, unidades básicas de saúde, clínicas, consultórios e laboratórios, entre outros, são importantes geradores de resíduos. Enquanto prestam assistência à saúde, geram grande variedade e quantidade de matérias orgânicas e embalagens (inclusive recicláveis), que se assemelham ao lixo urbano comum (entre 75 e 90%). Também, produzem contaminantes biológicos e químicos (de 10 a 25%).[33]

Ao serem descartados de modo inadequado, os Resíduos Sólidos de Serviços de Saúde (RSSS) podem comprometer a segurança e a saúde de profissionais, pacientes, populações, dos recursos naturais e do meio ambiente.[34]

Considerando as características do enfermeiro na gestão da assistência, e especialmente pela contribuição das equipes de enfermagem na segregação (separação) dos resíduos no momento e local da sua geração, esses profissionais têm importância mais do que estratégica na diminuição do risco ocupacional e de contaminação de profissionais de saúde, profissionais de higiene hospitalar, pacientes, familiares e do meio ambiente.

Por isso, o residente de enfermagem necessita conhecer como o serviço onde atua segrega, identifica, armazena, descarta e recicla seus RSSS, a fim de realizar e supervisionar o manejo adequado, no momento da sua geração, nos diferentes cenários de assistência à saúde.[34-36]

A gestão, o tratamento e destino adequados dos RSSS são regidos basicamente pela Resolução nº 222 da Agência Nacional de Vigilância Sanitária (ANVISA) e pela Resolução nº 358 do Conselho Nacional do Meio Ambiente (CONAMA).[36] Estas definem Resíduos de Serviços de

Saúde (RSS) como "todos aqueles resultantes de atividades relacionadas ao atendimento à saúde humana ou animal, que"... "por suas características, necessitam de processos diferenciados em seu manejo, exigindo ou não tratamento prévio à sua disposição final".[36,37] Inclui não só os estabelecimentos hospitalares, laboratórios, centros de diagnóstico mas, também, toda a gama de estabelecimentos comerciais e prestadores de serviços, como farmácias e salões de beleza, estética, aplicadores de tatuagem e *piercing*.

Com a elaboração e ampla divulgação do Plano de Gerenciamento de Resíduos Sólidos de Saúde (PGRSS), as instituições devem estabelecer tratamento e destino diferenciados, conhecido por todos os envolvidos e estrategicamente definido, de modo a atenderem a legislação e normatização vigentes, bem como serem economicamente e ecologicamente sustentáveis.[23,36,37]

De acordo com a Resolução n° 222 da ANVISA,[37] segundo as características físicas, biológicas e potencial de dano, os RSSS são classificados em cinco grandes grupos: A, B, C, D e E. Também estão definidos quais são os tipos de acondicionamento dos RSSS e suas identificações por cores e símbolos (Quadro 4.2)

Um grande desafio no manejo dos RSS encontra-se na orientação e conscientização de gestores e profissionais de saúde e de higiene para a menor geração de resíduos possível com mínimo custo, respeitando padrões de biossegurança e sustentabilidade.[35,38] Nesse sentido, a destinação correta de imagens diagnósticas (como Raio X), pilhas e baterias, de material eletrônico, lâmpadas, reatores, bem como rejeitos de construção civil, também devem estar definidos e claros para todos os envolvidos. O correto manejo dos RSSS promove segurança e economia, sendo um importante indicador de qualidade.

Quadro 4.2 Classificação dos resíduos segundo características físicas, biológicas e de risco à saúde e ao meio ambiente, segundo a RSS 222/2018 da Agência Nacional de Vigilância Sanitária37

Grupo	Tipo de Resíduo	Exemplos	Observação	Acondicionamento
A	Resíduo com risco de contaminação biológica Possível presença de agentes biológicos, pode representar risco de infecção. 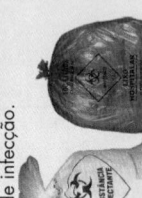	Materiais que contêm sangue e secreções humanas na forma livre, como resíduos de curativos, peças anatômicas (como órgãos e tecidos), resíduos de coleta laboratorial, de vacinas, cultura ou microrganismos e materiais biológicos.	Os agentes de saúde que prestam serviços de assistência domiciliar devem se responsabilizar pela coleta no local. Alguns resíduos precisam de tratamento prévio antes de deixar a unidade geradora.	Saco plástico, exclusivamente na cor branco leitoso e, no caso de alto risco de contaminação, na cor vermelha. Identificado com o símbolo de resíduo infectante. Os sacos devem ser preenchidos, no máximo, com 2/3 de sua capacidade.
B	Resíduos Químicos Apresentam risco à saúde pública ou ao meio ambiente, dependendo de suas características de inflamabilidade, corrosividade, reatividade e toxicidade. 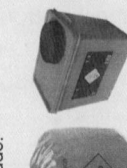	Sobras de antibióticos (ampola, frasco-ampola e bureta), antirretrovirais, medicamentos controlados pela Portaria 344/98 (psicotrópicos), resíduos de produtos farmacêuticos, antineoplásicos, hormônios, digitálicos, reagentes laboratoriais, saneantes, desinfetantes, produtos químicos tóxicos, corrosivos, inflamáveis e reativos.	Inclui os recipientes contaminados por esses produtos químicos, como buretas, equipos, blisters, bolsas e containers, que devem ser tratados como resíduos químicos.	Saco plástico exclusivamente na cor laranja, identificado com o símbolo de resíduo químico. Os sacos devem ser preenchidos, no máximo, com 2/3 de sua capacidade.

Continua

Continuação

Quadro 4.2 Classificação dos resíduos segundo características físicas, biológicas e de risco à saúde e ao meio ambiente, segundo a RSS 222/2018 da Agência Nacional de Vigilância Sanitária37

Grupo	Tipo de Resíduo	Exemplos	Observação	Acondicionamento
C	Rejeitos radioativos Que contenham radionuclídeos em quantidades superiores aos limites de isenção especificados nas normas do CNEN* e para os quais a reutilização é imprópria ou não prevista. 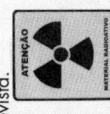	Resíduos radioativos.		
D	Resíduo comum Semelhantes aos resíduos urbanos, qualquer material não contaminado e que não provoca acidentes nem riscos ao meio ambiente.	Resíduos de higiene e de cuidados aos pacientes, que estejam livres de contaminantes químicos ou biológicos, como gesso, luvas, gazes, restos alimentares, resíduos sanitários e fraldas, absorventes higiênicos, resíduos de áreas administrativas (como papéis), de varrição, flores, podas e jardins e materiais passíveis de reciclagem.	Devem ser segregados no local de geração todos os materiais destinados a reciclagem ou reutilização. Para isso, deve-se utilizar recipientes destinados a esse fim.	Saco plástico de qualquer cor, menos branco. Em geral, é preto ou cinza. Os materiais recicláveis devem ser acondicionados em recipientes ou sacos plásticos nas cores correspondentes ao tipo de material ou ainda em verde. Os sacos devem ser preenchidos, no máximo, 2/3 de sua capacidade.

Continua

Continuação

Quadro 4.2 Classificação dos resíduos segundo características físicas, biológicas e de risco à saúde e ao meio ambiente, segundo a RSS 222/2018 da Agência Nacional de Vigilância Sanitária37

Grupo	Tipo de Resíduo	Exemplos	Observação	Acondicionamento
E	Materiais perfurocortantes Objetos e instrumentos com risco de perfurar ou cortar.	Agulhas, seringas com agulhas, escalpes, lancetas, cateteres, lâminas de barbear, bisturis, ampolas e vidraria de laboratório sem conteúdo e outros dispositivos utilizados em procedimentos invasivos de saúde.	Devem ser descartados na própria unidade geradora, imediatamente após o uso.	Recipiente rígido na cor amarela, resistente a puncturas e vazamentos, tampados, com identificação de recipiente para perfurocortantes.

*Conselho Nacional de Energia Nuclear.
Fontes: Doi, Moura, 2011; Brasil, 2004; Cardoso, Cardoso, 2016; Banner da Comissão de Gerenciamento de Resíduos do HU-USP, 2008.

▪ Considerações finais

A biossegurança em serviços de saúde requer a elaboração e implantação de protocolos institucionais que atendam às normas preconizadas em âmbito nacional e em consonância com as evidências científicas disponíveis. Assim sendo, além dos aspectos assistenciais, as questões que envolvem biossegurança também exigem o atendimento aos aspectos legais.

Contudo, para que a biossegurança ocorra de modo efetivo, deve também treinamento e supervisão, para alcançar a maior adesão dos trabalhadores de saúde. Os residentes de enfermagem devem estar alertas para identificar nos serviços em que irão atuar quais são os protocolos existentes no local referentes às medidas de biossegurança.

▪ Referências bibliográficas

1. Teixeira P, Valle S (org). Biossegurança: uma abordagem multidisciplinar. Rio de Janeiro. FIOCRUZ,1996, 362 p.

2. Brasil, Ministério da Saúde, Secretaria de Vigilância em Saúde. Departamento de Vigilância epidemiológica. Biossegurança em laboratórios biomédicos e de microbiologia. Brasília. DF. 3ª ed.2005, 290p.

3. Costa, MAF, Costa, MFB. Biossegurança de A a Z. 2.ed. Rio de Janeiro: Publit, 2009.

4. Siegel JD, Rhinehart E, Jackson M, Chiarello L, and the Healthcare Infection Control Practices Advisory Committee. Guideline for isolation precautions: preventing transmission of infectious agents in healthcare settings. Centers for Disease Control and Preventing. 2007.

5. Rhinehart E, McGoldrick M. The infectious disease process. In: Rhinehart E, McGoldrick M. Infection Control in home care and hospice. Association for Professionals in Infection Control and Epidemiology, Inc. (APIC), Second edition, 2006. p. 7-14.

6. Silva AMC, Andrioli ER, Abreu ES, et al. Componentes das precauções: o passo a passo. In: Corrêa L, Silva AA, Fernandes MVL (coord.). Precauções e isolamento. 2.ed. Associação Paulista de Epidemiologia e Controle de Infecção Relacionada à Assistência à Saúde. 2012, p. 45-68.

7. Organização Pan-Americana da Saúde. Organização Mundial da Saúde. Ministério da Saúde. Módulo de princípios de epidemiologia para controle de enfermidades (MOPECE). Módulo 2: saúde e doença na população. Brasília, 2010. p.1-52.

8. Silva AA, Silva CV, Padoveze MC, et al. Precauções e isolamento. In: Secretaria de Estado da Saúde. Plano de prevenção e controle de bactérias multirresistentes para os hospitais do estado de São Paulo. Centro de Vigilância Epidemiológica, Divisão de Infecção Hospitalar. 2016. p. 1-34.

9. Brasil. Ministério do Trabalho e Emprego. Norma regulamentadora no 32. Segurança e Saúde no Trabalho em Serviços de Saúde. Portaria GM no 485 de 11/11/2005; Portaria GM no 939, de 18/11/2008; portaria GM no 1748, de 30/11/2011. Tem por finalidade estabelecer as diretrizes básicas para a implementação de medidas de proteção à segurança e à saúde dos trabalhadores dos serviços de saúde, bem como daqueles que exercem atividades de promoção e assistência à saúde em geral. Diário Oficial da União, Brasília, 11/11/2005.

10. Brasil. Ministério da Saúde. Secretaria de Inspeção do Trabalho e a Diretoria do departamento de Segurança e Saúde no Trabalho. Resolução da Diretoria Colegiada no 194, de 07 de dezembro de 2010. Altera a Norma Regulamentadora n.º 6 (Equipamentos de Proteção Individual - EPI). Diário da União, Brasília, 08/12/2010.

11. Organização Mundial da Saúde. SALVE VIDAS: Higienize suas Mãos/ Organização Mundial da Saúde Higiene das Mãos na Assistência à Saúde Extra-hospitalar e Domiciliar e nas Instituições de Longa Permanência - Um Guia para a Implementação da Estratégia Multimodal da OMS para a Melhoria da Higiene das Mãos e da Abordagem "Meus 5 Momentos para a Higiene das Mãos"; tradução de OPAS – Brasília: Organização Pan-Americana da Saúde; Agência Nacional de Vigilância Sanitária, 2014. 73 p.

12. Brasil. Ministério da Saúde. Agência Nacional de Vigilância Sanitária. Resolução da Diretoria Colegiada no 42, de 25 de outubro de 2010. Dispõe sobre a obrigatoriedade de disponibilização de preparação alcoólica para fricção antisséptica das mãos, pelos serviços de saúde do País, e dá outras providências. Diário Oficial da União, Brasília, 26/10/10.

13. Agência Nacional de Vigilância Sanitária (Anvisa). Manual de referência técnica para a higiene de mãos. Traduzido de: World Health Organization (WHO). Hand hygiene technical reference manual: to be used by health-care workers, trainers and observes of hand hygiene practices. WHO: Geneva, 2009. [Citado Jan 2019]. Disponível em: https://www20.anvisa.gov.br/segurancadopaciente/index.php/publicacoes/item/manual-de-referencia-tecnica-para-a-higiene-das-maos

14. Souza VC, Padoveze MC. O Jaleco é um EPI? - Uma questão de conceitos. J Infect Control 2017; 6(1)26-28.

15. Brasil. Agência Nacional de Vigilância Sanitária. Núcleo de Gestão do Sistema Nacional de Notificação e Investigação Sanitária-NUVIG. Unidade de Tecnonovigilância-UTVIG. BIT-Boletim Informativo de Tecnovigilância, Brasília, no 2, 2011. Luvas Cirúrgicas e luvas de Procedimentos: considerações sobre o seu uso. 2011.

16. Brasil. Ministério da Saúde. Anexo 01: protocolo para a prática de higiene das mãos em serviços de saúde. Agência Nacional de Vigilância Sanitária. Ministério da Saúde/ ANVISA/FIOCRUZ, 02/04/2013.

17. Brasil. Ministério da Saúde. Protocolo clínico e diretrizes terapêuticas para profilaxia pós-exposição (PEP) de risco à infecção pelo HIV, IST e hepatites virais. Ministério da Saúde, Brasília: 2018. [Citado Jan 2019]. Disponível em: http://www.aids.gov.br/pt-br/pub/2015/protocolo-clinico-e-diretrizes-terapeuticas-para-profilaxia-pos-exposicao-pep-de-risco.

18. Porto JS, Marziale MH. Reasons and consequences of low adherence to standard precautions by the nursing team. Rev Gaucha Enferm 2016; 37(2):e57395. doi: 10.1590/1983-1447.2016.02.57395.

19. Maroldi MAC, Felix AMDS, Dias AAL et al. Adherence to precautions for preventing the transmission of microorganisms in primary health care: a qualitative study. BMC Nurs. 2017; 16:49. doi: 10.1186/s12912-017-0245-z.

20. Sako MP, Felix AMDS, Kawagoe JY, Padoveze MC, Ferreira SA, Zem-Mascarenhas SH, Timmons S, Passos IPBD, Figueiredo RM. Knowledge about precautions in Primary Health Care: tool validation. Rev Bras Enferm. 2018; 71(suppl 4):1589-1595. doi: 10.1590/0034-7167-2017-0886.

21. Takahashi RF, Gryschek AL, Izumi Nichiata LY et al. Evaluation of biologic occupational risk control practices: quality indicators development and validation. Am J Infect Control 2010; 38(4):e16-20. doi: 10.1016/j.ajic.2009.11.009.

22. Santos TR, Padoveze MC, Nichiata LY et al. Indicators to assess the quality of programs to prevent occupational risk for tuberculosis: are they feasible? Rev Lat Am Enfermagem. 2016;24. pii: S0104-11692016000100328. doi: 10.1590/1518-8345.0591.2695.

23. Padoveze MC, Figueiredo RM. The role of primary care in the prevention and control of healthcare associated infections. Rev Esc Enferm USP. 2014; 48(6):1137-44. doi: 10.1590/S0080-623420140000700023.

24. Juskevicius LF, Padoveze MC. Vulnerabilidade dos pacientes quanto às precauções específicas para doenças infecciosas. Rev Enferm UFPE online 2016; 10 (Supl 4):3688-93.

25. Juskevicius LF, Padoveze MC. Precauções específicas para evitar a transmissão de microrganismos: desenvolvimento e validação de roteiro educacional. Cogitare Enferm 2016; 21(4):01-10.

26. Gryschek ALFPL, Oliveira MAC, Araujo NVDL, Takahashi RF. Vacinação de adultos e idosos. In: Leite MMJ, organizador. Programa de Atualização em Enfermagem Saúde do Adulto (PROENF). Porto Alegre: Artmed/Panamericana editora; 2008. p. 97-118

27. Pereira EG, Araujo NVDL, Gryschek ALFPL. Vacinas para profissionais de saúde, policiais civis e militares, profissionais do sistema penitenciário e profissionais do sexo. In: Malagutti W, organizador. Imunização, Imunologia e Vacinas. Rio de Janeiro: Editora Rúbio; 2011. p. 381-390

28. Brasil. Ministério da Saúde. Secretaria de Vigilância em Saúde. Departamento de Vigilância das Doenças Transmissíveis. Manual dos Centros de Referência para Imunobiológicos Especiais. Brasília: Ministério da Saúde, 2014a. 160p.

29. Brasil. Ministério da Saúde. Gabinete do Ministro. Portaria Nº 1.533 de 18 de agosto de 2016. Redefine o Calendário Nacional de Vacinação em todo o território brasileiro. Brasília: Ministério da Saúde, 2016a.

30. Brasil. Ministério da Saúde. Secretaria de Vigilância em Saúde. Departamento de Vigilância Epidemiológica. Coordenação Geral do Programa Nacional de Imunizações. Nota Informativa Nº 135 – SEI/2017. Referente às mudanças no Calendário Nacional de vacinação para o ano de 2018. Brasília: Ministério da Saúde, 2017.

31. Brasil. Ministério da Saúde. Secretaria de Vigilância em Saúde. Departamento de Vigilância Epidemiológica. Coordenação Geral do Programa Nacional de Imunizações. Informe Técnico para Implantação da Vacina Adsorvida Difteria, Tétano e Coqueluche (Pertussis acelular) Tipo Adulto – dTpa. Brasília: Ministério da Saúde, 2014b.

32. Brasil. Ministério da Saúde. Secretaria de Vigilância em Saúde. Departamento de Vigilância das Doenças Transmissíveis. Nota Informativa Conjunta Nº 20 de 22 de agosto de 2016. Informa sobre a distribuição da Vacina Antirrábica Humana – VARH (Vero) e recomendações quanto ao uso e aplicação da Vacina Antirrábica Humana – VARH (Vero). Brasília: Ministério da Saúde, 2016b.

33. WHO – World Health Organization. (2014). Safe management of waste from healthcare activities / edited by Y. Chartier et al. – 2nd ed. World Health Organization. [Cited 2017 Nov 13]. Available from: http://www.searo.who.int/srilanka/documents/safe_management_of_wastes_from_healthcare_activities.pdf?ua=1.

34. Doi KM, Moura GMSS. Resíduos sólidos de serviços de saúde: uma fotografia do comprometimento da equipe de enfermagem. Rev Gaúcha Enferm (Online) 2011; 32(2): 338-344.

35. Nogueira, DNG; Castilho, V. Resíduos de serviços de saúde: mapeamento de processo e gestão de custos como estratégias para sustentabilidade em um centro cirúrgico. REGE [Internet]. 2016 Oct-Dec [cited 2017 Nov 13] ; 23(4): 362-374. Available from: http://www.sciencedirect.com/science/article/pii/S1809227616306099#aep-article--footnote-id1.

36. Brasil. Conselho Nacional do Meio Ambiente (CONAMA). Resolução nº 358, de 29 de abril de 2005: dispõe sobre o tratamento e a disposição final dos resíduos dos serviços de saúde e dá outras providências. Brasília (DF); 2005. [cited 2018 Apr 11]. Available from: http://www.mma.gov.br/port/conama/legiabre.cfm?codlegi=462.

37. Brasil. Agência Nacional de Vigilância Sanitária (ANVISA). Resolução nº 222, de 28 de março de 2018: Regulamenta as Boas Práticas de Gerenciamento dos Resíduos de Serviços de Saúde e dá outras providências. Brasília (DF); 2018. [cited 2018 Apr 11]. Available from: http://portal.anvisa.gov.br/documents/10181/3427425/RDC_222_2018_.pdf/c5d3081d-b331-4626-8448-c9aa426ec410

38. Cardoso, FCI; Cardoso, JC. O problema do lixo e algumas perspectivas para redução de impactos. Cienc. Cult. [Internet]. 2016 Dec [cited 2017 Nov 13] ; 68(4): 25-29. Available from: http://cienciaecultura.bvs.br/scielo.php?script=sci_arttext&pid=S0009-67252016000400010&lng=en. http://dx.doi.org/10.21800/2317-66602016000400010.

▪ Leituras complementares

1. Sanches, APM, Sayuri K, Figueiredo RM et al. Resíduos de Serviços de Saúde: conhecimento de enfermeiros da Atenção Básica. Rev Bras Enferm 2018; 71: 2367-2375.

2. Silva DM, Marques BM, Galhardi NM et al. Hands hygiene and the use of gloves by nursing team in hemodialysis service. Rev Bras Enferm 2018; 71: 1963-1969

3.   Estequi JG, Andre SCS, Souza RS et al. Residues generated by insulin users in domicile. Rev Mineira Enferm 2018; 22:e-1120.

4.   Sanches APM, Maroldi MAC, Silva DM et al. Concepções da equipe de odontologia da atenção primária à saúde sobre precauções padrão. Rev Eletrônica Enferm 2016; 18: e1192.

▪ Estudo de caso

Temática principal: precauções padrão

- ▪ Objetivos da aprendizagem: ao final deste estudo de caso o residente deve ser capaz de identificar os riscos biológicos envolvidos na situação e identificar os aspectos que envolvem a sua prevenção, particularmente no que se refere à adesão as precauções padrão.

Descrição do caso

Paciente J.A.C, sexo feminino, 21 anos é admitida no pronto socorro da unidade hospitalar. Apresenta queixa de tosse produtiva, com início súbito de febre (não medida), mal-estar geral, dor de garganta. Relata residência compartilhada com colega que esteve em viagem ao exterior com retorno há uma semana, com sintomas semelhantes e hospitalizada com doença respiratória aguda grave. Ao exame físico, apresenta-se com febre 39,5 °C, garganta hiperemiada, tosse intensa, frequência respiratória elevada, prostrada. São solicitados exames de sangue, secreção traqueal e raio X.

Para esse caso, quais são as medidas de precauções a serem adotadas para evitar a transmissão de doenças?

Desenvolvimento do caso

No desenvolvimento desse caso, a abordagem terá foco no que se refere às precauções e restrições de espaço; não serão abordados os demais aspectos da assistência de enfermagem.

As precauções envolvem medidas que devem ser definidas a partir de avaliação de risco de cada situação.[1] A higiene de mãos deve ser feita rigorosamente, de acordo com os cinco momentos como medida para a prevenção de transmissão de patógenos, prioritariamente utilizando produto alcoólico.[2] Como se trata de paciente com quadro respiratório agudo febril, idealmente a paciente deve ser prontamente instalada em uma área dedicada a precauções específicas de gotículas, na qual os profissionais farão o atendimento utilizando máscara cirúrgica. Se isso não for possível, deve ser mantida em distância de pelo menos 1 metro dos demais pacientes; nesse caso, se a paciente tolerar, deverá ser solicitada a usar máscara cirúrgica. Em todas as circunstâncias, a paciente deve ser orientada a cobrir a boca e nariz com lenço de papel ao tossir e espirrar, descartar o lenço no recipiente de descarte de resíduo biológico e a seguir fazer a higiene das mãos. O atendimento dessa paciente no pronto-socorro deve ser priorizado, bem como a admissão em quarto de precauções específicas, caso haja indicação de internação hospitalar. Durante a coleta de exames de sangue, deve-se utilizar luvas e os itens perfurocortantes devem ser descartados em recipiente rígido específico e próximo ao local da coleta, verificando-se que não seja excedido o volume máximo preconizado. Durante a coleta de material de secreção respiratória, deve-se utilizar luvas, avental, máscaras e óculos de proteção e os itens contaminados com matéria orgânica devem ser descartados no recipiente de resíduo biológico. No encaminhamento ao serviço de radiologia, informar a unidade sobre as precauções indicadas; a paciente deve ser transportada utilizando máscara cirúrgica.[1] Durante o atendimento ao paciente, o enfermeiro deve averiguar sobre a situação atual de imunização da paciente, particularmente no que se refere à influenza; deve também investigar outros antecedentes epidemiológicos. A orientação à paciente sobre os aspectos que envolvem essas precauções é fundamental.[3]

▪ Referências bibliográficas

1. Silva AMC, Andrioli ER, Abreu ES, et al. Componentes das precauções: o passo a passo. In: Corrêa L, Silva AA, Fernandes MVL (coord.). Precauções e isolamento. 2ª ed. Associação Paulista de Epidemiologia e Controle de Infecção Relacionada à Assistência à Saúde. 2012, p. 45-68.

2. Agência Nacional de Vigilância Sanitária (Anvisa). Manual de referência técnica para a higiene de mãos. Traduzido de: World Health Organization (WHO). Hand hygiene technical reference manual: to be used by health-are workers, trainers and observes of hand hygiene practices. WHO: Geneva, 2009. [citado Jan 2019] Disponível em:

https://www20.anvisa.gov.br/segurancadopaciente/index.php/publicacoes/item/manual-de-referencia-tecnica-para-a-higiene-das-maos

3.   Juskevicius LF, Padoveze MC. Precauções específicas para evitar a transmissão de microrganismos: desenvolvimento e validação de roteiro educacional. Cogitare Enferm 2016; 21(4):01-10.

▪ **Leituras complementares**

1.   Juskevicius LF, Padoveze MC. Vulnerabilidade dos pacientes quanto às precauções específicas para doenças infecciosas. Revenferm UFPE online 2016; 10 (Supl 4):3688-93.

2.   Gryschek ALFPL, Oliveira MAC, Araujo NVDL, Takahashi RF. Vacinação de adultos e idosos. In: Leite MMJ, organizador. Programa de Atualização em Enfermagem Saúde do Adulto (PROENF). Porto Alegre: Artmed/Panamericana editora; 2008. p. 97-118.

Capítulo 5

Tomada de Decisão diante de Problemas Éticos: o Método da Deliberação Moral

■ Marcelo José dos Santos

■ Objetivos da aprendizagem

- Ao final deste capítulo, o residente deve ser capaz de identificar situações que envolvem problemas éticos e aplicar o método deliberativo em todas suas etapas para a tomada de uma decisão prudente.

■ Introdução

A bioética pode ser definida como o processo de confronto dos fatos biológicos com os valores humanos, com a intenção de globalizar os julgamentos sobre as situações e, dessa maneira, aprimorar a tomada de decisão, aumentando sua exatidão e sua qualidade.[1]

A atividade profissional da enfermagem pressupõe a tomada de decisão, dentre as muitas situações vivenciadas, diante daquelas que envolvem problemas éticos. O conceito de problema ético é apresentado em um sentido muito amplo, ou seja, ele é entendido como tudo o que para alguém é problema ético ou que ele considera como tal. No entanto, um problema ético sempre apresenta um conflito de valores, de deveres ou de princípios.[2]

Para a resolução dos problemas éticos, pode-se lançar mão das contribuições da Bioética Clínica, definida como a seção da bioética, ou da ética aplicada, que procura instituir conceitos e metodologias para abordagem dos problemas éticos e morais que surgem da prática e dos procedimentos realizados na esfera da assistência à saúde. Seus objetivos são: a identificação, a análise e a proposição de soluções para essas questões, na perspectiva de alcançar soluções que sejam, ao mesmo tempo, boas, justas e lícitas.[3]

Existem diferentes métodos para análise de problemas éticos. Dentre os modelos consagrados estão: o modelo Principialista, o modelo Thomasma, o modelo de Albert R. Jonsen e o modelo da Deliberação Moral de Diego Gracia.[4]

Neste capítulo, será apresentada a proposta de Diego Gracia para deliberação moral.[5;6]

▪ Método deliberativo

Quando as decisões pessoais influenciam a vida de outras pessoas, seja o paciente, familiares ou colaboradores, tem-se uma responsabilidade moral. Logo, deve-se tomar a melhor decisão e, para tanto, é necessário deliberar.

A deliberação é um método que trata de amadurecer o juízo de tal maneira que todos os envolvidos no processo deliberativo, ainda que tomem decisões distintas, tomem decisões maduras. Portanto, delibera-se para aumentar a consistência de uma decisão, a verdade de um raciocínio e para tomar decisões prudentes.[5]

O processo de tomada de decisão envolve diferentes dimensões (Figura 5.1):

- ▪ Dimensão Cognitiva: Essa dimensão implica a necessidade de dispor do máximo de dados para conhecer a realidade. Esse é o nível dos fatos.
- ▪ Dimensão Valorativa: Diante de determinado fato, o ser humano faz, continuamente, avaliações. Valora se lhe parece bom ou

mal, adequado ou inadequado, bonito ou feito etc.[5] Esse é o nível dos valores.

- Dimensão Volitiva: A partir das valorações dos fatos, são estabelecidas as obrigações. Esse é o nível dos deveres.

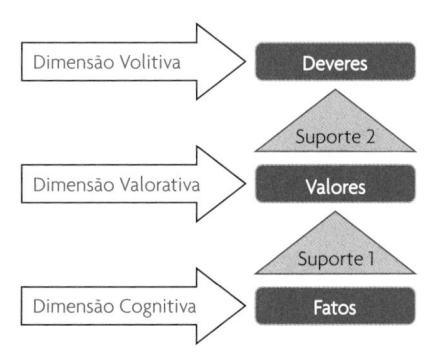

Figura 5.1   Dimensões do processo de tomada de decisão.

Os três níveis estão conectados. Para poder tomar decisões é preciso conhecer os fatos, realizar juízos de valores e propor modos de atuação, obrigações ou deveres, a fim de concretizar esses valores considerados importantes. A deliberação sobre os fatos é a primeira etapa a ser considerada (Figura 5.2).

Deliberação sobre o fatos

Os fatos são a base para qualquer processo de tomada de decisão e, portanto, são essenciais e devem ser corretos e completos. Menosprezar essa etapa e partir diretamente para o julgamento dos fatos é um erro comum e pode acarretar problemas na análise, em razão da valoração dos fatos sem o aclaramento dos mesmos. Assim, independente do tema abordado, para elaborar o juízo descritivo, é preciso se atentar minunciosamente aos dados, buscar o máximo de informações relacionadas ao caso e responder às perguntas:

- O que acontece? (Diagnóstico)
- O que acontecerá se não houver uma intervenção? (Prognóstico)
- O que podemos fazer para reverter a situação? (Tratamento)

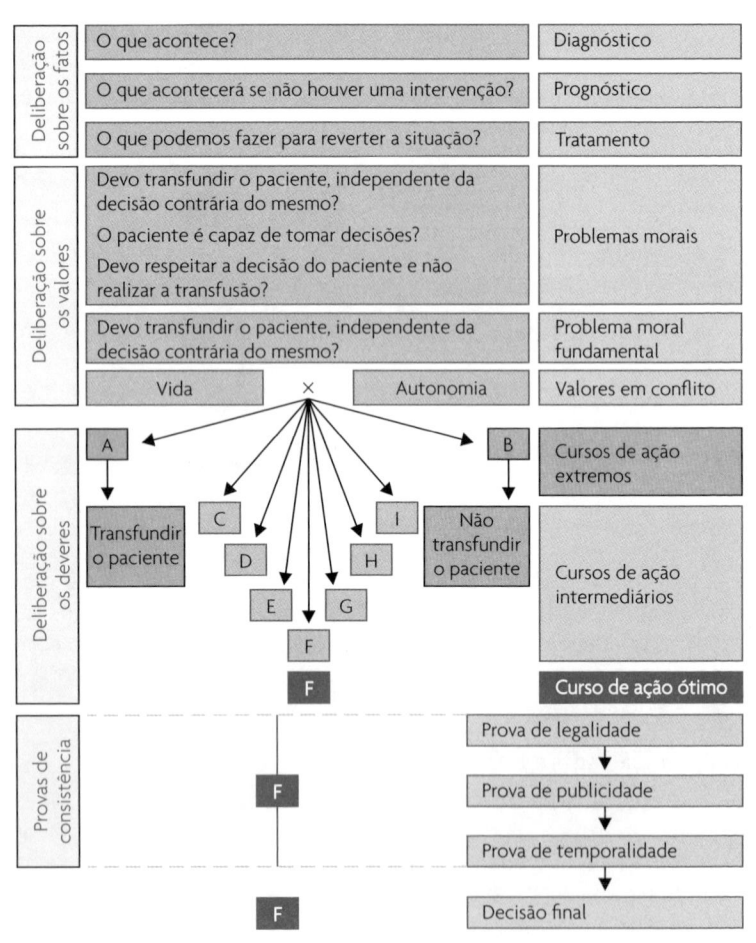

Figura 5.2 **Etapas da deliberação moral com exemplificação parcial de um caso.**

Deliberação sobre os valores

A valoração é uma necessidade biológica. O ser humano constantemente faz avaliações e, caso não pudesse fazer, não saberia como agir diante das opções possíveis. Se uma pessoa quer fazer uma ultrapassagem ao dirigir um carro, deve valorar a potência do motor, a adequação do local, a velocidade do veículo a sua frente, a existência de algum risco etc. Portanto, a avaliação permite imaginar modos alternativos e melhores para o ser humano sobreviver.

Os valores se apoiam nos fatos. Quando dizemos que uma escultura é bonita, a própria escultura é o suporte material do valor "beleza". A atribuição do valor não depende do objeto em si, mas daqueles que lhe conferem o valor. Nesse sentido, para alguns, a obra pode parecer bonita e para outros, feia. Obviamente que, se não houvesse a escultura, não haveria valor (bonita ou feia).

Ao avaliar determinada situação, é possível encontrar distintos valores que podem, inclusive, entrar em conflito. Um conflito de valores é uma situação onde há certas coisas importantes que se quer defender, mas que parece impossível fazê-lo sem prejudicar ou perder a outra coisa importante: Devo respeitar a autonomia de uma paciente Testemunha de Jeová, que não quer receber hemotransfusão ou realizar a transfusão para tentar salvar-lhe a vida?

Nesse tipo de situação, não é fácil encontrar uma saída, pois não queremos perder nenhum dos valores em jogo (autonomia e vida), embora pareça ser impossível salvar ambos.

Diante do exposto, na segunda etapa do método é imprescindível deliberar sobre os valores envolvidos no caso. Para tanto, é necessário identificar os valores e explicitar o porquê estão em conflito. Ressalta-se que, em um mesmo caso, pode haver vários conflitos de valores. No entanto, a deliberação obriga a análise de cada um desses conflitos em separado. Assim, é preciso eleger um e analisá-lo até encontrar a solução e somente após passar ao outro.

É importante sublinhar também que o conflito de valores se dá em uma pessoa. Desse modo, deve-se identificar o sujeito que vivencia o conflito, pois diferentes indivíduos podem ter distintos conflitos de valores diante dos mesmos fatos, ou seja, o conflito é sempre pessoal, uma vez que a decisão deve ser tomada individualmente.

Para organizar o momento da deliberação dos valores, é importante:

- Identificar os problemas morais: os problemas morais se apresentam como dúvidas ou questionamentos que nos fazemos diante de determinada situação conflituosa.

- Identificar o problema moral fundamental: dentre os problemas morais elencados, deve-se identificar o problema fundamental de quem se defronta com o problema.
- Identificar os valores em conflito: após identificar o problema moral fundamental, deve-se identificar os valores em conflito no problema exposto.

Deliberação sobre os deveres

A terceira etapa do método trata de identificar o que deve ser feito diante de um conflito de valores. Nesse sentido, tem-se de identificar todas as saídas possíveis para esse conflito, ou seja, identificar o que se denomina "cursos de ação". Sublinha-se que as situações em que não existe nenhuma saída, não há nada o que deliberar. Essas situações são "tragédias", nas quais não existe maneira de evitar a perda de um dos valores. Ocorrem em situações de catástrofes naturais.[5]

Nas situações de conflito em que existe apenas um curso de ação, tampouco existe o que deliberar. Para isso, é necessário que exista ao menos dois cursos de ação. Isso é chamado de "dilema". Haverá um conflito de valores quando existam ao menos dois cursos de ação possíveis, dentre os quais tenha-se que optar por proteger um dos valores em detrimento do outro.

Quando um dos valores em conflito é lesado completamente, o curso de ação escolhido tem a categoria de "curso de ação extremo". Esses cursos de ação extremos são muito lesivos e pouco recomendáveis, uma vez que, na escolha de um, perde-se completamente o outro valor. Reforça-se assim, a importância de identificar o maior número possível de "cursos intermédios". Para tanto, necessita-se de tempo, imaginação e esforço.[5]

A deliberação coletiva enriquece bastante os achados de cursos intermédios. As características comuns desses cursos é que buscam respeitar os dois valores em conflito ou lesá-los o menos possível. Posteriormente, deve-se buscar, dentre os cursos intermédios, o "curso de ação ótimo".

Na Grécia, já era comum a expressão "a virtude está no meio"; em outras palavras, o curso de ação ótimo, frequentemente, está entre os cursos intermédios. Nas situações em que esses cursos não resolvam o conflito, tem-se que optar por um curso de ação extremo. Ressalta-se que aos extremos não se pode ir por princípio e, sim, somente frente ao fracasso de todos os cursos de ação intermédios.[5]

A ética não trata do bom e do mal senão do melhor, do curso de ação ótimo. Essa é uma das diferenças relacionadas ao "direito". Esse, busca marcar os limites sob os quais as condutas humanas são consideradas incorretas e devem ser penalizadas. A ética aspira mais que isso, pois procura promover a realização completa dos valores e, desse modo, chegar à plenitude, à perfeição e à felicidade. A linguagem da ética é a dos valores e dos deveres e não do direito, embora seja de máxima importância, pois é o destilado dos valores de uma sociedade.[5]

Em suma, na deliberação sobre os deveres é necessário:

- Identificar os cursos de ação extremos: são ações que, quando realizadas, lesam completamente um dos valores em conflito.
- Identificar os cursos de ação intermédios: são as únicas ações que podem evitar a perda de um dos valores e conduzir a uma decisão sensata, razoável ou prudente.
- Identificar o curso de ação ótimo: é a ação que consegue preservar os valores em conflito ou lesá-los o menos possível

Provas de Consistência

As provas de consistência visam comprovar a prudência da decisão para considerá-la definitiva e devem ser submetidas após a identificação do curso de ação ótimo. A análise da consistência da decisão tomada compreende três Provas de Consistência:

- Prova de Legalidade: a decisão tomada é legal?
- Prova de Publicidade: defenderia a decisão tomada publicamente?
- Prova de Tempo: a decisão tomada seria a mesma se houvesse mais tempo para decidir?

Prova de Legalidade

A análise realizada é estritamente ética até o ponto em que não se leva em conta a normativa jurídica. É imprescindível que seja assim, pois caso contrário o debate se judicializa, perdendo-se o mais importante da deliberação moral.

Após a finalização do processo de análise ética, é preciso questionar-se quanto à legalidade da decisão que se pretende tomar. Existem situações em que é possível tomar uma decisão moral que seja ilegal, mas o normal é que isso ocorra apenas em casos excepcionais, sendo conveniente deixar explícito o conteúdo da norma jurídica, pois o não cumprimento pode acarretar sanções ou penalidades.[5]

Prova de Publicidade

De maneira geral, as pessoas não tornam públicas decisões que são ilegais ou imorais. Nesse sentido, é importante se questionar quanto à disponibilidade para defender a decisão que pensa tomar, pois essa pode ser interpelada na justiça ou divulgada pelo próprio interessado.

Prova de Tempo

A prova de tempo é fundamental, pois uma decisão deve resistir ao tempo para ser confiável. Nas situações em que as pessoas estão dominadas pelas emoções e pelo inconsciente, é necessário deixar passar o tempo antes de chegar à decisão definitiva. Não é prudente decidir em momento conturbado, principalmente se essa decisão pode esperar.

A prova de tempo visa a assegurar, em um exercício mental, que a decisão não seja precipitada, impulsiva, excessivamente movida pelas emoções, o que pode impedir que a decisão seja prudente.

Decisão final

Se a decisão final passar pelo crivo das três provas de consistência, pode-se considerá-la definitiva, pois existem muitas razões para pensar que é prudente. Destaca-se, aqui, que decisões prudentes não são certas ou erradas[6] e, portanto, pode ocorrer que pessoas distintas cheguem a decisões diferentes.

Outro aspecto importante que deve ser considerado é que a decisão final deve ser tomada por aquele que tem a responsabilidade pelo assunto. O grupo deliberativo tem como objetivo ajudar para que o responsável tome uma decisão prudente, mas não pode suplantar a tomada de decisão, já que essa responsabilidade é de quem está no comando e é intransferível.

Ao final do processo deliberativo, as pessoas podem tomar decisões distintas. Salienta-se que o procedimento de deliberação não tem por objetivo que todos tomem a mesma decisão, mas que, qualquer que seja a decisão tomada, seja prudente.[5] As etapas da Deliberação Moral estão exemplificadas (Figura 5.2) a partir do Caso de Paciente com diagnóstico de leucemia aguda que informa ser contrário à transfusão de sangue por ser testemunha de Jeová.

▪ Pontos importantes no processo deliberativo

Para a deliberação, é importante percorrer as três dimensões (Cognitiva, Valorativa e Volitiva), pois cada uma tem sua importância. No entanto, deve-se estar atento para que o responsável pela deliberação não se prenda a uma única dimensão. Reduzir tudo a uma única dimensão é uma maneira de argumentar mal em moral, é o que é denominado falácia ou reducionismo.[5] Falácia é a definição que se dá a um raciocínio errado com aparência de verdadeiro.

Existem três tipos de reducionismo: o positivista, o axiológico e o deontológico.

- ▪ Reducionismo positivista: impossibilita a pessoa que delibera de ver outras possibilidades, pois o indivíduo ancora suas decisões apenas em evidências científicas.
- ▪ Reducionismo axiológico: coloca em pauta os valores religiosos e cega a percepção da pessoa quanto aos outros valores existentes.
- ▪ Reducionismo deontológico: bloqueia o raciocínio, pois reduz a experiencia moral da pessoa às normativas legais.

▪ Considerações finais

O método deliberativo é uma importante ferramenta para o profissional enfermeiro nas tomadas de decisões diante de problemas éticos, pois apresenta uma maneira sistematizada para organizar a discussão nos conflitos de valores e deveres, além de diminuir incertezas e propiciar decisões concretas ao indicar os cursos de ação viáveis para solução do problema ético.

▪ Referências bibliográficas

1. Gracia D. Fundamentación y enseñanza de la bioética. Santa Fé de Bogotá: El Búho;1998.
2. Gracia D, et al. Ética médica. In: Fabreras VP, Rozman C (organizadores). Medicina Interna. Madrid: Elsevier; 2000. p. 62-73.
3. Godoy MK. Bioética Clínica: Um caminho para o reencontro com "A arte perdida de cuidar". Revista Med D'or. 2014; (1):19-22.
4. Loch JA. Bioética, interdisciplinaridade e prática clínica. Porto Alegre: EDIPUCRS; 2008. Metodologia de análise de casos em bioética clínica; p. 303-17.
5. Gracia D. Ética e Cidadania. Madrid: Editora PPC; 2016.
6. Feito L, Gracia D, Sánchez M. Bioética: el estado de la cuestión. Madrid: Editora Triacastela; 2011. Teoría y práctica de deliberación moral; p. 101-54.

▪ Leituras complementares

1. Farias DECS. Conflitos éticos no gerenciamento de enfermagem: da percepção à tomada de decisão [tese]. São Paulo: Escola de Enfermagem, Universidade de São Paulo; 2015.
2. Zobolli EL. Tomada de decisão em bioética clínica: casuística e deliberação moral. Revista Bioética. 2013; 21(3):389-96.
3. Santos DV. Problemas éticos na atenção à saúde da criança: deliberação moral de enfermeiras [tese]. Salvador: Escola de Enfermagem, Universidade Federal da Bahia; 2017.

Capítulo 6

Programas de Residência em Saúde e em Enfermagem

▪ Maria Madalena Januário Leite ▪ Valéria Marli Leonello
▪ Nádia Nasser Follador

- **Objetivos da aprendizagem**

  Ao final deste capítulo os residentes devem ser capazes de:
  - Contextualizar os principais aspectos históricos relacionados à Residência Multiprofissional em Saúde (RMS) e a Residência em Área Profissional da Saúde (RAPS) no contexto brasileiro, no que se refere ao marco regulatório;
  - Reconhecer as principais características dessa modalidade de formação e os desafios enfrentados.

- **Programas de Residência Multiprofissional em Saúde (RMS) e de Residência em Área Profissional da Saúde (RAPS)**

  Você provavelmente ingressou no Programa de Residência com o interesse em conhecer, se apropriar e experimentar essa modalidade de formação. Algumas dúvidas foram surgindo no início, durante e até mesmo ao final da Residência. Muitas dessas dúvidas guardam relação com o contexto histórico em que se deu a constituição da Residência em nosso país.

Não é objetivo deste capítulo fazer um percurso histórico extenso e detalhado, mas oferecer um panorama sintético sobre o contexto de criação e consolidação das Residências, em especial, das RMS e RAPS no Brasil.

Uma das primeiras perguntas que você deve ter feito foi: por que há uma regulação separada entre Residência Médica (RM) e RMU e RAP?

A RM, no âmbito internacional, iniciou-se em 1848, com a proposta da Associação Médica Americana para uma especialização médica em serviço, com ênfase na pratica clínica hospitalar. Os alunos eram obrigados a morar nas instalações hospitalares, com o objetivo de estarem à disposição em tempo integral, originado o nome residência. Dessa experiência surgiram outras na área médica, bem como em outras áreas profissionais, disseminando-se por outros países, dentre eles o Brasil.[1]

Os programas de RM no Brasil, desde a década de 40, foram desenvolvidos de modo informal, passando a ser regulamentados a partir do decreto nº 80.282 de 5 de setembro de 1977, que define RM como modalidade de ensino de pós-graduação destinada exclusivamente a médicos, com o objetivo de qualificar os médicos por meio do treinamento em serviço.[2]

Os primeiros programas de residência se desenvolveram no contexto hospitalar, frente à necessidade de treinamento e capacitação dos médicos para o uso de tecnologias advindas da expansão da indústria farmacêutica, de materiais e insumos, influenciando a criação das Residências em Enfermagem (RE).[3-4]

Portanto, programas de residência de outras áreas profissionais da saúde também foram desenvolvidos de modo informal desde a década de 1960, nos mesmos moldes da RM, a exemplo do Programa de RE do Hospital Infantil do Morumbi, em São Paulo, criado em 1961.[5-6]

Na área de enfermagem, a discussão nacional sobre a implementação de normas para a Residência iniciou-se em 1978, no Seminário sobre RE, promovido pela Associação Brasileira de Enfermagem (ABEn), no Rio de Janeiro.[7]

Durante a década de 1980, os programas de RE permaneceram sem regulamentação até que, na década de 1990, o Conselho Federal de Enfermagem (COFEN), junto à ABEn, retomaram a discussão sobre a Residência. Em 1994, a ABEn promoveu uma Oficina denominada "Residências de Enfermagem no Brasil" e os resultados dessa oficina evidenciaram divergências com relação à carga horária e duração dos programas, déficit de pessoal nos serviços de saúde vinculados aos programas e críticas referentes à priorização da dimensão técnico-assistencial em detrimento do atendimento às necessidades de saúde, resultando em baixo impacto em mudanças no perfil epidemiológico e de saúde da população.[6]

Em 1995, foi realizado um novo evento, dessa vez promovido pelo COFEN, resultando um documento que foi a base para o Projeto de Lei nº 2.264 de 1996, aprovado pelo COFEN, que instituía a RE no país.[7] No entanto, embora se tratasse de uma proposta consistente, houve arquivamento do projeto.[6]

É fundamental destacar o papel da ABEn e do COFEN, em especial, pela ausência de regulamentação em esfera governamental, o que resultava, na época, em programas díspares com diferenças exorbitantes quanto à carga horária prática, teórica, repouso semanal, férias, dentre outros.[6]

Ainda, a pressão dos residentes de enfermagem egressos dos programas pela legitimação da RE, resultou na promulgação da resolução COFEN nº 259 e 2001, que estabeleceu os padrões mínimos para o credenciamento de programas e outorga de títulos, bem com o a criação da Comissão Nacional de Residência em Enfermagem (Conarenf), que realizava cadastramento e credenciamento dos programas de RE, quando ainda não havia regulamentação do Ministério da Educação (MEC) e do Ministério da Saúde (MS).[6]

O trabalho da Conarenf foi essencial e assegurou o credenciamento de setenta programas de 2001 a 2010, quando o credenciamento dos programas começou a ser realizado pela Comissão Nacional de Residência Multiprofissional em Saúde (CNRMS). Atualmente, entre as atribuições da Conarenf, destacam-se a emissão de pareceres de solicitação de outorga de registro de especialista na modalidade de residência, a atuação como interlocutor da profissão de enfermagem junto ao ME MS e sociedades de especialistas e a proposição de diretrizes nacionais e reguladoras dos padrões de qualidade dos programas de RE.[6]

Desse modo, a regulação pelo MEC e MS das RAPS se deu somente em 2005, por meio da Lei nº 11.129, onde tais residências são instituídas, definidas como "modalidade de ensino de pós-graduação *lato sensu*, voltada para a educação em serviço e destinada às categorias profissionais que integram a área de saúde, excetuada a médica".[5]

As modificações que vêm ocorrendo nos aspectos técnicos, organizacionais e tecnológicos nos cenários de prática, no âmbito da produção de serviços de saúde, impulsionaram gestores, organizações formadoras e trabalhadores a associarem a qualidade da formação do profissional com a qualidade da prestação do cuidado oferecido aos usuários da rede de saúde.[8]

Assim, a incorporação de programas de RMS decorreu da necessidade de formar profissionais de saúde que pudessem trabalhar de meneira integrada e colaborativa, em especial, na perspectiva da atenção à saúde da família e comunidade, sendo a primeira experiência o programa de Residência em Medicina Comunitária no Brasil, criado em 1976 pela Secretaria Estadual de Saúde do Rio Grande do SUL.[5]

Posteriormente, há uma sequência de portarias interministeriais (MEC/MS) que se referem à definição dos Programas de RMS, bem como a instituição e composição da CNRMS. A Figura 6.1 representa a síntese desse movimento regulatório.

Do marco regulatório apresentado, destaca-se a portaria nº 1.077 de 2009, que define as RMS como modalidades de ensino de pós-graduação *lato sensu* destinado às profissões da saúde, dentre elas: Biomedicina, Ciências Biológicas, Educação Física, Enfermagem, Farmácia, Fisioterapia, Fonoaudiologia, Medicina Veterinária, Nutrição, Odontologia, Psicologia, Serviço Social e Terapia Ocupacional. Atualmente, a portaria interministerial nº 16 de 2014 incluiu duas áreas profissionais: saúde coletiva e física médica, bem como atualizou o processo de designação dos membros da CNRMS.[5,14]

A CNRMS é coordenada pelo MS e MEC e tem um conjunto de atribuições dentre as quais se destacam, a avaliação e acreditação dos

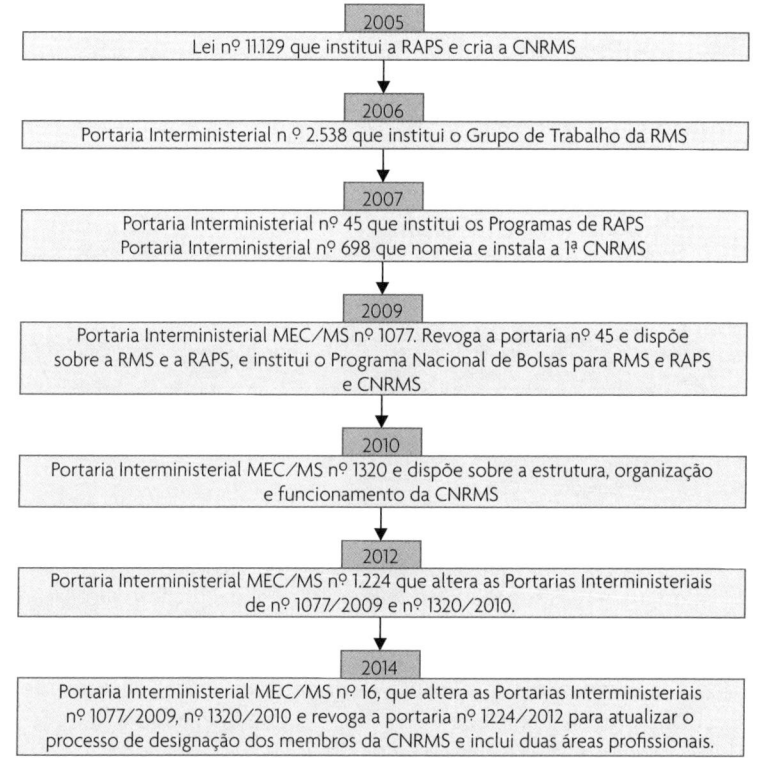

Figura 6.1 Marco Regulatório dos Programas de RMS e RPAS.[5,9-14]

programas de RMS e RAPS, de acordo com os princípios e diretrizes do SUS, e que atendam às necessidades socioepidemiológicas da população brasileira, o estabelecimento de normas de funcionamento de tais programas, o credenciamento dos programas e das instituições habilitadas para oferecê-lo, a certificação dos residentes com especificação de categoria e ênfase do programa, além de outras funções ilustradas na Figura 6.2.[12,14]

Destaca-se que a CNRMS também foi vital no fortalecimento do diálogo entre as profissões da saúde, por meio de seus respectivos

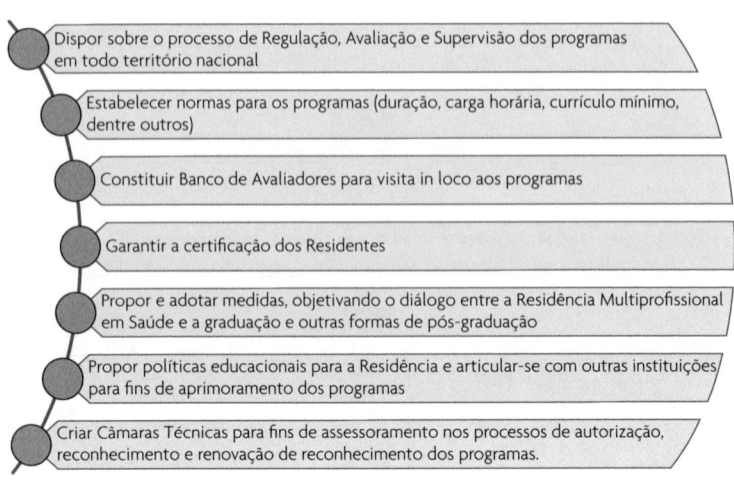

Dispor sobre o processo de Regulação, Avaliação e Supervisão dos programas em todo território nacional

Estabelecer normas para os programas (duração, carga horária, currículo mínimo, dentre outros)

Constituir Banco de Avaliadores para visita in loco aos programas

Garantir a certificação dos Residentes

Propor e adotar medidas, objetivando o diálogo entre a Residência Multiprofissional em Saúde e a graduação e outras formas de pós-graduação

Propor políticas educacionais para a Residência e articular-se com outras instituições para fins de aprimoramento dos programas

Criar Câmaras Técnicas para fins de assessoramento nos processos de autorização, reconhecimento e renovação de reconhecimento dos programas.

Figura 6.2 Atribuições da CNRMS.[12,14]

conselhos profissionais, pactuando a formação de Câmaras Técnicas desenhadas por linha de cuidado e não por área profissional.[15]

Por fim, ressalta-se que o movimento de construção e regulação dos Programas de RMS e RAPS também teve sua origem no Movimento de Reforma Sanitária na década de 1970, tomando como base os princípios e diretrizes do SUS e a Política Nacional de Educação Permanente. Regular e ordenar a força de trabalho em saúde é uma das atribuições do SUS, estabelecidas na Lei 8080/1990.[10]

Essa tarefa foi assumida pela Secretaria da Gestão do Trabalho e da Educação (SEGETS), criada em 2003, sendo protagonista da formulação, proposição, acompanhamento e avaliação de políticas indutoras de processos formativos, dentre eles os relacionados à residência, com a finalidade de formar profissionais de saúde capazes de lidar com a complexidade das necessidades de saúde e que assumam o compromisso de buscar a qualidade da atenção em saúde no SUS, conforme seus princípios e diretrizes.

▪ Principais características dos Programas de RMS e RAPS: avanços e desafios

A RMS e a RAPS são modalidades de pós-graduação *latu senso* que se caracterizam pela formação em serviço, supervisionada por profissionais capacitados (preceptores).[9] A RMS constituindo-se de:

> "...programas de integração ensino-serviço-comunidade, desenvolvidos por intermédio de parcerias dos programas com os gestores, trabalhadores e usuários, visando favorecer a inserção qualificada de profissionais da saúde no mercado de trabalho, preferencialmente recém-formados, particularmente em áreas prioritárias para o SUS".[12]

O ME preconiza que tais programas cumpram um conjunto de requisitos, como ter carga horária mínima de 5.760 horas em dois anos, com sessenta horas semanais em regime de dedicação exclusiva do estudante que deve receber uma bolsa, contribuir ao Instituto Nacional do Seguro Social (INSS) e ter isenção de imposto de renda.[15]

Além disso, os programas de RMS e RAPS devem estar vinculados a uma Instituição de Ensino Superior (IES) e ter cadastro em sistema de informação próprio da residência, denominado SisCNRMS.[16] As profissões da saúde que integram esses programas atualmente são: Biologia, Biomedicina, Educação Física, Enfermagem, Farmácia, Fisioterapia, Fonoaudiologia, Medicina Veterinária, Nutrição, Odontologia, Psicologia, Serviço Social, Terapia Ocupacional, Saúde Coletiva e Física Médica.[10,14]

Tanto os programas de RMS como os de RAPS possuem 12 eixos norteadores (Quadro 6.1), dos quais destacam-se a integração ensino-serviço-comunidade e na concepção ampliada de saúde, com base nos princípios e diretrizes do SUS; a diversidade de cenários de educação em serviço, como primeiro eixo, que mostra a importância dos residentes terem experiências e oportunidades de aprendizagem-trabalho nos serviços de saúde que compõem os diferentes níveis de atenção da rede de saúde; e a importância da articulação entre as RMS e RAPS com as residências médicas, possibilitando que os residentes tenham oportunidades de aprenderem e trabalharem de modo colaborativo.

Quadro 6.1 - Eixos norteadores dos Programas de RMS e RPAS.[5]
I - Cenários de educação em serviço representativos da realidade socioepidemiológica do País;
II - Concepção ampliada de saúde que respeite a diversidade, considere o sujeito enquanto ator social responsável por seu processo de vida, inserido num ambiente social, político e cultural;
III - Política nacional de gestão da educação na saúde para o SUS;
IV - Abordagem pedagógica que considere os atores envolvidos como sujeitos do processo de ensino- aprendizagem-trabalho e protagonistas sociais;
V - Estratégias pedagógicas capazes de utilizar e promover cenários de aprendizagem configurados em itinerário de linhas de cuidado, de modo a garantir a formação integral e interdisciplinar;
VI - Integração ensino-serviço-comunidade, por intermédio de parcerias dos programas com os gestores, trabalhadores e usuários;
VII - Integração de saberes e práticas que permitam construir competências compartilhadas para a consolidação da educação permanente, tendo em vista a necessidade de mudanças nos processos de formação, de trabalho e de gestão na saúde;
VIII - Integração dos Programas de RMS e em RPAS com a educação profissional, a graduação e a pós-graduação na área da saúde;
IX - Articulação da RMS e RAPS a RM;
X - Descentralização e regionalização, contemplando as necessidades locais, regionais e nacionais de saúde;
XI - Estabelecimento de sistema de avaliação formativa, com a participação dos diferentes atores envolvidos, visando o desenvolvimento de atitude crítica e reflexiva do profissional, com vistas à sua contribuição ao aperfeiçoamento do SUS;
XII - Integralidade que contemple todos os níveis da Atenção à Saúde e a Gestão do Sistema.

Os programas devem construir um Projeto Pedagógico (PP) que contemple os seguintes aspectos: integração entre a IES e os serviços de saúde, por meio da articulação entre docentes e preceptores dos serviços de saúde envolvidos; a articulação entre os gestores municipais e estaduais; com foco na priorização das políticas ministeriais e qualificação de profissionais para atuação no SUS; e, por fim, a adequação entre a criação dos programas frente às necessidades locorregionais de profissionais e a estrutura dos serviços de saúde para receber os residentes.[16]

Os programas de RMU e RAP devem ser elaborados de acordo com as áreas temáticas que compõem as diferentes Câmaras Técnicas da CNRMS. As áreas temáticas são:

> "...um conjunto de áreas de concentração que inclui um núcleo específico de saberes e práticas com afinidade programática, e pelos quais a perspectiva de integração multidisciplinar e interdisciplinar pode ser desenvolvida por meio de estratégias de organização dos serviços e do processo de ensino-aprendizagem para a implementação dos programas, conforme normatizados pelas Câmaras Técnicas da CNRMS".[12]

Por área de concentração, entende-se um campo delimitado e específico de conhecimentos no âmbito da atenção à saúde e gestão do SUS. Cada área de concentração eleita pelos programas de RMS e RAPS será o foco de estudo da formação dos residentes.[12]

O Projeto Pedagógico (PP) da RAP é composto por um núcleo específico de saberes e práticas referentes à cada profissional em um determinado campo de conhecimento. Já o PP da RMU é orientado pela prática interdisciplinar e multiprofissional, integrando núcleos de saberes e práticas de diferentes profissões, necessitando ser constituído por, pelo menos, três profissões da saúde.[12]

As atividades desenvolvidas pela RMS devem ser organizadas por um eixo transversal de saberes e, portanto, comum a todas as profissões envolvidas, tomando como base o trabalho em equipe multiprofissional e interdisciplinar, um ou mais eixos integradores para as áreas de concentração que constituem o programa e, por fim, eixos referentes ao núcleo de saberes de cada área profissional, preservando assim a identidade de cada profissão.[12]

Os residentes do primeiro ano (R1) devem ter acesso a estágios em diferentes serviços da rede de atenção à saúde no SUS, sendo componente obrigatório a prática em unidades básicas de saúde com Estratégia Saúde da Família (ESF), para que o aluno possa vivenciar e construir sua experiência em realidades diversas nos diferentes níveis de atenção reconhecendo a atenção primária em saúde como primeiro contato preferencial dos usuários. A atuação dos residentes no primeiro e segundo anos, devem ser supervisionadas por um preceptor. Para os residentes do último ano (R2), o foco está na área de especialidade do programa também por meio da supervisão do preceptor.[16]

Tanto nos programas de RMS como os de RAPS, os conteúdos teóricos obrigatórios dos programas devem constituir 20% da carga horária total do programa (Figura 6.3):

Conteúdos Obrigatórios
• Políticas Públicas de Saúde/SUS
• Políticas Públicas de Saúde relacionadas a área de concentração
• Epidemiologia Geral e Locorregional
• Ética e Bioética
• Metodologia de Pesquisa
• Segurança do Paciente
• Conteúdo Específico da Área Profissional
• Estatística

Figura 6.3 Conteúdos Obrigatórios dos Programas de RMS e em RAPS.[16]

Embora seja atribuído à CNRMS estabelecer os critérios mínimos para a elaboração dos Projetos Pedagógicos (PPs), sua construção deve ser consistente e ser um compromisso da IES que deve se envolver e se responsabilizar pela elaboração, avaliação e divulgação da proposta, fornecendo os elementos norteadores da formação em residência.[17]

Desse modo, toda a estrutura envolvida na implementação dos PPs deve ser constituída pela Coordenação da Comissão de Residência Multiprofissional (COREMU), a coordenação de programa e pelo Núcleo Docente-Assistencial Estruturante (NDAE), docentes, tutores, preceptores e residentes,[12] que tem cada um seu conjunto de atribuições (Figuras 6.4 e 6.5).

Coordenador de Programa

- Fazer cumprir as deliberações da COREMU;
- Garantir a implementação do programa;
- Coordenar o processo de autoavaliação do programa;
- Coordenar o processo de análise, atualização e aprovação das alterações do projeto pedagógico junto à COREMU;
- Constituir e promover a qualificação do corpo de docentes, tutores e preceptores, submetendo-os à aprovação pela COREMU;
- Mediar as negociações interinstitucionais para viabilização de ações conjuntas de gestão, ensino, educação, pesquisa e extensão;
- Promover a articulação do programa com outros programas de residência em saúde da instituição, incluindo a médica, e com os cursos de graduação e pós-graduação;
- Fomentar a participação dos residentes, tutores e preceptores no desenvolvimento de ações e de projetos interinstitucionais em toda a extensão da rede de atenção e gestão do SUS;
- Promover a articulação com as Políticas Nacionais de Educação e da Saúde e com a Política de Educação Permanente em Saúde do seu estado por meio da Comissão de Integração Ensino-Serviço (CIES);
- Responsabilizar-se pela documentação do programa e atualização de dados junto às instâncias institucionais locais de desenvolvimento do programa e à CNRMS.

NDAE

- Acompanhar a execução do PP, propondo ajustes e mudanças, quando necessário, a coordenação;
- Assessorar a coordenação dos programas no processo de planejamento, implementação, acompanhamento e avaliação das ações teóricas, teórico-práticas e práticas inerentes ao desenvolvimento do programa, propondo ajustes e mudanças quando necessário;
- Promover a institucionalização de novos processos de gestão, atenção e formação em saúde, visando o fortalecimento ou construção de ações integradas na(s) respectiva(s) áreas de concentração, entre equipe, entre serviços e nas redes de atenção do SUS;
- Estruturar e desenvolver grupos de estudo e de pesquisa, que fomentem a produção de projetos de pesquisa e projetos de intervenção voltados à produção de conhecimento e de tecnologias que integrem ensino e serviço para a qualificação do SUS.

Figura 6.4 Atribuições dos Coordenadores e da NDAE.[12]

Docentes
- Articular, junto ao tutor, mecanismos de estímulo para a participação de preceptores e residentes nas atividades de pesquisa e nos projetos de intervenção;
- Apoiar a coordenação dos programas na elaboração e execução de projetos de educação permanente em saúde para a equipe de preceptores da instituição executora;
- Promover a elaboração de projetos de mestrado profissional associados aos programas de residência;
- Orientar e avaliar os trabalhos de conclusão do programa, conforme as regras estabelecidas no Regimento Interno da COREMU.

Tutor
- Implementar estratégias pedagógicas que integrem saberes e práticas, promovendo a articulação ensino-serviço, de modo a proporcionar a aquisição das competências previstas no PP do programa, realizando encontros periódicos com preceptores e residentes, com frequência mínima semanal;
- Organizar, em conjunto com os preceptores, reuniões periódicas para implementação e avaliação do PP;
- Participar do planejamento e implementação das atividades de educação permanente em saúde para os preceptores;
- Planejar e implementar, junto aos preceptores, equipe de saúde, docentes e residentes, ações voltadas à qualificação dos serviços e desenvolvimento de novas tecnologias para atenção e gestão em saúde;
- Articular a integração dos preceptores e residentes com os respectivos pares de outros programas, incluindo da residência médica, bem como com estudantes dos diferentes níveis de formação profissional na saúde;
- Participar do processo de avaliação dos residentes e da avaliação do PP do programa, contribuindo para o seu aprimoramento;
- Orientar e avaliar dos trabalhos de conclusão do programa de residência, conforme as regras estabelecidas no Regimento Interno da COREMU.

Preceptor
- Exercer a função de orientador de referência para o(s) residente(s) no desempenho das atividades práticas;
- Orientar e acompanhar, com suporte do(s) tutor(es), o desenvolvimento do plano de atividades teórico-práticas e práticas do residente;
- Elaborar as escalas de plantões e de férias, acompanhando sua execução;
- Facilitar a integração do(s) residente(s) com a equipe de saúde, usuários, residentes de outros programas e outros estudantes;
- Participar, junto com o(s) residente(s) e demais profissionais envolvidos, do programa, das atividades de pesquisa e dos projetos de intervenção voltados à produção de conhecimento e de tecnologias que integrem ensino e serviço para qualificação do SUS;
- Identificar dificuldades e problemas de qualificação do(s) residente(s) relacionadas ao desenvolvimento de atividades práticas, encaminhando-as ao(s) tutor(es) quando se fizer necessário;
- Participar da elaboração de relatórios periódicos desenvolvidos pelo(s) residente(s) sob sua supervisão;
- Proceder, em conjunto com tutores, a formalização do processo avaliativo do residente;
- Participar da avaliação da implementação do PP do programa;
- Orientar e avaliar dos trabalhos de conclusão do programa de residência.

Figura 6.5 Atribuições dos docentes, tutores, preceptores e residentes.[12] (continua)

(continuação)

Residentes

- Conhecer o PP do programa para o qual ingressou, atuando de acordo com as suas diretrizes orientadoras;
- Empenhar-se como articulador participativo na criação e implementação de alternativas estratégicas inovadoras no campo da atenção e gestão em saúde;
- Ser corresponsável pelo processo de formação e integração ensino-serviço, desencadeando reconfigurações no campo;
- Dedicar-se exclusivamente ao programa, cumprindo a carga horária de 60 (sessenta) horas semanais;
- Conduzir-se com comportamento ético perante a comunidade e usuários envolvidos no exercício de suas funções, bem como perante o corpo docente, corpo discente e técnico-administrativo das instituições que desenvolvem o programa;
- Comparecer com pontualidade e assiduidade às atividades da residência;
- Articular-se com os representantes dos profissionais da saúde residentes na COREMU da instituição;
- Integrar-se as diversas áreas profissionais no respectivo campo, bem como com alunos do ensino da educação profissional, graduação e pós-graduação na área da saúde;
- Integrar-se à equipe dos serviços de saúde e à comunidade nos cenários de prática;
- Buscar a articulação com outros programas de residência multiprofissional e em área profissional da saúde e, também, com os programas de residência médica;
- Zelar pelo patrimônio institucional;
- Participar de comissões ou reuniões sempre que for solicitado;
- Manter-se atualizado sobre a regulamentação relacionada à RMS e RAPS;
- Participar da avaliação da implementação do PP do programa, contribuindo para o seu aprimoramento.

Figura 6.5 Atribuições dos docentes, tutores, preceptores e residentes.[12]

▪ Considerações finais: avanços e desafios da RMS e RAPS

Os avanços da RMS e RAPS estão relacionados a maior articulação entre as instituições de ensino e os serviços de saúde e ao aperfeiçoamento dos currículos que passaram a incluir a interprofissionalidade e a multiprofissionalidade, bem como a integralidade da atenção em saúde em seus projetos pedagógicos.[18] Incluir significa dizer que os programas têm buscado trabalhar com esses conceitos e incorporar na prática dos residentes, embora ainda com dificuldades e diferentes formas de apropriações conceituais. Mesmo assim, reconhecer a interprofissionalidade como elemento fundamental para o trabalho das equipes nos diferentes serviços que compõem a rede de atenção, tem o potencial de impactar positivamente na melhor articulação intra e intersetorial.

Entretanto, há ainda um conjunto de desafios a serem enfrentados por todos os envolvidos com os programas de residência em saúde. O primeiro deles se refere à alta rotatividade de profissionais e de gestores em saúde. As constantes mudanças na gestão e no conjunto de profissionais requer um movimento sólido, consistente e resistente para manter os elementos fundantes dos programas bem como garantir sua operacionalização. Outro desafio é a infraestrutura deficiente de tutores e preceptores envolvidos nos programas. No que se refere às instituições de ensino, destaca-se o descompasso entre conteúdos curriculares e as demandas dos serviços, bem como a pouca disponibilidade dos docentes participarem de atividades de planejamento e acompanhamento das atividades de ensino. Por fim, a articulação inter e intrasetorial ainda permanece como desafio e a indefinição de indicadores de avaliação fundamentais para o aprimoramento dos programas.[18]

De fato, um dos grandes avanços dos programas de RMS e RAPS guardam relação com a interface entre a formação e a prática profissional. A aposta nessa modalidade como uma estratégia para promover a maior aproximação e articulação entre o mundo da formação, representado pelas IES, e o mundo da prática profissional, representado pelos serviços de saúde, foi sem dúvida alcançada.

Com ela, consequentemente, surgem novos desafios, relacionados a como operacionalizar os programas de RMS e RAPS com as diferentes maneiras de regulação e organização das IES e dos serviços de saúde. Os trâmites formais, os prazos, os fluxos, bem como a estrutura organizacional precisam ser redesenhados para potencializar essa articulação, para que os profissionais envolvidos tenham condições adequadas de se dedicarem à tutoria, preceptoria e coordenação dos programas. Os professores, em geral, têm pouco apoio para o desenvolvimento e maior engajamento das atividades de residência, sendo pressionados a se dedicarem cada vez mais à pesquisa e ao ensino de pós-graduação stricto sensu. Os profissionais dos serviços, por sua vez, convivem, frequentemente, com condições precárias de trabalho, sobrecarga de trabalho, e em muitas situações, acabam tomando a residência como uma "atividade a mais" a ser realizada ou então, visualizando o residente com seu "futuro concorrente" em um mercado de trabalho cada vez mais competitivo e com baixa estabilidade.

Outro desafio que se mostra evidente é o tensionamento entre o que o Residente traz como fruto de seus estudos e de sua trajetória profissional (em geral, recém-formado) e as práticas assistenciais reproduzidas nos serviços de saúde por alguns profissionais. Esse tensionamento deveria estimular reflexões e mudanças nos serviços, mas, em algumas situações, o que se observa é a cooptação dos residentes por profissionais de saúde que, fazendo com que se sintam desvalorizados e como "mão de obra" barata. Por outro lado, os residentes passam a conviver diariamente com a precariedade dos serviços, com a falta de profissionais, de equipamentos e de insumos, e sentem-se impotentes frente a um cenário tão comprometido.

Um cenário desafiador que requer pensar em maneiras de articular o que os sujeitos envolvidos nesse processo (residentes, profissionais dos serviços e professores) tem de especial e potente: os profissionais de saúde, que conhecem toda a dinâmica dos serviços, do perfil dos usuários e tem uma competência clínica e gerencial para oferecer uma atenção de qualidade; os residentes, com novas ideias e propostas, que poderiam estimular novos projetos e/ou novas maneiras de enfrentamento para os problemas e desafios vivenciados pelos profissionais; e, por fim, os professores que precisam se aproximar de tais problemas e desafios, usando sua expertise e as evidências científicas para apoiar os serviços na construção de projetos que realmente impactem na qualidade da assistência, ao invés de reproduzirem as mesmos conteúdos ensinados na graduação, nos programas de residência.

Além disso, como as Instituições de ensino e os serviços podem se articular para enfrentar juntas o cenário atual de precarização dos serviços públicos de saúde? Como exemplo, no Hospital Universitário da Universidade de São Paulo (HU-USP), em 2017, essa articulação mostrou-se potente, fazendo com que estudantes de graduação, professores, profissionais de saúde, residentes e usuários se articulassem para defender a permanência da vinculação do HU à USP e, assim, manter a excelência do ensino e da assistência à saúde. A ação conjunta resultou em maior mobilização social dos usuários atendidos pelo HU e a permanência da sua vinculação à USP, bem como a garantia de recursos do estado destinados ao serviço.[19]

A cooperação leva a força criativa e social do homem em seu trabalho, indo muito além da soma de cada uma das partes envolvidas.[20] Desse modo, não se trata de juntar professores, residentes, profissionais de saúde e usuários. Estamos falando em cooperação. Uma força que ultrapassa a soma de nossas ações individuais e nos faz mais fortes. Em tempos de fragmentação e isolamento profissional, cooperar é uma estratégia que ajuda a manter a esperança e a resistência para lutar pela formação em saúde que garanta os direitos e princípios do SUS.

▪ Referências bibliográficas

1. Ribeiro MAA. Apontamentos sobre a Residência Médica no Brasil [online]. Câmara do Deputados, Brasil: Biblioteca Digital da Câmara dos Deputados; 2011. [Acessado em fev. 2018]. Disponível em: http://bd.camara.gov.br/bd/bitstream/handle/bdcama-ra/6065/apontamnetos_residência_ribeiro.pdf?sequence=1.

2. Miranda Junior UJP. Caminhos e desacaminhos na gestão desta modalidade de especialização medica no Brasil [dissertação] [Internet]. Rio de janeiro: Faculdade Getúlio Vargas;1997.[acesso em 21 de fev 2018].Disponível em: http://bibliotecadigital.fgv.br/dspace/bitstream/handle/10438/3466/000077676.pdf?sequence=1.

3. Mioto RCT, Alves FL, Caetano PS, Dal Prá KR. As Residências Multiprofissionais em Saúde: A experiência da Universidade Federal de Santa Catarina. Serv. Soc. & Saúde, 2012, 11(2): 185-209.

4. Amoretti R. A educação médica diante das necessidades sociais em saúde. Rev Bras de Educação Médica. 2005; 29 (2): 136-146.

5. Brasil. Ministério da Saúde. Portaria Interministerial nº 1.077, de 12 de novembro de 2009. Dispõe sobre a Residência Multiprofissional em Saúde e a Residência em Área Profissional da Saúde e institui o Programa Nacional de bolsas para Residências Multiprofissionais e em Área Profissional da Saúde e a Comissão Nacional de Residência Multiprofissional em Saúde [Internet]. Diário Oficial da União 2009 Nov 12 [updated 2015 Jun 15; cited 2015 Mar 25]. Disponível em: http://www.redeunida.org.br/noticia/portaria-interministerial-no1077-de-12-de-novembro-de-2009.

6. Feitosa JC, Santos AEV, Andrade VR, Kobayashi RM, Silva NC. Comissão Nacional de Residência em Enfermagem – Conarenf/Cofen: 15 anos de história. Enferm. Foco. 2017;29 (2): 12-20.

7. Costa STLC. O preceptor na Residência em Terapia Intensiva: Competência na formação do enfermeiro [dissertação]. São Paulo: Universidade Federal de São Paulo; 2017.

8. Silva RMO. Especialização em enfermagem sob a forma de residência: experiência transicional na trajetória das egressas [dissertação]. Salvador: Universidade Federal da Bahia Escola de Enfermagem Salvador; 2012.
9. Brasil. Lei n. 11.129, 30 de junho de 2005. Institui o Programa Nacional de Inclusão de Jovens- PROJOVEM; cria o Conselho Nacional da Juventude (CNJ) e a Secretaria Nacional de Juventude; altera as Leis nº 10.683, de 28 de maio de 2003, e nº 10.429, de 24 de abril de 2002; e dá outras providências. Diário Oficial da União, Brasília, DF, 2005. Disponível em: http://portal.mec.gov.br/secad/arquivos/pdf/ldb.pdf.
10. Brasil. Ministério da Saúde. Secretaria de Gestão do Trabalho e da Educação na Saúde. Departamento de Gestão da Educação na Saúde. Residência multiprofissional em saúde: experiências, avanços e desafios. Brasília, DF, 2006. Disponível em: http://bvsms.saude.gov.br/bvs/publicacoes/residencia_multiprofissional.pdf.
11. Brasil. Ministério da Saúde. Portaria Interministerial nº 45, 12 de janeiro de 2007. Dispõe sobre a Residência Multiprofissional em Saúde e a Residência em Área Profissional da Saúde e institui a Comissão Nacional de Residência Multiprofissional em Saúde. Brasília; DF, 2007. Disponível em: http://portal.mec.gov.br/sesu/arquivos/pdf/residencia/portaria_45_2007.pdf.
12. Brasil. Ministério da Educação e Ministério da Saúde. Gabinete do ministro. Portaria Interministerial MEC/MS nº 1.224, de 3 de outubro de 2012. Diário Oficial da União; Poder Executivo, Brasília, DF, 4 out. 2012. Seção I, p.7. Altera a Portaria Interministerial MEC/MS.No 1.077, DE 12-11-2009 Altera a Portaria MEC/MS no 1.320, dE 11-11-2010. Disponível em: http://portal.mec.gov.br/index.php?option=com_docman&view=download&alias=15430-port-inter-n1224-3out--2012&Itemid=30192.
13. Brasil. Ministério da Educação. Ministério da Saúde. Gabinete do Ministro. Portaria Interministerial MEC/MS nº 1.077, de 12 de novembro de 2009. Diário Oficial da União; Poder Executivo, Brasília, DF, 13 nov. 2009. Seção I, p.7. Revoga a portaria Interministerial MEC/MS nº 45, de 12-01-2007. Aterada pela portaria interministerial MEC/MS Nº 1.224, de 03-10-2012. Disponível em: http://portal.mec.gov.br/index.php?option=com_docman&view=download&alias=15462-por-1077-12nov-2009&Itemid=30192.
14. Brasil. Ministério da Educação. Secretaria de Educação Superior. Resolução nº 7,13 de novembro de 2014. Dispõe da Comissão Nacional de Residência Multiprofissional em Saúde. Brasília, DF, 2014.   Disponível em: http://anec.org.br/blog/2014/11/17/mec-regulamenta-programas-de-residencia-em-area-profissional-da-saude.
15. Haddad AE. Sobre a residência multiprofissional em saúde. Interface – Comunicação, Saúde, Educação.2009 ;13(28):227-228.Disponível em: http://www.scielo.br/scielo.php?script=sci_arttext&pid=S1414-32832009000100019&lng=en.
16. Brasil. Ministério da Educação Secretaria de Ensino Superior/SESu. Diretoria de Desenvolvimento da Educação em Saúde. Coordenação Geral de Residências em Saúde (CGRS). Programas de Residência em Saúde: Importância e Situação Atual. Brasília,

DF, 2015. Disponível em: http://portal.mec.gov.br/component/docman/?task=doc_download&gid=17189.

17. Miranda NMV, Leonello VM, Oliveira MAC. Residências multiprofissionais em saúde: análise documental de projetos político-pedagógicos. Rev Bras Enferm. 2015; 68(4): 586-93.

18. Brasil. Ministério da Saúde. Diretoria de Desenvolvimento da Educação em Saúde. Coordenação Geral de Residências em Saúde. Programas de Residência em Saúde: importância e situação atual. Apresentação. 2015. [internet]. Acessado em 26 de julho de 2018). Disponível em: http://portal.mec.gov.br/index.php?option=com_docman&view=download&alias=17189-apresentacao-sig-16032015&category_slug=marco-2015-pdf&Itemid=30192.

19. Universidade de São Paulo. Associação dos Docentes da Universidade de São Paulo (ADUSP). Apoiado por moradores, protesto "abraça" HU contra desmonte. [internet]. 27 de novembro de 2017. (Acessado em 26 de fevereiro de 2018). Disponível em: https://www.adusp.org.br/index.php/desvinculacao-hu-hrac/2977-abraco-hu.

20. Soares CB. Souza HS. Campos CMS. O processo de trabalho em enfermagem: uma construção a partir da saúde coletiva. In: Souza HS, Mendes A, organizadores. Trabalho e saúde no capitalismo contemporâneo: enfermagem em foco. Rio de Janeiro: DOC Saberes; 2016. p. 43-61.

Capítulo 7

Residências em Enfermagem no Hospital Universitário da Universidade de São Paulo

■ Heloisa Helena Ciqueto Peres ■ Maria Madalena Januário Leite
■ Rita de Cassia Gengo e Silva Butcher ■ Chang Yi Wei
■ Nádia Nasser Follador

■ Objetivos da aprendizagem

Ao final deste capítulo, os residentes serão capazes de:
- Entender as legislações que normatizam os Programas de Residência Multiprofissional em Saúde e em Área Profissional da Saúde implementadas em parceria pela Escola de Enfermagem da USP e Hospital Universitário da USP (HU-USP);
- Compreender a experiência da implantação dos Programas de Residência em Enfermagem no Hospital Universitário da Universidade de São Paulo.

■ Introdução

Neste capítulo, serão apresentadas as legislações referentes a Residência Multiprofissional em Saúde e em Área Profissional da Saúde que regem a atuação do profissional Enfermeiro-residente, bem como a implantação dos Programas de Residência em Enfermagem no HU-USP.

Os Programas de Residência em Enfermagem constituem uma modalidade de ensino de pós-graduação *lato sensu*, os quais visam fortalecer um ambiente positivo de aprendizagem clínica para favorecer a formação e a prática profissional no contexto da enfermagem e no ambiente de atendimento multiprofissional, articulando o conhecimento teórico e a ação do cuidado, qualificando enfermeiros a partir da realidade prática.

Em 2012, os Programas de Residência em Enfermagem em Área Profissional da Saúde, a saber Programa Nacional de Enfermagem Obstétrica (PRONAENF), Saúde do Adulto e Idoso (SAI), Saúde da Criança e do Adolescente (SCA) e Atenção Básica em Saúde da Família, foram propostos e operacionalizados por meio da parceria entre a Escola de Enfermagem da Universidade de São Paulo (EEUSP), o Hospital Universitário da Universidade de São Paulo (HU-USP) e os equipamentos da Rede do Sistema Único de Saúde (SUS).

Estes programas possibilitam a transição entre o mundo universitário e o mundo do trabalho, capacitando enfermeiros para o exercício da prática profissional avançada e transformadora dos diversos cenários da rede de atenção à saúde, contribuindo para o aprimoramento do SUS e respondendo às necessidades de saúde da população. Para garantir que o profissional residente tenha uma formação integrada e interdisciplinar os campos de prática ocorrem no HU-USP e também nos equipamentos de saúde públicos e privados conveniados com a EEUSP.

Os princípios norteadores desses quatro Programas de Residência são: Campo de Prática como *locus* de Aprendizado e Aperfeiçoamento Contínuo, Cuidado Humanizado e Centrado no Paciente/Família/Comunidade, Segurança do Paciente/Família, Prática Baseada em Evidência e em Clínica Avançada, Raciocínio Clínico, Processo de Enfermagem, Educação em Saúde, Bioética, Ética e Legislação em Enfermagem, Gestão em Enfermagem, Biossegurança e Perfil Epidemiológico.

Esse espaço da residência de enfermagem no HU-USP permitiu às equipes conhecer, valorizar e integrar esse profissional no contexto da prática profissional e foi alicerçado a partir da capacitação de preceptores e tutores, realização de fóruns com discussões e propostas para aprimoramento dos programas entre a EEUSP e o HU-USP e de reuniões periódicas do Núcleo Docente Assistencial Estruturante (NDAE). Esse Núcleo é constituído pelo coordenador do Programa, por representante de docentes, tutores, preceptores de cada área de concentração e residentes.

Ainda para regulamentar e nortear as decisões dentro dos Programas foi necessária a construção de regimentos, formação de conselhos, indicação de coordenadores, tutores e preceptores e a elaboração de instrumentos, estratégias de ensino como manual de orientações para os profissionais residentes, memento para avaliação do desempenho acadêmico e guia de acompanhamento do "Portfólio do Residente".

- **Legislações referentes à Residência Multiprofissional em Saúde e em Área Profissional da Saúde**

A Residência Multiprofissional em Saúde e em Área Profissional da Saúde foi instituída no Brasil pela Lei nº 11.129, de 30 de junho de 2005 e é destinada às categorias profissionais que integram o campo da saúde, excetuada a médica.[1]

O Programa constitui modalidade de ensino de pós-graduação *lato sensu* destinada a profissionais recém-formados na área da saúde, sob a forma de curso de especialização caracterizado por ensino em serviço, com carga horária mínima de 5.760 horas dentre as quais 80% (4.608 horas) devem ser desenvolvidas sob a execução de atividades teórico-práticas e práticas, o que corresponde a 60 (sessenta) horas semanais, incluindo plantões, e 20% (1.152 horas) compostas de atividades exclusivamente teóricas e duração de 2 (dois) ou 3 (três) anos.[2]

De acordo com as normas que regem o programa de residência, ela é definida como atividade exclusiva entendida como impedimento da frequência de profissionais residentes em concomitância com qualquer outra atividade profissional ou de trabalho com recompensa indenizatória ou atividade formativa que exija dispensa da assiduidade às 60 horas semanais da residência.[3]

Tendo como eixo o trabalho interprofissional em equipe, podem cursar as Residências bacharéis de 15 profissões: Biomedicina, Ciências Biológicas, Educação Física, Enfermagem, Farmácia, Fisioterapia, Fonoaudiologia, Medicina Veterinária, Nutrição, Odontologia, Psicologia, Serviço Social, Terapia Ocupacional, Saúde Coletiva e Física Médica.[4]

Para a avaliação e regulação dos Programas de Residência Multiprofissional em Saúde e Residência em Área Profissional da Saúde foram promulgadas Portarias Interministeriais, entre os Ministérios da Educação e da Saúde, para a criação da Comissão Nacional de Residência Multiprofissional em Saúde (CNRMS) e da Comissão de Residência Multiprofissional (COREMU).

Comissão Nacional de Residência Multiprofissional em Saúde

A CNRMS foi instituída pela Lei nº 11.129, de 30 de junho de 2005 no âmbito do Ministério da Educação e no mesmo ano foi promulgada a Portaria Interministerial nº 2118 de 3 de novembro que nomeou a parceria entre o Ministério da Educação e o Ministério da Saúde para a cooperação técnica na formação de recursos humanos em saúde com a finalidade de planejar e executar programas e projetos articulados com as bases epistemológicas da saúde e da educação superior, e tendo como referências o SUS, as Diretrizes Curriculares e o Sistema de Avaliação da Educação Superior.[1]

Atualmente, a CNRMS é coordenada conjuntamente pelo Ministério da Saúde e Ministério da Educação e tem como principais atribuições: avaliar, acreditar e credenciar os Programas de Residência Multiprofissional em Saúde e Residência em Área Profissional da Saúde e as instituições habilitadas para oferecê-los de acordo com os princípios e diretrizes do SUS e que atendam às necessidades sócio epidemiológicas da população brasileira; supervisionar e apurar denúncias referentes aos Programas de Residência Multiprofissional em Saúde e Residência em Área Profissional da Saúde, zelando para que funcionem de acordo com a legislação e regulamentação aplicáveis; registrar certificados de Programas de Residência Multiprofissional em Saúde e Residência em Área Profissional da Saúde, de validade nacional, com especificação de categoria e ênfase do programa.[1,4]

Comissão de Residência Multiprofissional (COREMU)

A CNRMS instituiu a COREMU por meio da Resolução de 04 de maio de 2010 e que tem como competência a comunicação e tramitação de processos junto à CNRMS.

A COREMU é constituída de um colegiado no qual têm assento um coordenador e seu substituto, escolhidos dentre os membros do corpo docente-assistencial dos Programas de Residência em Área Profissional da Saúde da instituição proponente; coordenadores de todos os Programas de Residência em Área Profissional da Saúde da instituição proponente, representante de Profissionais de Saúde Residentes de cada programa de Residência, representante de tutores de cada programa de Residência, representante de preceptores de cada programa de Residência e representante do gestor local de saúde.[7]

Toda instituição que desenvolve Programas de Residência Multiprofissional ou em Área Profissional da Saúde deve dispor de uma COREMU.

▪ Residência Multiprofissional em Saúde e em Área Profissional da Saúde na Universidade de São Paulo

Na Universidade de São Paulo (USP) os Programas de Residência Multiprofissional em Saúde e em Área Profissional da Saúde são ancorados no processo de formação do profissional da saúde para a saúde com foco na promoção à saúde, prevenção de doenças ou agravos, recuperação e reabilitação da saúde segundo as necessidades dos seres humanos, tendo em vista os princípios do SUS, o direito a saúde e cidadania. Ressalta-se que a criação do Programa de Especialização na modalidade de Residência em Saúde, busca responder à política governamental, bem como possibilitar um movimento institucional de transformação, pautado no pressuposto da aprendizagem significativa, com reflexão cotidiana da prática, sobretudo da multiprofissionalidade.[5]

Na USP, a Comissão de Residência Multiprofissional em Saúde e em Área Profissional de Saúde (COREMU-USP) é vinculada à Pró-Reitoria de Cultura e Extensão Universitária, que em 21 de maio de maio de 2012 publicou o Regimento da Comissão de Residência Multiprofissional em Saúde e em Área Profissional da Saúde da USP.

A COREMU-USP tem como competências planejar e zelar pela execução dos Programas de Residência Multiprofissional em Saúde e em Área Profissional da Saúde e atividades correlatas, no âmbito de qualquer das unidades, órgãos, entidades assistenciais e de ensino da USP e respectivas instituições associadas ou conveniadas, denominadas entidades executoras. Ainda, tem como finalidade, coordenar, organizar, articular, supervisionar, normatizar e acompanhar o conjunto dos Programas de Residência sob responsabilidade da Universidade; definir diretrizes, aprovar os editais e acompanhar o processo seletivo de candidatos aos programas, assim como as avaliações de desempenho dos aprovados ao longo do desenvolvimento dos programas; cadastrar e acompanhar os trâmites dos programas junto ao Ministério da Educação/CNRMS, atendendo os prazos e demais termos da legislação vigente e realizar toda a comunicação e tramitação de processos junto à Comissão Nacional de Residência Multiprofissional em Saúde (CNRMS).[5]

Atualmente, a COREMU USP tem um site próprio <http://prceu.usp.br/residenciamulti/>, com todas as informações dos Programas de Residência sob responsabilidade da USP.

A COREMU-USP é composta por:

- 1 coordenador técnico;
- 1 membro do corpo docente da Universidade de São Paulo, em exercício, ou profissional da Instituição parceira, devidamente credenciada junto ao MEC, de cada um dos Programas de Residência Multiprofissional em Saúde e em Área Profissional da Saúde;
- 1 representante dos residentes de cada um dos Programas de Residência;
- 1 representante dos profissionais de saúde de cada um dos Programas de Residência;
- 1 gestor de saúde, representante do conjunto de municípios do Estado de São Paulo nos quais são desenvolvidos Programas de Residência Multiprofissional em Saúde da USP, indicado pelo Conselho de Secretários Municipais de Saúde do Estado de São Paulo (COSEMS/SP);

- 1 representante do Conselho de Cultura e Extensão Universitária;
- 1 representante da Câmara de Formação Profissional da Pró-Reitoria de Cultura e Extensão Universitária.

O coordenador e o vice-coordenador da COREMU-USP são docentes e coordenadores de Programa de Residência da USP e designados pela Pró-Reitora de Cultura e Extensão, a partir de lista tríplice elaborada pelos seus membros.

Os projetos pedagógicos dos Programas de Residência e suas Competências e obrigações são submetidos às Comissões de Cultura e Extensão (CCEX), ou equivalente, de alguma Unidade da USP para aprovação e encaminhamento à Pró-Reitoria de Cultura e Extensão Universitária e somente poderão ser iniciados após seu regimento ser devidamente aprovado pela CCEx da Unidade responsável por sua execução e ser avaliado pela COREMU e receber a aprovação do Conselho de Cultura e Extensão (CoCEx).

Os Programas de Residência da USP têm como atribuições: planejar, executar, coordenar e acompanhar as atividades docente-assistenciais dos Programas de Residência Multiprofissional em Saúde e em Área Profissional da Saúde sob sua responsabilidade; elaborar os editais, conforme as diretrizes aprovadas pela COREMU, e realizar o processo seletivo de candidatos ao programa; acompanhar e avaliar o desempenho dos residentes; avaliar sistematicamente o desenvolvimento do Programa sob sua responsabilidade.

No que tange ao processo de avaliação para a progressão no programa, o residente deverá ser avaliado no mínimo semestralmente e não há aprovação automática de R1 para R2. Para aprovação em disciplinas, segundo a resolução CoCEx nº 7425, de 08 de novembro de 2017, o residente deverá atingir a nota mínima igual a 7,0 (sete). Além disto, segundo a Resolução CNRMS nº 05, de 07 de novembro de 2014, o residente deverá ter a frequência mínima de 100% nas atividades práticas e 85% nas atividades teóricas e teórico-práticas para ser aprovado. Neste sentido, a carga horária mínima para aprovação (em programas cuja carga horária total é 5.760h) deve ser 5.587h.[5]

No que se refere ao Trabalho de Conclusão de Residência (TCR) de acordo com a Portaria PRCEU-46, de 07 de julho de 2015, os residentes deverão apresentar um Trabalho de Conclusão de Residência (TCR) em forma de monografia a uma banca de, no mínimo, dois avaliadores, que deverão ter o título acadêmico mínimo de mestre e, dentre estes, um deles necessariamente deverá ser docente da USP. Para aprovação do TCR exige-se a nota mínima de 7,0 (sete) outorgada pela banca julgadora.[5]

• Programa de Residência em Área Profissional da Saúde – EEUSP/HU-USP

O Programa de Residência em Área Profissional da Saúde da Escola de Enfermagem da Universidade de São Paulo foi idealizado a partir da necessidade de fortalecer o recém-graduado em enfermagem para a formação clínica e de investigação para o mundo do trabalho, visando o aperfeiçoamento do cuidado à saúde de indivíduos e grupos e se pautam no regimento aprovado em 14 de novembro de 2012 pela Congregação da Escola cujo enunciado diz que a Residência Multiprofissional em Saúde e em Área Profissional da Saúde no âmbito EEUSP com o objetivo aprofundar o conhecimento científico e a proficiência técnica por meio de treinamento capacitação em serviço e deverá respeitar a legislação em vigor e está subordinada à Comissão de Cultura e Extensão Universitária da EEUSP (CCEx-EEUSP).[5]

Constatou-se, na época, que não havia residência em enfermagem na Universidade de São Paulo, e o número de residências em enfermagem na cidade de São Paulo era, ainda muito pequeno. Essa lacuna na formação clínica do enfermeiro, que também era apontada pelos órgãos formadores e empregadores, culminou com a proposta dos Programas de Residência com a finalidade de instrumentalizar melhor os enfermeiros para responderem às necessidades de saúde da população com conhecimentos e práticas clínicas aprimoradas.

Destaca-se, ainda, que a Universidade de São Paulo dispõe de cenários privilegiados como o HU-USP para o ensino clínico dos estudantes de enfermagem, que apresenta adequação entre a criação dos programas frente às necessidades loco-regionais de profissionais e a estrutura dos serviços de saúde para receber os residentes, bem como a referência e contra referência com as Redes de Atenção à Saúde da Secretaria Municipal de Saúde de São Paulo.

Ressalta-se que o HU-USP tem como característica a integração docente-assistencial, a articulação entre os gestores municipais e estaduais; com foco na priorização das políticas ministeriais e qualificação de profissionais para atuação no SUS e o trabalho multiprofissional, o que possibilita ao residente uma formação multidisciplinar, vivenciando e compreendendo os diversos cenários, meios, métodos e processos do cuidado em saúde.

Nesse cenário, foram implementados no HU-USP os quatro Programas de Residência de Enfermagem em Área Profissional da Saúde da EEUSP: Programa Nacional de Enfermagem Obstétrica (PRONAENF), Saúde do Adulto e Idoso (SAI), Saúde da Criança e do Adolescente (SCA) e Atenção Básica em Saúde da Família.

Os programas foram aprovados pelo Ministério da Saúde e no âmbito da Escola de Enfermagem e da Pró-Reitoria de Cultura e Extensão da USP, com a especificidade de terem um eixo transversal comum, com o objetivo de compartilhar as experiências e proporcionar reflexão crítica da realidade da assistência de enfermagem a partir das diretrizes do Sistema Único de Saúde (SUS).

Para o alcance desse objetivo, foi elaborada uma trajetória a ser percorrida pelos residentes, pela qual os residentes dos 3 programas da área hospitalar (PRONAENF, SAI e SCA) têm um período de vivência na Rede Básica, e os do Programa de Atenção Básica têm um período de ambientação na área hospitalar no HU-USP, proporcionando assim uma visão de referência e contra referência entre os serviços de saúde primários e secundários.

O eixo transversal desse Programa de Residências em Áreas da Saúde compreende os seguintes conteúdos teóricos obrigatórios: Políticas Públicas de Saúde/Sistema Único de Saúde; Políticas Públicas de Saúde relacionadas a área de concentração; Epidemiologia Geral e Loco-regional; Ética, Bioética e Legislação; Metodologia de Pesquisa; Segurança do Paciente; Conteúdo Especifico da Área Profissional e Estatística; Teorias e Processo de Enfermagem; Enfermagem em Famílias; Gestão em Enfermagem; Prática Baseada em Evidências; Ações Educativas.

Esse Programa é norteado pelos seguintes princípios:

1. O Campo de Prática como *locus* de Aprendizado e Aperfeiçoamento Contínuo. A tradição do ambiente de trabalho como local de formação é resgatada pela Política do Ministério da Educação e Ministério da Saúde de estímulo às Residências Profissionais, nas diversas áreas da saúde para a formação de enfermeiros especialistas;

2. O Cuidado Humanizado (CH) e o Cuidado Centrado no Paciente e Família (CCPF) como referenciais teóricos da disciplina e da profissão. O CH é aquele que reconhece o ser humano como um ser com valor inerente e insubstituível, com necessidades biológicas, emocionais, sociais, espirituais, com direitos sociais e à cidadania plena; é orientado para o atendimento das necessidades da pessoa, numa relação inter-humana, em ambiente de empatia e afeto. Preserva a liberdade de ação, o status de igualdade, o compartilhamento das decisões e responsabilidades. Já o CCPF considera a família como peça central e constante na vida do paciente e sua fonte primária de força e suporte, tendo sua individualidade e diversidade valorizadas, pois está fundamentado em quatro pressupostos centrais: *dignidade e respeito, compartilhamento da informação, participação e colaboração;*

3. A Prática Baseada em Evidência como integradora entre teoria e prática. É aquela em que as decisões clínicas e gerenciais são fundamentadas nas melhores evidências disponíveis, integradas às preferências das pessoas. Requer a elaboração de perguntas bem definidas, a aplicação de estratégias adequadas para busca da literatura e de critérios para avaliar a validade e força das evidências;

4. Prática Clínica Avançada como meta a médio e longo prazos. Requer a formação e o aprimoramento para além do bacharelado, bem como atitudes favoráveis à busca de competências para a implementação da clínica avançada nos diferentes cenários de prática. Envolve habilidades de pensamento crítico, para tomada de decisões complexas, conhecimentos e habilidades

psicomotoras competentes e seguras em área clínica específica; aplica-se a todos os contextos (domicílio, unidades da estratégia saúde da família, ambulatórios e hospitais) e situações de cuidado (promoção, prevenção, tratamento e reabilitação, agudo e crônico no ciclo vital);

5. Raciocínio Clínico como habilidade fundamental da profissão. Refere-se à habilidade de integrar dados obtidos nas interações com os indivíduos, famílias e grupos sociais aos conhecimentos teóricos pertinentes, para fazer julgamentos clínicos sobre diagnósticos, intervenções e resultados de enfermagem. É habilidade fundamental a ser desenvolvida. Valoriza a capacidade de tomar decisões clínicas independentes sobre o cuidado de enfermagem;

6. Processo de Enfermagem, classificações e raciocínio clínico como elementos inter-relacionados na prática clínica e gerencial. Reconhece o processo de enfermagem como guia para sistematizar o cuidado e o uso de classificações de enfermagem e de outras classificações de saúde como auxiliares para a meta cognitiva no campo da prática clínica e gerencial. Admite que o uso de classificações de enfermagem permite recuperar dados sobre elementos fundamentais do cuidado em condições de serem transformados em informações úteis sobre a contribuição da enfermagem à saúde;

7. Perfil Epidemiológico como diretriz para a seleção e priorização de conteúdos de ensino. Assume os perfis epidemiológicos como expressão da determinação social do processo saúde-doença e leva em conta as prevalências de morbidade e mortalidade na região, bem como as tendências demográficas no País, como referência para a escolha e a valorização de conteúdos de ensino sobre os problemas e necessidade em saúde;

8. Educação em Saúde. Busca o desenvolvimento de competências que conduzem à melhoria da qualidade de vida de pessoas e grupos sociais. Tem a autonomia como perspectiva necessária aos processos emancipatórios voltados para o fortalecimento

dos sujeitos e busca de estilos de vida saudáveis. A autonomia é competência associada à condição de liberdade de escolha e de ação e está relacionada à capacidade de tomar decisões baseadas em valores, expectativas, necessidades, prioridades e crenças;

9. Bioética, Ética e Legislação em Enfermagem. Referem-se ao desenvolvimento de reflexão sobre os principais temas e problemáticas envolvendo a atuação do profissional da saúde frente às situações vivenciadas com o doente, sua família e comunidade. Aborda, também, as relações de trabalho e a ética na pesquisa;

10. Gestão em Enfermagem. Refere-se à cultura e poder nas organizações de saúde, instrumentos gerenciais, planejamento estratégico; tomada de decisão; processos de mudança; conflito e negociação. Gestão da qualidade, sistema de informação em saúde e documentação eletrônica do processo de enfermagem, gerenciamento de pessoas na área da saúde, gerenciamento de ambiente, material e de custos. Estimula uma postura reflexiva, ética e política a partir do contexto da prática profissional;

11. Segurança do Paciente e Biossegurança. Refere-se aos comportamentos, atitudes e práticas que visam a prevenção de danos potencias ao paciente, bem como a prevenção da transmissão de microrganismos aos pacientes, visitantes e trabalhadores de saúde. Reconhecer outros riscos ocupacionais.

Os princípios norteadores do Programa de Residência da EEUSP/HU-USP estão alinhados com os três eixos (ensino, pesquisa e extensão) e às seis dimensões do Departamento de Enfermagem (DE) do HU-USP estabelecidas por meio da proposta de articulação acadêmico-assistencial, esquematizados na Figura 7.1.

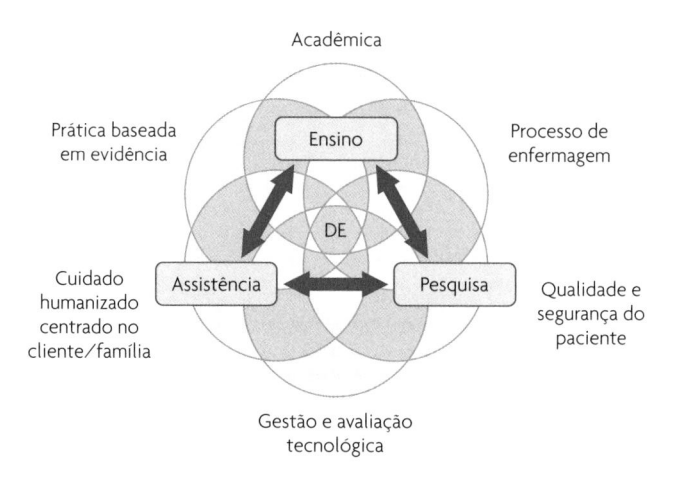

Figura 7.1 Modelo de articulação dos princípios norteadores do Programa de Residência da EEUSP/HU-USP com os eixos e as dimensões do DE do HU-USP.

Fonte: Departamento de Enfermagem do Hospital Universitário da Universidade de São Paulo.

▪ Programas de Residência em Enfermagem no Hospital Universitário da USP

Os Programas de Residência em Enfermagem da EEUSP e HU-USP foram implantados considerando a experiência de mais de 30 anos do Departamento de Enfermagem (DE) do HU-USP no ensino clínico de graduação, pós-graduação em parceria com a EEUSP.

O HU-USP foi criado em 1981 para ser um hospital geral, representativo dos agravos mais comuns da comunidade da região, campo de ensino para estudantes dos cursos da saúde da Universidade de São Paulo. Manteve sua vocação inicial e é um hospital secundário, que atende a comunidade residente no Butantã e pertencente à comunidade USP. Tais características, gestão multidisciplinar e íntima relação ensino-assistência, torna o HU-USP campo profícuo para o ensino de estudantes e de profissionais de saúde em geral e, em especial, de enfermagem. Na formação do residente proporciona aquisição de conhecimentos e habilidades consistentes e atualizados, de modo a possibilitar o exercício da atividade profissional de maneira reflexiva, transformadora e ética, sendo capaz de atuar com autonomia e em colaboração com outros profissionais na promoção, recuperação e manutenção da saúde.

A articulação acadêmico assistencial foi um fator facilitador na implantação dos Programas de Residência especialmente no que concerne a estrutura organizacional caracterizada pela participação da diretora da EEUSP no Conselho Deliberativo do Hospital, pela chefe do Departamento de Enfermagem do HU-USP ser docente da EE e por haver representações dos docentes da EEUSP na Câmera de Ensino e Pesquisa e na Comissão de Cultura e Extensão do HU-USP. Além disso existe a representatividade do HU-USP na EEUSP por meio da participação do Enfermeiro do Serviço de Ensino e Qualidade do DE na Comissão de Graduação da EEUSP e da diretora do DE na Congregação da EEUSP. (Figura 7.2)

Cabe destacar que o corpo de enfermeiros do DE conta, atualmente, com a maioria dos profissionais com titulação de especialistas na área de atuação (cerca de 90%) e com aproximadamente 30% de enfermeiros mestres e doutores.

O Serviço de Ensino e Qualidade (SEQ) foi criado pelo DE, desde a inauguração do HU-USP em 1981, para auxiliar no desenvolvimento das atividades assistenciais, de ensino e de pesquisa na área de enfermagem, tendo como missão manter a equipe de enfermagem com elevado nível de qualificação pessoal, ética e técnica, bem como envolvida com as propostas e resultados institucionais, em sintonia com os diferentes setores do hospital e as necessidades da clientela. O SEQ compartilha, com outros Serviços de Enfermagem, a responsabilidade pelas atividades de coordenação, planejamento, seleção, movimentação interna, treinamento, desenvolvimento, avaliação de desempenho e desligamento dos membros da equipe de enfermagem do HU-USP e de promoção da integração docente-assistencial entre o HU-USP e a EEUSP (Figura 7.3).

As organizações de saúde investem no desenvolvimento dos profissionais buscando sintonizar políticas integradas de recursos humanos e mecanismos apropriados de diagnóstico, de desenvolvimento e de avaliação de desempenho individual e grupal. Na enfermagem são poucas as instituições de saúde que mantém uma política de pessoal

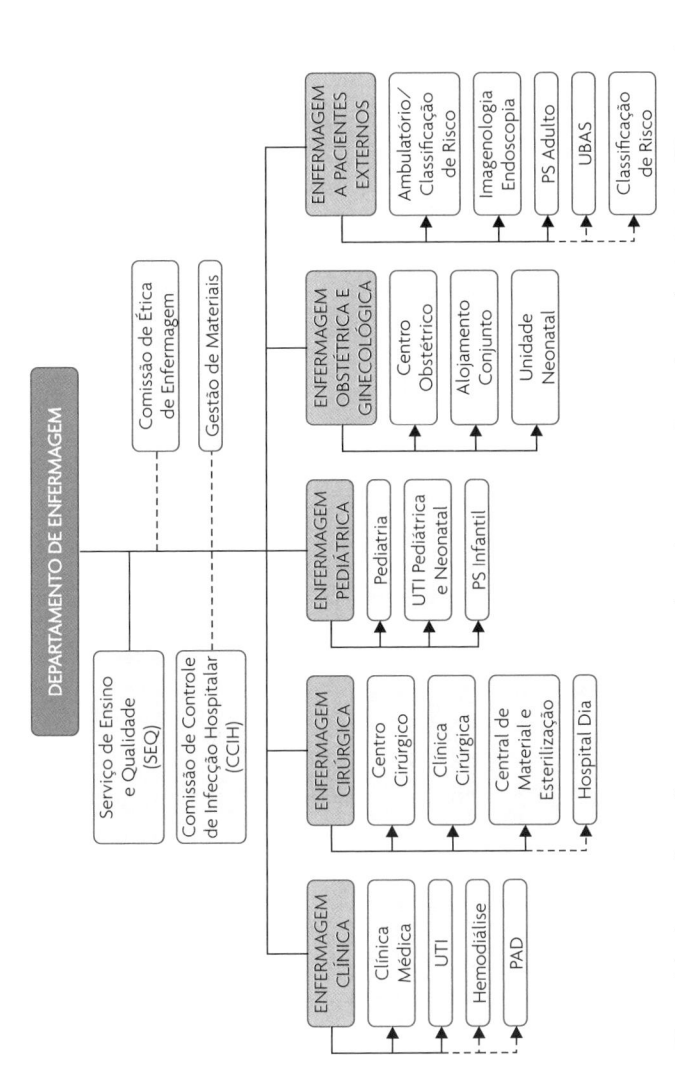

Figura 7.2 Modelo de articulação dos princípios norteadores do Programa de Residência da EEUSP/HU-USP com os eixos e as dimensões do DE do HU-USP.

Fonte: Departamento de Enfermagem do Hospital Universitário da Universidade de São Paulo.

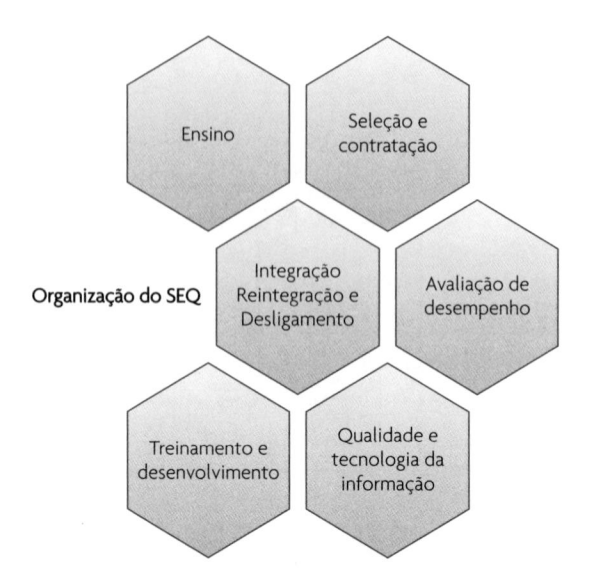

Figura 7.3 Processos de gerenciamento de Recursos Humanos de Enfermagem do SEQ do Departamento de Enfermagem do HU-USP.

Fonte: Departamento de Enfermagem do Hospital Universitário da Universidade de São Paulo.

desalienadora, voltada para o desenvolvimento das potencialidades dos indivíduos e que contemplem de maneira integrada os processos de gerenciamento de pessoal e a valorização dos recursos humanos.[6]

A equipe do SEQ é composta por profissionais que estão distribuídos, segundo a categoria funcional, nos turnos da manhã e da tarde: 01 Diretor de Serviço, 03 Enfermeiros e 01 Secretária. Atualmente uma enfermeira do SEQ é membro representante dos profissionais da saúde do HU-USP na Comissão de Residência Multiprofissional em Saúde (COREMU) da USP e na COREMU da EEUSP, juntamente com a tutora do PRONAENF.

A equipe de enfermeiros do SEQ centraliza as orientações para uma uniformidade das decisões entre os Programas de Residência, bem como é responsável pela operacionalização dos programas, dando suporte aos enfermeiros tutores, preceptores e profissionais residentes.

Na implantação dos Programas de Residência em Enfermagem no HU-USP, foi destinado um espaço para uma sala dos Residentes de Enfermagem, em anexo ao SEQ, com estrutura para 3 microcomputadores, armário para guarda de pertences dos residentes, cadeiras, mesas, 1 mesa para discussão de casos e 1 sofá para descanso do residente.

Programa de Residente ingressante no HU-USP

Os enfermeiros residentes dos quatro programas ao ingressarem no HU-USP, participam do Programa de Integração no SEQ, que tem por finalidade inserir o residente no contexto do HU-USP, fornecendo orientações e acolhendo as necessidades e expectativas dos enfermeiros residentes.

O Programa de Integração realizado no SEQ inicia com a recepção dos residentes pelos tutores de cada programa, seguida por aulas expositivas e discussões acompanhadas por enfermeiros do SEQ e profissionais convidados de outras áreas de apoio do HU-USP, além da realização de visitas às dependências do hospital. O conteúdo do programa aborda a missão e a filosofia do HU-USP e do DE, Processo de Enfermagem, Anotação de Enfermagem, Conexão Segura, Contenção Mecânica, Ética em Enfermagem, Ficha de Notificação e Indicadores, Gerenciamento de Material, Manual de Enfermagem, Precauções e Isolamentos, Segurança do paciente, bem como outros itens como protocolos e indicadores assistenciais, rotinas, aspectos relevantes na prevenção e controle da infecção hospitalar e gerenciamento de materiais.

Durante a integração cada residente recebe um portfólio contendo instrumentos para preenchimento ao longo do campo de prática e também Manual de Orientação para o Profissional Residente em Enfermagem Ingressante no Hospital Universitário da USP. Os instrumentos que compõem o portfólio foram propostos pelos tutores e preceptores dos Programas de Residência no cenário da prática do HU-USP, na perspectiva de registrar, analisar e acompanhar o processo de aprendizagem e o desempenho dos enfermeiros residentes nas diversas unidades do hospital. Esses instrumentos permitem refletir e acompanhar seu desenvolvimento, sendo um registro de aprendizagem durante seu processo da residência, que dá visibilidade ao conhecimento apreendido. O Manual de Orientação consiste em orientações gerais sobre o Programa de Residência no campo da prática do HU-USP: acesso via ônibus/metrô, acesso ao Hospital, estacionamento destinado aos residentes, crachá de identificação obrigatório para seu acesso nas dependências do hospital, inclusive para o acesso ao refeitório, as normas de utilização da sala dos residentes de acordo com as necessidades dos mesmos, independentemente de dia e horário e orientação sobre as condutas quanto ao cumprimento do Código de Ética dos Profissionais de Enfermagem, da Lei e do Decreto acerca do Exercício Profissional, assim como as Resoluções emanadas pelo COFEN e Decisões do COREN-SP.

Núcleo estruturante do HU-USP – tutor e preceptor

Na formação da prática clínica do profissional residente, o DE conta com um corpo de enfermeiros para supervisionar a aquisição de habilidades da prática clínica, da gestão e a capacitação inicial para a compreensão e desenvolvimento de pesquisa. Cabe ressaltar que todas essas atividades estão em conformidade e alicerçadas nos três pilares da Universidade São Paulo, ou seja, ensino, pesquisa e extensão.

O núcleo estruturante de tutores e preceptores no HU-USP é composto por enfermeiros do HU-USP que possuem titulação mínima de mestrado ou especialização na área de atuação.

- Tutor: enfermeiro do HU-USP, com titulação mínima de mestre que organiza e identifica necessidades de planejamento e implementação junto aos preceptores. A escolha dos tutores dos programas foi direcionada para enfermeiros que tenham atuação de supervisão e de liderança nas suas áreas e nas equipes interdisciplinares para a excelência do aprendizado do profissional residente. O tutor acompanha e avalia os trabalhos de conclusão do programa de residência como membros das bancas de avaliação, conforme as regras estabelecidas no Regimento Interno da COREMU-USP.
- Preceptor: enfermeiro do HU-USP, com titulação mínima de especialista, que supervisiona e avalia os profissionais residentes no ambiente de prática. Os preceptores são a referência para os

profissionais residentes no desempenho das atividades práticas no cotidiano da assistência e gestão em saúde. Auxilia no desenvolvimento do plano de atividades teórico-práticas e práticas, e quando identifica dificuldades e problemas de qualificação do enfermeiro residente, as encaminha ao tutor ou coordenador do programa. O preceptor realiza a avaliação do enfermeiro residente, com periodicidade máxima bimestral, supervisiona as atividades dos residentes, discute casos clínicos, orienta a sua atuação, avalia o seu desempenho e planeja o desenvolvimento dos estágios e conteúdo teórico. Complementando essas atividades, o preceptor também pode acompanhar e avaliar os trabalhos de conclusão do programa de residência como membros das bancas de avaliação, conforme as regras estabelecidas no Regimento Interno da COREMU-USP.

- ## Padronização entre os quatro Programas da Residência da EEUSP/HU-USP

A fim de normalizar as condutas para os quatro Programas de Residência no HU-USP, foram estabelecidas diretrizes e rotinas, que são periodicamente revisadas e serão descritas a seguir.

Reuniões periódicas com tutores, preceptores e residentes e Estudos de Casos

Os Programas de Residência em Enfermagem realizam reuniões bimensais com Tutores, Preceptores e Coordenadores dos programas, e as discussões de estudo de caso, são realizadas semanal ou quinzenalmente, com tutores/preceptores e enfermeiros expertos no assunto, conforme a organização de cada programa.

Carga horária e avaliação do residente

Os grupos e locais de estágio são previamente definidos pelos coordenadores e tutores dos programas, e as escalas de estágio são elaboradas pelos preceptores das respectivas áreas, conforme cronograma anual de estágio estabelecido no PPP. Os residentes realizam estágios nos períodos diurno e noturno respeitando-se os períodos de descanso previstos legalmente. Os residentes são escalados, em dois finais de semana por mês (sábado, domingo ou ambos, não excedendo 48 horas/semanais de prática). Durante as atividades em campo de prática, seis horas semanais são destinadas ao estudo das situações clínicas e gerenciais.

A avaliação do desempenho acadêmico dos residentes tem caráter formativo e somativo. Nas disciplinas teóricas e teórico-práticas a avaliação é realizada com base nos objetivos e competências a serem desenvolvidos. Para tanto, são avaliados: a participação em seminários e estudos de caso e o desempenho em provas escritas e em provas teórico-práticas.

As disciplinas práticas são avaliadas por docentes e/ou enfermeiros preceptores por meio de notas, levando em conta os itens: frequência, interesse, comportamento, responsabilidade, evolução no conhecimento de enfermagem, raciocínio clínico, habilidade diagnóstica e de proposição de intervenção. Avaliação parcial do desempenho em estágio do residente é realizada desde que transcorrido 1/3 da carga horária total de estágio. Ao final do estágio, são realizadas a auto e a hétero avaliação, sendo que a média de ambas compõe a nota final do estágio e, a critério do tutor/preceptor, poderá ser aplicada uma avaliação teórica ou teórico-prática.

Ao término dos estágios os residentes entregam ao SEQ os instrumentos de avaliação dos campos da prática descrevendo os aspectos positivos e negativos vivenciados e os tópicos a serem aprimorados e essas avaliações são apresentadas e discutidas nos fóruns entre o HU-USP e a EEUSP com a participação dos residentes, preceptores e tutores, visando o aprimoramento do programa.

Portfólio

O portfólio deve "constituir-se em um conjunto de dados que expresse avanços, mudanças conceituais, novos jeitos de pensar e de fazer, alusivos à progressão dos estudantes".[7] Ele se caracteriza como um procedimento avaliativo que possibilita tornar o estudante participante ativo da avaliação, pois permite que o mesmo se envolva na elaboração dos objetivos de sua própria aprendizagem.[7]

No Programa de Integração do Residente no HU-USP, o enfermeiro do SEQ do HU-USP orienta a finalidade e o acompanhamento do "Portfólio do Residente" que será realizado, a partir do primeiro semestre, com a supervisão do preceptor de cada área. O portfólio será utilizado para o acompanhamento e a avaliação das atividades do Residente em cada campo de prática. Sua utilização estende-se até o término da residência.

Os residentes são orientados quanto às metas e objetivos que deverão ser alcançados no campo da prática, conhecimentos teóricos e práticos que lhe permitam prestar atendimento seguro, baseado em evidência e humanizado. O residente deverá demonstrar habilidades de raciocínio clínico e pensamento crítico para decisão diagnóstica, proposição de resultados e seleção de intervenções de enfermagem, de modo individualizado e ético.

O "Portfólio do Residente" é composto por vários instrumentos como:

- Cronograma de Atividades do Campo de Prática e o Roteiro de Atividades: nesses instrumentos são programadas e registradas as atividades realizadas pelos residentes e que devem ser acompanhadas pelo tutor/preceptor/profissionais de enfermagem;

- Registro de Ocorrência: formulário onde o residente pode descrever ocorrências, conflitos interprofissionais durante a sua prática clínica nos setores;

- Avaliação de Habilidades Práticas: documento onde estão listados os principais procedimentos de enfermagem para cada setor em que o residente realiza sua prática, necessitando da validação dos procedimentos acompanhado pelo preceptor/enfermeiro. O residente somente será liberado para executar o procedimento sem supervisão quando tiver 100% de acerto dos itens do procedimento.

Grupos de estudo

Além do Programa de Integração do residente, são apresentados os Grupos de Estudo do Departamento de Enfermagem que compõem a Rede de Estudos Avançados em Enfermagem do DE, facultando a participação dos residentes nesses grupos e quando possível, colaborar para a realização do Trabalho de Conclusão da Residência.

A Rede de Estudos Avançados em Enfermagem do DE tem por finalidade organizar e desenvolver lideranças em áreas específicas de saber, visando à excelência do cuidado. O SEQ é responsável pela organização e apoio da Rede composta pelos Grupos de Estudo (Figura 7.4) da seguinte maneira:

- Enfermeiro Referência: enfermeiros do HU-USP, coordenador do grupo de estudo, com *expertise* clínica na área de saber da enfermagem.
- Link Nurse: enfermeiros e técnicos de enfermagem do HU-USP com interesse em uma área de saber.
- Docente: professor convidado da EEUSP com *expertise* na área de saber da enfermagem.

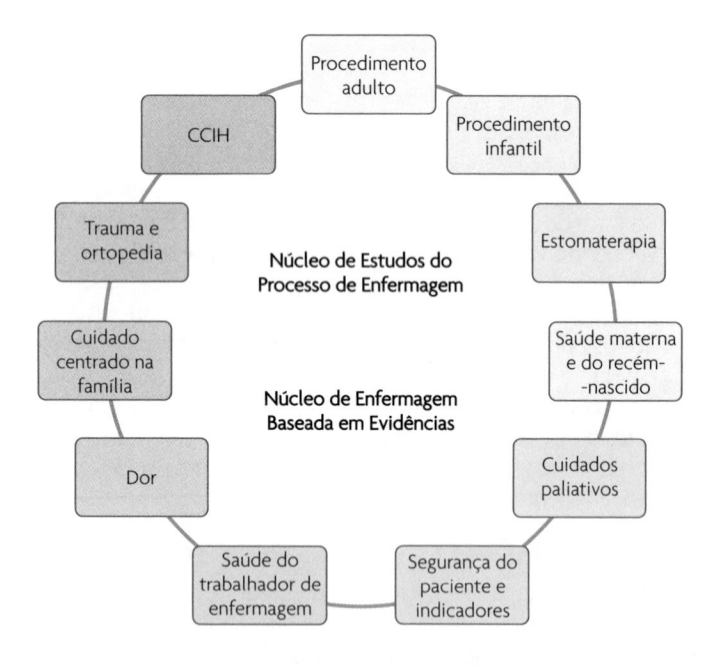

Figura 7.4 **Rede de Estudos Avançados em Enfermagem do DE HU-USP.**
Fonte: Departamento de Enfermagem do Hospital Universitário da Universidade de São Paulo.

Fórum de coordenadores, tutores, preceptores e residentes da EEUSP/HU-USP

O Fórum foi estabelecido entre a EEUSP e HU-USP para que as estratégias de ensino, pesquisa e assistência fossem articuladas e avaliadas conjuntamente, buscando maximizar os recursos disponíveis e propiciar oportunidades de desenvolvimento e inovação mútuos. Participam os coordenadores dos programas, chefes de Departamentos da EEUSP, tutores, preceptores, enfermeiros do HU-USP e os R1 e R2 dos quato Programas.

Os Fóruns são realizados semestralmente por meio de oficinas promovidos pela EEUSP e HU-USP e tem como proposta discussão, atividades, compartilhamento de experiências e reflexão sobre o cenário das práticas dos Programas de Residência em Enfermagem. O local de realização é alternado entre a EEUSP e o HU-USP.

▪ Conclusão

Os Programas de Residência em Enfermagem têm como objetivo que o residente adquira habilidades para prestação de assistência de enfermagem à população atendida, visando responder às demandas da sociedade por melhores práticas em saúde. Com as habilidades e competências adquiridas, esse profissional poderá atuar de maneira integrada nos diversos níveis de assistência, compreendendo os aspectos psicossociais, culturais, emocionais, éticos e fisiopatológicos que envolvem os processos de saúde e doença. Essa formação sólida advinda das inúmeras experiências vivenciadas nos campos de prática possibilita ao residente exercer sua atividade profissional com autonomia e em colaboração com a equipe multiprofissional de maneira crítica, ética e transformadora do cenário atual da assistência à saúde.

Para tanto os Programas de Residência em Enfermagem no HU-USP em parceria com a EEUSP têm como finalidade preparar os residentes para o exercício da prática de enfermagem baseada em evidências, tendo como eixo os diversos cenários da rede de atenção à saúde, com ênfase nas áreas de Enfermagem na Atenção Básica em Saúde da Família, Enfermagem Obstétrica, Saúde da Criança e do Adolescente e Saúde do Adulto e Idoso.

▪ Referências bibliográficas

1. Brasil. Lei n. 11.129, de 30 de junho de 2005. Institui o Programa Nacional de Inclusão de Jovens – ProJovem; cria o Conselho Nacional da Juventude – CNJ e a Secretaria Nacional de Juventude; altera as Leis nᵒ 10.683, de 28 de maio de 2003, e 10.429, de 24 de abril de 2002; e dá outras providências. Diário Oficial da União, Brasília, DF, 1ᵒ jul. 2005. Seção 1, p. 1.

2. Brasil. Ministério da Saúde. Portaria Interministerial nᵒ 1.077, de 12 de novembro de 2009. Dispõe sobre a Residência Multiprofissional em Saúde e a Residência em Área Profissional da Saúde e institui o Programa Nacional de bolsas para Residências Multiprofissionais e em área Profissional da Saúde e a Comissão Nacional de Residência Multiprofissional em Saúde. Diário Oficial da União, Brasília, DF, 13 nov. 2009. Seção 1, p. 7.

3. Universidade de São Paulo. Escola de Enfermagem. Projeto Político Pedagógico do Programa de Residência em área Profissional da Saúde – Modalidade Uniprofissional. Enfermagem na Saúde do Adulto e Idoso. São Paulo, 2017.

4. Brasil. Ministério da Educação. Secretaria de Educação Superior. Resolução n. 7, de 13 de novembro de 2014. Dispõe da Comissão Nacional de Residência Multiprofissional em Saúde. Brasília, DF, 2014. Disponível em: <http://anec.org.br/blog/2014/11/17/mec-regulamenta-programas-de-residencia-em-area-profissional-da-saude>.

5. Universidade de São Paulo. Pró-Reitoria de Cultura e Extensão Universitária. O que é a Residência? Disponível em: <http://prceu.usp.br/residenciamulti/a-residencia>.

6. Mira VL, Leite MMJ, Prado C. Educação continuada: recrutamento e seleção, treinamento e desenvolvimento e avaliação de desempenho profissional. In: Kurcgant P, organizadora. Gerenciamento em enfermagem. Rio de Janeiro: Guanabara Koogan; 2016. p.128-44.

7. Hoffmann J. Avaliar para promover: as setas do caminho. 7ed. Porto Alegre: Mediação; 2005. 160p.

Parte II

Fundamentação do
Processo de Cuidar

Capítulo 8

Responsabilidade do Residente de Enfermagem na Prática Profissional

Genival Fernandes de Freitas ▪ Marcelo José dos Santos
Rosangela Venâncio da Silva ▪ Rosangela Tsukamoto

- **Objetivos da aprendizagem**

  - Ao final deste capítulo, o residente deve ser capaz de identificar os tipos de responsabilidades dos profissionais de enfermagem, especialmente do residente, concernentes à prática profissional, bem como os direitos, deveres, proibições e possíveis sanções em caso de descumprimento do Código de Ética Profissional de Enfermagem e da Lei do Exercício Profissional da Enfermagem.

- **Introdução**

    A Lei do Exercício Profissional da Enfermagem (Lei nº 7.498, de 25 de junho de 1986) estabelece as competências, inclusive aquelas ditas privativas (pois somente o enfermeiro pode executá-las). Por que é importante o residente conhecer o valor da norma legal para o exercício profissional? Porque a norma lhe garante prerrogativas do exercício (direitos) e desconhecê-la não o exime de responsabilidades. Ademais, "... ao conhecer seus direitos, obrigações e responsabilidades, é possível lutas pelo reconhecimento social e pelo respeito às prerrogativas do seu trabalho, como cidadão e trabalhador".[1]

Como base na Lei nº 7.498, de 25 de junho de 1986, art. 4º, são enfermeiros: o titular do diploma enfermeiro conferido por instituição de ensino, nos termos da lei (inciso I). Legalmente, o residente de enfermagem é profissional e responde, civil, penal e eticamente, por todas as suas ações, tanto na dimensão assistencial como gerencial, ou seja, na execução do cuidado de enfermagem em si, como no planejamento e avaliação do cuidado executado por si ou membro da equipe de enfermagem.

Logo o residente de enfermagem deve estar atento às delegações de atividades dentro da equipe de enfermagem, pois como profissional deve supervisionar e avaliar, criteriosamente, a própria competência técnica e legal e somente assumir incumbência quando capaz de executá-la com segurança para si e para terceiros [o paciente, a família, a equipe de enfermagem e a instituição de saúde, com a qual possa ter um vínculo formal de trabalho, como preposto (funcionário)].

▪ Conceito e tipos de responsabilidade

Em face dessa breve introdução, indaga-se: em que consiste a responsabilidade do residente de enfermagem? Quais as possíveis interfaces da responsabilidade com as dimensões cuidativas (assistenciais) e gerenciais do fazer do enfermeiro?

Alguns conceitos, a priori, são necessários para discutir, ainda que brevemente, essa questão. Primeiramente o conceito de responsabilidade. Há diversos tipos de responsabilidades que o profissional e o cidadão podem estar vinculados. A civil, que consiste na obrigação de ressarcimento de um dano causado a terceiro, mesmo que involuntariamente.[2] Esse ressarcimento pode ser tanto de ordem material (patrimonial) ou mesmo moral (quando ficar comprovada a ocorrência de dano moral). O dano moral afeta os valores, a dignidade da pessoa, causando-lhe dor, sofrimento e tristeza. Diz-se que, no dano moral, não há como mensurar sua extensão, dada a sua subjetividade. Como avaliar e medir o tamanho de uma perda como a vida de um ser humano, devido a falhas técnicas ou erros cometidos por membros da equipe de saúde?

Se um residente de enfermagem negligenciar cuidados a determinado paciente ou não supervisionar adequadamente a equipe a ele subordinada, evitando que tais erros ocorram no campo assistencial, poderá ele e sua equipe responder, tanto civilmente como eticamente por eventuais danos sofridos por aquele dado paciente. É preciso sempre que se estabelece, com clareza, o nexo de causalidade entre a ação ou a omissão e o dano sofrido pela vítima. Não basta alegar, o paciente ou familiar precisa demonstrar quem agiu ou deixou de agir para evitar que aquele prejuízo acontecesse.[3]

Outra modalidade de responsabilidade refere-se à dimensão penal, que de maneira diversa da esfera cível, é intransferível, pois o profissional (o residente de enfermagem, por exemplo) que cometer ato ilícito (um crime ou uma contravenção penal), responderá por sua conduta e não poderá haver transferência dessa responsabilidade ao hospital ou outro serviço em que atua, pois o direito aqui é personalíssimo e a pena é restritiva de liberdade ou de direito da pessoa que cometeu o ilícito. Vale ressaltar que o ato é ilícito quando afrontar a lei vigente no país ou a lei que regulamenta o exercício de uma determinada categoria profissional, por exemplo.[4]

No campo da assistência ou da gestão dos serviços de saúde e, particularmente, da enfermagem, por vezes, deparamo-nos com a indagação se houve ou não culpa do profissional que comete um erro e, com isso, prejudica determinado paciente. O que vem a ser a culpa? Do ponto de vista jurídico, vale ressaltar, a culpa consiste na ação ou omissão. No caso da enfermagem, a culpa do profissional pode resultar do agir ou não agir, quando era esperada uma dada ação, para evitar um prejuízo a outrem, a terceiro (o paciente, por exemplo). Mas o que caracteriza de fato a culpa do cidadão ou de um profissional no exercício do seu trabalho é o fato de que esse não almeja alcançar ou causar o prejuízo causado a terceiro.

Na negligência, ele age com omissão; enquanto, na imperícia e na imprudência, há ação. A título de exemplo na nossa área, o profissional poderá ser responsabilizado por negligência, se deixar de executar determinado cuidado, que evitaria um prejuízo (a mudança de decúbito prescrito; a medicação prescrita). Na imprudência, o profissional age de maneira açodada, precipitada, sem considerar a importância das consequências para si e para os outros (por exemplo, prepara os medicamentos para serem administrados aos pacientes, sem lavar, previamente, as mãos; ou executa uma série de procedimentos ao mesmo tempo, sabendo do risco de errar, mas acha que ele jamais cometerá um erro dada a sua vasta experiência de muitos anos). O que mais caracteriza a imperícia é a falta de conhecimento, de destreza ou de habilidade para fazer o que está fazendo ou o que lhe é delegado.

Em todos esses casos, existem implicações, no campo da responsabilidade do enfermeiro, da instituição de saúde em que atua e do profissional que agir assim, de modo negligente, imperito ou imprudente, expondo a riscos terceiros, os quais poderiam ser, certamente, evitados. Não há uma única responsabilidade (o do sujeito que comete uma ilicitude), mas há também uma corresponsabilidade ou um compartilhamento de responsabilidade por eventos danosos causados, envolvendo o sujeito que comete o ilícito e a equipe de enfermagem, mormente, o enfermeiro responsável pelo plantão, que deve supervisionar o trabalho da equipe, bem como deve planejar e executar ações para a educação permanente dos profissionais. No bojo dessas ações, encontram-se aquelas de natureza eminentemente técnicas (e que envolvem o saber fazer e fazer bem, com fundamento técnico), como também se encontram aquelas ações gerenciais que envolvem, além da dimensão técnica, o conhecimento ético-legal do profissional, ou seja, aquilo que ele pode fazer, porque detém, como profissional, o respaldo jurídico.[5]

Sabe-se que deve haver compromisso do profissional de saúde com sua capacitação desde sua formação, objetivando uma assistência segura, de qualidade e apoiada pelo avanço da tecnologia e de novas técnicas, considerando-se o fato de que o paciente pode ser exposto a situações de riscos ou mesmo de danos decorrentes das ações profissionais.[6]

▪ Ética profissional e responsabilidade

A ética profissional está representada por um conjunto de normas que regulamentam o comportamento de um grupo particular de pessoas.

O Código de Ética dos Profissionais de Enfermagem deriva da característica de autonomia da Enfermagem, na medida em que os próprios profissionais são especialistas em seu campo e não admitem interferência externa, ou seja, são eles quem definem suas obrigações e determinam os modos de autorregulação. Portanto, o Código de Ética dos Profissionais de Enfermagem constitui o balizamento da prática profissional e todos que exercem a Enfermagem estão obrigados a conhece-lo e cumpri-lo.[4] No Código, estão especificados os direitos, os deveres, o que é vetado eticamente no exercício profissional e as possíveis sanções por seu não cumprimento.

Com o intuito de facilitar a compreensão do leitor, neste capitulo são apresentados os principais temas em que se aplicam parte dos artigos do atual Código de Ética dos Profissionais de Enfermagem.[9]

Relações profissionais

O profissional de enfermagem tem o direito de exercer a Enfermagem com liberdade, segurança técnica, científica e ambiental, autonomia e ser tratado sem discriminação de qualquer natureza, segundo os princípios e pressupostos legais, éticos e dos direitos humanos (Art. 1º); apoiar e/ou participar de movimentos de defesa da dignidade profissional, do exercício da cidadania e das reivindicações por melhores condições de assistência, trabalho e remuneração, observados os parâmetros e limites da legislação vigente (Art. 3º); além de aprimorar seus conhecimentos técnico-científicos, ético-políticos, socioeducativos, históricos e culturais que dão sustentação à prática profissional (Art. 6º).

O profissional tem, além do direito, o dever de exercer a profissão com justiça, compromisso, equidade, resolutividade, dignidade, competência, responsabilidade, honestidade e lealdade (Art. 24); fundamentar suas relações no direito, na prudência, no respeito, na solidariedade e na diversidade de opinião e posição ideológica (Art. 25), além de comunicar formalmente ao Conselho Regional de Enfermagem e aos órgãos competentes fatos que infrinjam dispositivos éticos-legais e que possam prejudicar o exercício profissional e a segurança à saúde da pessoa, família e coletividade (Art. 28).

Destaca-se, nesse tema, a proibição de promover ou ser conivente com injúria, calúnia e difamação de pessoa e família, membros das equipes de Enfermagem e de saúde, organizações da Enfermagem, trabalhadores de outras áreas e instituições em que exerce sua atividade profissional (Art. 71) e praticar ou ser conivente com crime, contravenção penal ou qualquer outro ato que infrinja postulados éticos e legais, no exercício profissional (Art. 72).

Relações com a pessoa, família e coletividade

Quanto às relações com a pessoa, família e coletividade, observa-se o direito de ter acesso às informações relacionadas à pessoa, família e coletividade, necessárias ao exercício profissional (Art. 7º) e de recusar-se a executar atividades que não sejam de sua competência técnica, científica, ética e legal ou que não ofereçam segurança ao profissional, à pessoa, à família e à coletividade (Art. 22º).

O profissional de enfermagem tem o dever de registrar no prontuário e em outros documentos as informações inerentes e indispensáveis ao processo de cuidar de maneira clara, objetiva, cronológica, legível, completa e sem rasuras (Art. 36); esclarecer à pessoa, família e coletividade a respeito dos direitos, riscos, benefícios e intercorrências acerca da assistência de Enfermagem (Art. 39); prestar assistência de Enfermagem sem discriminação de qualquer natureza (Art. 41); respeitar o direito do exercício da autonomia da pessoa ou de seu representante legal na tomada de decisão, livre e esclarecida, sobre sua saúde, segurança, tratamento, conforto, bem-estar, realizando ações necessárias, de acordo com os princípios éticos e legais (Art. 42); respeitar o pudor, a privacidade e a intimidade da pessoa, em todo seu ciclo vital e nas situações de morte e pós-morte (Art. 43); prestar assistência de Enfermagem em condições que ofereçam segurança, mesmo em caso de suspensão das atividades profissionais decorrentes de movimentos reivindicatórios da categoria (Art. 44); prestar assistência de Enfermagem livre de danos decorrentes de imperícia, negligência ou imprudência (Art. 45); posicionar-se contra e denunciar aos órgãos competentes ações e procedimentos de membros da equipe de saúde, quando houver risco de danos decorrentes de imperícia, negligência e imprudência ao paciente, visando a proteção da pessoa, família e coletividade (Art. 47) ; disponibilizar assistência de Enfermagem à coletividade em casos de emergência, epidemia, catástrofe e desastre, sem pleitear vantagens pessoais, quando convocado (Art. 49); aprimorar os conhecimentos técnico-científicos, ético-políticos, socioeducativos e culturais, em benefício da pessoa, família e coletividade e do desenvolvimento da profissão (Art. 55); somente aceitar encargos ou atribuições quando se julgar técnica, científica e legalmente apto para o desempenho seguro para si e para outrem; respeitar, no exercício da profissão, a legislação vigente relativa à preservação do meio ambiente no gerenciamento de resíduos de serviços de saúde (Art. 59).

O código evidencia que é proibido provocar, cooperar, ser conivente ou omisso diante de qualquer modo ou tipo de violência contra a pessoa, família e coletividade, quando no exercício da profissão (Art. 64); provocar aborto ou cooperar em prática destinada a interromper a gestação, exceto nos casos permitidos pela legislação vigente (Art. 73); promover ou participar de prática destinada a antecipar a morte da pessoa (Art. 74); praticar ato cirúrgico, exceto nas situações de emergência ou naquelas expressamente autorizadas na legislação, desde que possua competência técnica-científica necessária (Art. 75); negar assistência de enfermagem em situações de urgência, emergência, epidemia, desastre e catástrofe, desde que não ofereça risco a integridade física do profissional (Art. 76); executar procedimentos ou participar da assistência à saúde sem o consentimento formal da pessoa ou de seu representante ou responsável legal, exceto em iminente risco de morte (Art. 77); administrar medicamentos sem conhecer indicação, ação da droga, via de administração e potenciais riscos, respeitados os graus de formação do profissional (Art. 78); prescrever medicamentos que não estejam estabelecidos em programas de saúde pública e/ou em rotina aprovada em instituição de saúde, exceto em situações de emergência (Art. 79); executar prescrições e procedimentos de qualquer natureza que comprometam a segurança da pessoa (Art. 80); prestar serviços que, por sua natureza, competem a outro profissional, exceto em caso de emergência, ou que estiverem expressamente autorizados na legislação vigente (Art. 81); registrar informações incompletas, imprecisas ou inverídicas sobre a assistência de Enfermagem prestada à pessoa, família ou coletividade (Art. 87).

Relações com a organização empregadora

É comum ter dúvidas quanto aos direitos, deveres e proibições na relação com as instituições empregadoras. Nesse sentido, o Código de Ética dos Profissionais de Enfermagem prevê o direito de: apoiar e/ou participar de movimentos de defesa da dignidade profissional, do exercício da cidadania e das reivindicações por melhores condições de assistência, trabalho e remuneração, observados os parâmetros e limites da legislação vigente (Art. 3º); ter acesso, pelos meios de informação disponíveis, às diretrizes políticas, normativas e protocolos institucionais, bem como participar de sua elaboração (Art. 10); formar e participar da Comissão de Ética de Enfermagem, bem como de comissões interdisciplinares da instituição em que trabalha (Art. 11); suspender as atividades, individuais ou coletivas, quando o local de trabalho não oferecer condições seguras para o exercício profissional e/ou desrespeitar a legislação vigente, ressalvadas as situações de urgência e emergência, devendo formalizar imediatamente sua decisão por escrito e/ou por meio de correio eletrônico à instituição e ao Conselho Regional de Enfermagem (Art. 13); bem como de exercer cargos de direção, gestão e coordenação, no âmbito da saúde ou de qualquer área direta ou indiretamente relacionada ao exercício profissional da Enfermagem (Art. 15).

O Código de Ética dos Profissionais de Enfermagem estabelece, além dos direitos, os deveres para com as organizações empregadoras. Assim, o profissional tem o dever de: registrar no prontuário e em outros documentos as informações inerentes e indispensáveis ao processo de cuidar de maneira clara, objetiva, cronológica, legível, completa e sem rasuras (Art. 36); estimular e apoiar a qualificação e o aperfeiçoamento técnico-científico, ético-político, socioeducativo e cultural dos profissionais de Enfermagem sob sua supervisão e coordenação (Art. 54); estimular, apoiar, colaborar e promover o desenvolvimento de atividades de ensino, pesquisa e extensão, devidamente aprovados nas instâncias deliberativas (Art. 56).

Na relação com a organização empregadora, o profissional está proibido de colaborar ou acumpliciar-se com pessoas físicas ou jurídicas que desrespeitem a legislação e princípios que disciplinam o exercício profissional de Enfermagem (Art. 63); aceitar cargo, função ou emprego vago em decorrência de fatos que envolvam recusa ou demissão motivada pela necessidade do profissional em cumprir o código de ética e a legislação do exercício profissional; bem como pleitear cargo, função ou emprego ocupado por colega, utilizando-se de concorrência desleal (Art. 65); permitir que seu nome conste no quadro de pessoal de qualquer instituição ou estabelecimento congênere, quando, nestas, não exercer funções de enfermagem estabelecidas na legislação (Art. 66); receber vantagens de instituição, empresa, pessoa, família e coletividade, além do que lhe é devido, como meio de garantir assistência de Enfermagem diferenciada ou benefícios de qualquer natureza para si ou para outrem (Art. 67); valer-se, quando no exercício da profissão, de mecanismos de coação, omissão ou suborno, com pessoas físicas ou jurídicas, para conseguir qualquer tipo de vantagem (Art. 68); utilizar o poder que lhe confere a posição ou cargo, para impor ou induzir ordens, opiniões, ideologias políticas ou qualquer tipo de conceito ou preconceito que atentem contra a dignidade da pessoa humana, bem como dificultar o exercício profissional (Art. 69); delegar atividades privativas do(a) Enfermeiro(a) a outro membro da equipe de Enfermagem, exceto nos casos de emergência (Art. 91); apropriar-se de dinheiro, valor, bem móvel ou imóvel, público ou particular, que esteja sob sua responsabilidade em razão do cargo ou do exercício profissional, bem como desviá-lo em proveito próprio ou de outrem (Art. 94).

Ressalta-se ainda, que é proibido delegar atividades privativas a outros membros da equipe de saúde (Parágrafo único – Art. 91).

Relações com as organizações da categoria

No que se refere às organizações da categoria, o profissional de enfermagem tem direito de requerer ao Conselho Regional de Enfermagem, de maneira fundamentada, medidas cabíveis para obtenção de desagravo público em decorrência de ofensa sofrida no exercício profissional ou que atinja a profissão (Art. 8º); de recorrer ao Conselho Regional de Enfermagem, da mesma forma, quando impedido de cumprir o Código de Ética dos Profissionais de Enfermagem, a Legislação do Exercício Profissional e as Resoluções, Decisões e Pareceres Normativos emanados pelo Sistema COFEN/Conselhos Regionais de Enfermagem (Art. 9º); de associar-se, exercer cargos e participar de Organizações da Categoria e Órgãos de Fiscalização do Exercício Profissional, atendidos os requisitos legais (Art. 5º) e de aplicar o processo de Enfermagem como instrumento metodológico para planejar, implementar, avaliar e documentar o cuidado à pessoa, família e coletividade (Art. 14).

O código explicita, ainda, o dever de conhecer, cumprir e fazer cumprir o Código de Ética dos Profissionais de Enfermagem e demais normativos do Sistema COFEN/Conselhos Regionais de Enfermagem (Art. 26); incentivar e apoiar a participação dos profissionais de Enfermagem no desempenho de atividades em organizações da categoria (Art. 27); comunicar formalmente ao Conselho Regional de Enfermagem e aos órgãos competentes fatos que infrinjam dispositivos éticos-legais e que possam prejudicar o exercício profissional e a segurança à saúde da pessoa, família e coletividade (Art. 28); comunicar formalmente, ao Conselho Regional de Enfermagem, fatos que envolvam recusa e/ou demissão de cargo, função ou emprego, motivado pela necessidade do profissional em cumprir o presente Código e a legislação do exercício profissional (Art. 29); cumprir, no prazo estabelecido, determinações, notificações, citações, convocações e intimações do Sistema COFEN/ Conselhos Regionais de Enfermagem (Art. 30); colaborar com o processo de fiscalização do exercício profissional e prestar informações fidedignas, permitindo o acesso a documentos e a área física institucional (Art. 31); manter inscrição no Conselho Regional de Enfermagem, com jurisdição na área onde ocorrer o exercício profissional (Art. 32); manter os dados cadastrais atualizados junto ao Conselho Regional de Enfermagem de sua jurisdição (Art. 33) e de manter regularizadas as obrigações financeiras junto ao Conselho Regional de Enfermagem de sua jurisdição (Art. 34).

Nessa relação, o profissional de enfermagem está proibido de negar, omitir informações ou emitir falsas declarações sobre o exercício profissional quando solicitado pelo Conselho Regional de Enfermagem e/ou Comissão de Ética de Enfermagem (Art. 90), assim como de realizar ou facilitar ações que causem prejuízo ao patrimônio das organizações da categoria (Art. 85).

Registros de enfermagem

Os registros de enfermagem são elementos imprescindíveis ao processo do cuidar e, quando redigidos de maneira que retratem a realidade a ser documentada, possibilitam a comunicação entre a equipe de saúde, além de servir a diversas outras finalidades, tais como: ensino, pesquisas, auditorias, processos jurídicos, planejamento, fins estatísticos e outros (COFEN, 2015). Portanto, os profissionais de enfermagem devem estar atentos aos aspectos relativos aos registros.

Nesse sentido, o Código de Ética dos Profissionais de Enfermagem estabelece o **dever** de apor nome completo e/ou nome social, ambos legíveis, número e categoria de inscrição no Conselho Regional de Enfermagem, assinatura ou rubrica nos documentos, quando no exercício da profissão (Art. 35).

Ressalta-se que é permitido o uso do carimbo, com nome completo, número e categoria de inscrição no COREN, devendo constar a assinatura ou rubrica do profissional (Art. 35 § 1º) e; quando se tratar de prontuário eletrônico, a assinatura deverá ser certificada, conforme legislação vigente (Art. 35 § 2º).

É também dever do profissional, registrar no prontuário e em outros documentos as informações inerentes e indispensáveis ao processo de cuidar de maneira clara, objetiva, cronológica, legível, completa e sem rasuras (Art. 36); documentar formalmente as etapas do processo de Enfermagem, em consonância com sua competência legal (Art. 37) e prestar informações escritas e/ou verbais, completas e fidedignas, necessárias à continuidade da assistência e segurança do paciente (Art. 38).

Sublinha-se que o profissional de Enfermagem está proibido de registrar informações incompletas, imprecisas ou inverídicas sobre a assistência de Enfermagem prestada à pessoa, família ou coletividade (Art. 87) e registrar e assinar as ações de Enfermagem que não executou, bem como permitir que suas ações sejam assinadas por outro profissional (Art. 88).

Prescrição de Enfermagem e/ou Médica

A Prescrição de Enfermagem e/ou Médica é um instrumento de direcionamento das ações da equipe na promoção do cuidado ao paciente.[7] Portanto, o profissional deve recusar-se a executar prescrição de Enfermagem e Médica na qual não constem assinatura e número de registro do profissional prescritor, exceto em situação de urgência e emergência (Art. 46), e em caso de identificação de erro e/ou ilegibilidade da prescrição, devendo esclarecer com o prescritor ou outro profissional, registrando no prontuário (Art. 46 § 1º).

O cumprimento de prescrição à distância é vedado ao profissional de Enfermagem, exceto em casos de urgência e emergência e regulação, conforme Resolução vigente (§ 2 Art. 46).

Publicidade

A prática de divulgação de assuntos de Enfermagem em meios de comunicação e nas mídias sociais requer observação das normativas para um comportamento ético. Nessa temática, o Código de Ética dos Profissionais de Enfermagem explicita o direito de utilizar-se de veículos de comunicação, mídias sociais e meios eletrônicos para conceder entrevistas, ministrar cursos, palestras, conferências, sobre assuntos de sua competência e/ou divulgar eventos com finalidade educativa e de interesse social (Art. 19), assim como anunciar a prestação de serviços para os quais detenha habilidades e competências técnico-científicas e legais (Art. 20). Para tanto, o profissional tem o dever de resguardar os preceitos éticos e legais da profissão quanto ao conteúdo e imagem veiculados nos diferentes meios de comunicação e publicidade (Art. 53).

Salienta-se a **proibição** de anunciar formação profissional, qualificação e título que não possa comprovar; produzir, inserir ou divulgar informação inverídica ou de conteúdo duvidoso sobre assunto de sua área profissional (Art. 84), bem como fazer referência a casos, situações ou fatos, e inserir imagens que possam identificar pessoas ou instituições sem prévia autorização, em qualquer meio de comunicação (Art. 86).

Sigilo profissional

O sigilo é tema de discussão na prática profissional e gerador de dúvidas e conflitos éticos por parte dos profissionais de enfermagem. Nesse aspecto, o Código de Ética dos Profissionais de Enfermagem ressalta que o profissional tem direito de abster-se de revelar informações confidenciais de que tenha conhecimento em razão do seu exercício profissional (Art. 12).

Cabe destacar que o profissional tem o dever de manter sigilo sobre fato de que tenha conhecimento em razão da atividade profissional. As exceções a esse dever são os casos previstos na legislação ou por determinação judicial, ou com o consentimento escrito da pessoa envolvida ou de seu representante ou responsável legal (Art. 52).

O dever do sigilo permanece mesmo quando o fato seja de conhecimento público e em caso de falecimento da pessoa envolvida (Art. 52 § 1º). O fato sigiloso deverá ser revelado em situações de ameaça à vida e à dignidade, na defesa própria ou em atividade multiprofissional, quando necessário à prestação da assistência (Art. 52 § 2º).

Caso o profissional de Enfermagem seja intimado como testemunha, deverá comparecer perante a autoridade e, se for o caso, declarar suas razões éticas para manutenção do sigilo profissional (Art. 52 § 3º).

O novo Código de Ética ressalta que é obrigatória a comunicação externa, para os órgãos de responsabilização criminal, independentemente de autorização, de casos de violência contra: crianças e adolescentes; idosos; e pessoas incapacitadas ou sem condições de firmar consentimento (Art. 52 § 4º). Esse dever se aplica também em casos de violência doméstica e familiar contra mulher adulta e capaz, independentemente de autorização; em caso de risco à comunidade ou à vítima, a juízo do profissional e com conhecimento prévio da vítima ou do seu responsável (Art. 52 § 5º).

É proibido disponibilizar o acesso a informações e documentos a terceiros que não estão diretamente envolvidos na prestação da assistência de saúde ao paciente, exceto quando autorizado pelo paciente, representante legal ou responsável legal, por determinação judicial (Art. 89), bem como fazer referência a casos, situações ou fatos, e inserir imagens que possam identificar pessoas ou instituições sem prévia autorização, em qualquer meio de comunicação (Art. 86 Parágrafo único).

Ensino, pesquisa e produção técnico-científica

O profissional de enfermagem tem o direito de conhecer as atividades de ensino, pesquisa e extensão que envolvam pessoas e/ou local de trabalho sob sua responsabilidade (Art. 16); bem como o direito de realizar e participar dessas atividades, respeitando a legislação vigente (Art. 17); além do direito de ter reconhecida sua autoria ou participação em pesquisa, extensão e produção técnico-científica (Art. 18).

Cabe ao profissional, também, o dever de estimular, apoiar, colaborar e promover o desenvolvimento de atividades de ensino, pesquisa e extensão, devidamente aprovados nas instâncias deliberativas (Art. 56); como o de cumprir a legislação vigente para a pesquisa envolvendo seres humanos (Art. 57), além do dever de respeitar os princípios éticos e os direitos autorais no processo de pesquisa, em todas as etapas (Art. 58).

O profissional está proibido de eximir-se da responsabilidade legal da assistência prestada aos pacientes sob seus cuidados realizados por alunos e/ou estagiários sob sua supervisão e/ou orientação (Art. 93); realizar ou participar de atividades de ensino, pesquisa e extensão, em que os direitos inalienáveis da pessoa, família e coletividade sejam desrespeitados ou ofereçam quaisquer tipos de riscos ou danos previsíveis aos envolvidos (Art. 95); sobrepor o interesse da ciência ao interesse e segurança da pessoa, família e coletividade (Art. 96); falsificar ou manipular resultados de pesquisa, bem como usá-los para fins diferentes dos objetivos previamente estabelecidos (Art. 97); publicar resultados de pesquisas que identifiquem o participante do estudo e/ou instituição envolvida, sem a autorização prévia (Art. 98); divulgar ou publicar, em seu nome, produção técnico-científica ou instrumento de organização formal do qual não tenha participado ou omitir nomes de coautores e colaboradores (Art. 99); utilizar dados, informações ou opiniões ainda não publicadas, sem referência do autor ou sem a sua autorização (Art. 100); apropriar-se ou utilizar produções técnico-científicas, das quais tenha ou não participado como autor, sem concordância ou concessão dos demais partícipes (Art. 101) e aproveitar-se de posição hierárquica para fazer constar seu nome como autor ou coautor em obra técnico-científica (Art. 102).

Infrações éticas e penalidades

Considera-se infração ética a ação, omissão ou conivência que implique em desobediência e/ou inobservância às disposições do Código de Ética dos Profissionais de Enfermagem. As penalidades a serem impostas pelos Conselho Federal e Regional de Enfermagem são: Advertência verbal; Multa, Censura, Suspensão do Exercício Profissional e Cassação do Direito do Exercício Profissional.

▪ Considerações finais

A discussão sobre os aspectos éticos e legais do exercício profissional do residente de enfermagem não se restringe ao conhecimento e à observância da legislação do exercício profissional e do Código de Ética dos Profissionais de Enfermagem, mas também exige o conhecimento sobre a Constituição Federal e as normas infraconstitucionais, incluindo-se as Resoluções do Conselho Federal de Enfermagem.

O profissional de enfermagem deve estar atento à atualização das normas éticas e legais que regem a profissão, considerando-se as constantes mudanças, seja no universo jurídico, seja nas práticas assistenciais e/ou gerenciais em saúde. Com isso, todo profissional deve acompanhar essas mudanças, mormente na área em que atua, seja ela no ensino, na gestão, na assistência ou na pesquisa.

Os conceitos discutidos sobre a responsabilidade profissional, seja no âmbito cível, penal ou ético, à luz da ciência do Direito ou da Ética, devem servir de base para nortear as condutas profissionais, no que tange à obrigação de responder pelos próprios atos ou de outrem, sempre que tais atos (condutas) afetem direitos de terceiros, especialmente causando-lhes danos ou prejuízos.

O profissional, que conhece bem seus direitos e obrigações, saberá melhor discernir como agir e como orientar-se e encaminhar a solução das questões ético-legais, que envolvem a sua prática, tanto no campo assistencial como gerencial.

Daí a importância de se conhecer e se aprofundar no conhecimento dos direitos, obrigações e responsabilidades, haja visto que não basta ser exímio tecnicamente, é imprescindível que o profissional de enfermagem também o seja, eticamente e legalmente.

▪ Referências bibliográficas

1.   Oguisso T, Freitas GF. Legislação de enfermagem e saúde: histórico e atualidades. São Paulo: Ed. Manole, 2015.
2.   Diniz, MH. Curso de Direito Civil Brasileiro. São Paulo: Ed. Saraiva, 2012.
3.   Freitas GF, Santos MJ, Fernandes MFP. Responsabilidade civil do enfermeiro na assistência e na gestão. In: Kurcgant P (Org). Gerenciamento em enfermagem. Rio de Janeiro: Ed. Guanabara Koogan, 2016.

4. Oguisso T, Schmidt MJ, Freitas GF. Ética e Bioética na Enfermagem. In: Oguisso T, Schmidt MJ (Orgs). O exercício da enfermagem: uma abordagem ético-legal. Rio de Janeiro: Ed. Guanabara Koogan, 2017.

5. Freitas Gf, Oguisso T. Ética no contexto da prática de enfermagem. Rio de Janeiro: Ed. Medbook, 2010.

6. Pedreira LC, Brandão AS, Reis AM. [Adverse event in elderly patients in Intensive Care Unit]. Rev Bras Enferm;66(3):429-2013

7. Santos WN. Systematization of nursing care: the historical context, the process and obstacles to deployment. J Manag Prim Health Care. [Internet]. 2014. Disponível em: http://www.scielo.br/scielo.php?script=sci_arttext&pid=S0034-71672017000200 400&lng=pt&tlng=pt. Acesso em 10 de fevereiro de 2018.

8. Oguisso T. Histórico dos Códigos de Ética de Enfermagem. In: Oguisso T, Schmidt MJ (Orgs). O exercício da enfermagem: uma abordagem ético-legal. Rio de Janeiro: Ed. Guanabara Koogan, 2017.

9. Conselho Federal de Enfermagem. Resolução Cofen 564, de 6 dezembro de 2017. Aprova a reformação do Código de Ética dos Profissionais de Enfermagem. Diário Oficial da União – Seção 1 p.157. Disponível em http://www.cofen.gov.br/wp-content/uploads/2017/12/Resolu%C3%A7%C3%A3o-564-17.pdf. Acesso em 14 de fevereiro de 2018.

10. Conselho Federal de Enfermagem. Guia de Recomendações para Registro de Enfermagem no Prontuário do Paciente e outros documentos de Enfermagem. 2015. Disponível em http://www.cofen.gov.br/wp-content/uploads/2016/08/Guia-de--Recomenda%C3%A7%C3%B5es-CTLN-Vers%C3%A3o-Web.pdf. Acesso em 15 de fevereiro de 2018.

Capítulo 9

Processo de Enfermagem: Classificações e Raciocínio Clínico

■ Diná de Almeida Lopes Monteiro da Cruz ■ Diley Cardoso Franco Ortiz
■ Rita de Cassia Gengo e Silva Butcher ■ Heloisa Helena Ciqueto Peres
■ Flávia de Oliveira Motta Maia

● Objetivos da aprendizagem

Ao final deste capítulo, o residente deverá ser capaz de:

- Discorrer sobre a importância do processo de enfermagem;
- Apresentar uma definição de processo de enfermagem;
- Discriminar processo de enfermagem da documentação do processo de enfermagem;
- Relacionar os passos do processo de enfermagem;
- Relacionar as etapas de implementação de evidências na prática clínica.

Dificilmente os enfermeiros egressos dos bons programas de graduação em enfermagem do Brasil não tiveram contato com o Processo de Enfermagem (PE). No entanto, a revisão desse conteúdo é oportunidade para refinar o conhecimento sobre ele e refletir sobre as possibilidades que o seu uso oferece para o desenvolvimento das habilidades cognitivas necessárias para alcançar um desempenho de enfermagem competente.

Neste capítulo, vamos retomar as cinco etapas do processo de enfermagem tal como ele é adotado no Hospital Universitário da Universidade de São Paulo (HU-USP), alguns aspectos do raciocínio clínico, as principais questões legais associadas ao uso e documentação do PE e como as tecnologias da informação podem apoiar o enfermeiro no uso do PE.

▪ Processo de Enfermagem

O PE guia o desenvolvimento de um estilo de pensamento necessário para os julgamentos clínicos no cuidado ao paciente.[1] O PE é atualmente descrito em cinco fases (levantamento de dados, diagnóstico, planejamento, intervenção e avaliação), mas já foi descrito em mais ou menos fases dependendo do autor. A primeira geração do PE (1950-1970) o descrevia em quatro fases (levantamento de dados, planejamento, intervenção e avaliação).[2] Com o movimento de classificação dos diagnósticos, as descrições do PE passaram a incluir a fase diagnóstica entre a fase de levantamento dos dados e a de planejamento[3] e assim ele passou a ser descrito em cinco fases.

Levantamento dos dados

Nos textos em língua inglesa, essa fase do PE é designada de *assessment*, que significa avaliação.[4] Em português, a melhor tradução de *assessment* seria 'avaliação'. A nossa opção por designar essa fase de 'levantamento de dados' e não de 'avaliação' foi para diferenciá-la da designação da última fase do PE que, em português, é avaliação (de *evaluation*, em inglês).

Nessa fase do PE, o objetivo é obter dados que sejam relevantes para identificar as necessidades de cuidados de enfermagem do paciente. Os diagnósticos de enfermagem representam tais necessidades. O levantamento dos dados nada mais é do que usar técnicas de entrevista, de exame físico, de observação e de consulta a outras fontes (por exemplo, o prontuário do paciente) para obter informações relevantes para decidir sobre o(s) diagnóstico(s) de enfermagem que deve(m) ser considerados no cuidado ao paciente.

Para atender ao seu objetivo, o levantamento de dados requer habilidades perceptuais e de comunicação muito bem desenvolvidas e, especialmente, um quadro de referência muito claro sobre a disciplina de enfermagem. Isso porque durante o levantamento dos dados muitas decisões são tomadas como, por exemplo, que dados coletar e de que forma tratar de aspectos sensíveis com o paciente e sua família. Respostas a questões como essas, que surgem durante a coleta dos dados, precisam ser orientadas pela concepção do que é a disciplina de enfermagem e do papel clínico do enfermeiro. As teorias de enfermagem oferecem esse quadro de referência.

O levantamento de dados costuma ser descrito como a primeira fase do PE, mas ele ocorre continuamente durante todas as outras fases. Mesmo quando o enfermeiro está realizando uma intervenção ele pode estar coletando dados. No entanto, é importante que os diagnósticos do enfermeiro sejam apoiados em dados coletados de forma sistemática e deliberada porque essas características da coleta de dados aumentam a probabilidade de obter dados válidos para considerar e decidir sobre as possibilidades diagnósticas.[4] A acurácia dos diagnósticos é influenciada pela qualidade dos dados coletados.

A coleta de dados deliberada tem propósito e direção; é fundamentada na clareza de qual é o domínio da enfermagem e das responsabilidades profissionais do enfermeiro, e é realizada de forma a conservar tempo e energia do paciente e do enfermeiro. A coleta de dados sistemática implica em organização e lógica no sequenciamento das questões e observações e os principais fatores que influenciam a organização da coleta dos dados são o contexto situacional, a natureza da informação e as capacidades cognitivas-perceptuais do enfermeiro.[4]

Os contextos situacionais influenciam a organização da coleta de dados porque eles podem diferir em termos dos propósitos imediatos do cuidado, da probabilidade dos problemas de saúde, da gravidade do paciente, bem como em termos do ambiente físico e interpessoal.[4] Por exemplo, a organização da coleta de dados de um paciente que está sendo admitido numa unidade de internação pode ser muito diferente da que é realizada num atendimento de emergência ou da coleta de dados que é realizada diariamente (ou com maior frequência) de pacientes hospitalizados, ou ainda da que é realizada em intervalos de tempo mais longos como em unidades de atenção primária.

A maior estudiosa dessa fase do PE, Marjory Gordon, propõe os seguintes propósitos para diferentes contextos de coleta de dados:[4]

- Na avaliação inicial. O propósito é avaliar o estado de saúde do cliente, identificar qualquer padrão funcional que possa apresentar um problema, e estabelecer uma relação terapêutica.
- Na avaliação focalizada no problema. O propósito desse tipo de coleta de dados, que é a coleta que o enfermeiro realiza no seguimento de um paciente hospitalizado, por exemplo, é avaliar a presença ou ausência de um diagnóstico em particular. A amplitude dessa coleta de dados é, obviamente, menor que a da avaliação inicial.
- Na avaliação de emergência. Nas situações críticas, nos serviços de emergência ou em qualquer caso de suspeita de ameaça à vida, os principais propósitos da coleta de dados são identificar se a situação é ou não de emergência, determinar a natureza da emergência rapidamente para orientar intervenção imediata.
- Nas reavaliações de seguimento com intervalos de tempo longos. O propósito da coleta de dados nessas situações é avaliar possíveis mudanças nos padrões funcionais de saúde. Se novos problemas são identificados, pode ser necessário aprofundar a coleta dos dados a eles relativos.

Os diferentes contextos de levantamento de dados pressupõem expectativas de diferentes tipos de problemas de saúde o que direciona diferentes hipóteses diagnósticas e a estruturação e conteúdo da coleta de informações. Consideremos, por exemplo, o levantamento de dados de um paciente que acaba de ser admitido numa unidade de internação geral. A enfermeira considera que pode ou não haver diagnósticos de enfermagem e, de acordo com sua experiência, ela antecipa áreas de possíveis problemas, ou possíveis diagnósticos e estrutura o levantamento de dados estabelecendo uma atmosfera interpessoal que favorece o compartilhamento de ideias, preocupações e experiências de saúde,[4] buscando pistas de possíveis diagnósticos, sejam eles com foco no problema, de risco ou de promoção da saúde.[5]

Se o contexto é de uma unidade de emergência, a enfermeira muito provavelmente antecipa que deve haver um problema de saúde que requer a obtenção imediata de dados e ações, também imediatas, de manutenção da vida.[4]

Quando a enfermeira está levantando dados, ela deve conhecer a natureza das informações desejadas.[4] As informações desejadas são aquelas que apoiam a elaboração de hipóteses diagnósticas, bem como a confirmação ou negação de tais hipóteses. Uma classificação de diagnósticos de enfermagem como a da NANDA-I[5] oferece um universo de possibilidades quanto às possíveis naturezas das informações desejadas. A utilização de uma classificação diagnóstica proporciona ao enfermeiro possibilidades de sondar as hipóteses diagnósticas, buscando pistas mais relevantes para confirmá-las ou descartá-las.[6] Organizar o levantamento dos dados conforme a organização da classificação de diagnósticos da NANDA-I[5] diminui a chance de a enfermeira esquecer ou omitir algum dado que a leve a considerar hipóteses diagnósticas.[6] Exatamente por essa razão, o Sistema de Documentação Eletrônica do Processo de Enfermagem da Universidade de São Paulo (PROCEnf--USP),[7] desenvolvido e adotado no HU-USP, foi estruturado conforme os domínios e classes de uma estrutura que harmonizou[8] as classificações de diagnósticos (NANDA-I[5]), de intervenções (Nursing Interventions Classification – NIC[9]) e de resultados (Nursing Outcomes Classification – NOC[10]). Ainda não encontramos quaisquer dados que não fossem consistentes com os domínios e classes dessa estrutura.[8]

Diagnóstico

O diagnóstico é a segunda fase do PE. Podemos dizer que ele, em si mesmo, é um subprocesso do PE porque envolve a validação e a interpretação dos dados obtidos com o levantamento de dados. Para fazer os diagnósticos do paciente é necessário dispor dos dados que são obtidos junto a ele e sobre ele. Fazer diagnósticos sem dispor de dados do paciente obtidos dentro de um quadro de referência muito claro sobre a disciplina de enfermagem frequentemente leva a diagnósticos que não representam as reais necessidades de cuidados de enfermagem do paciente, ameaçando a segurança e a qualidade do cuidado oferecido. De posse das informações sobre o paciente, o enfermeiro identificará os diagnósticos de enfermagem, isto é, as necessidades de cuidados de enfermagem do paciente. Essas necessidades são respostas humanas reais ou potenciais, que requerem intervenções de enfermagem e, como tal, se referem à maneira como o paciente reage às situações de saúde ou doença ou ao significado que atribui a esses eventos. Para documentar os diagnósticos de enfermagem nos prontuários dos pacientes, o HU-USP adota a definição de diagnóstico de enfermagem da NANDA-I:[5]

> "O diagnóstico de enfermagem é um julgamento clínico sobre uma resposta humana a condições de saúde/processos da vida, ou a uma vulnerabilidade a essa resposta, por um indivíduo, família, grupo ou comunidade. O diagnóstico de enfermagem constitui a base para a seleção de intervenções de enfermagem que alcancem resultados que são de responsabilidade dos enfermeiros."

As habilidades de raciocínio clínico e o pensamento crítico são elementos fundamentais em todo o PE, mas são especialmente importantes para fazer os diagnósticos dos pacientes. O raciocínio clínico envolve diversas habilidades perceptuais e cognitivas que, aplicadas ao processo diagnóstico, permite ao enfermeiro: atribuir relevância aos dados de que dispõe, estabelecer possíveis relações entre os dados que considera relevantes, imaginar possíveis diagnósticos que bem representem os dados relacionados entre si, ponderar essas possíveis conclusões (os possíveis diagnósticos) e, finalmente, decidir não só por aquele(s) que é(são) a(s) melhor(es) representação(ões) da(s) resposta(s) do paciente aos seus problemas de saúde ou processos de vida, mas que também é(são) pertinente(s) ao contexto em que o cuidado ocorre.

A fase do diagnóstico é tão importante nas profissões da saúde que o raciocínio diagnóstico (ou pensamento diagnóstico) é tema de carreiras inteiras de pesquisadores que procuram compreender como se dá esse processo.[11] O modelo de pensamento diagnóstico proposto por Elstein e colaboradores[11] é clássico e procura descrever como se dão os processos de pensamento na formulação de diagnósticos. Nesse modelo, o raciocínio diagnóstico é definido como um método que visa a uma solução, por meio de tentativas (hipóteses) e eliminação de erros. O modelo proposto é conhecido como modelo hipotético dedutivo do processo diagnóstico ou como teoria da geração de hipóteses e compreende quatro componentes:

- Aquisição de "pistas" disponíveis – agrupamento de dados da situação clínica atual, por meio da obtenção de dados observáveis do paciente (e aqui incluem-se os dados autorrelatados pelos pacientes, bem como os obtidos pelo exame físico, consulta a outras fontes relevantes e observações direcionadas);
- Identificação de problemas a partir das "pistas" obtidas no levantamento dos dados e na recuperação de conhecimento da memória do diagnosticador;
- Interpretação dos dados e geração de hipóteses;
- Avaliação das hipóteses, julgamento final e tomada de decisão.

De acordo com esse modelo, um diagnóstico é formulado com base num conjunto de etapas mais ou menos simultâneas que se inicia com a obtenção de informações ou dados sobre o paciente. O enfermeiro infere relações entre os dados e agrupa-os. A partir daí considera possíveis condições alternativas, ou faz hipóteses diagnósticas que poderiam representar os agrupamentos feitos. O processo continua com a busca de outras informações que possam confirmar ou eliminar as hipóteses diagnósticas sob consideração. Assim as hipóteses são confirmadas ou rejeitadas. A obtenção de novas informações não garante que um diagnóstico específico exista e nesse estágio podem surgir novas hipóteses diagnósticas que ofereçam melhores explanações da situação. O processo finaliza-se quando o enfermeiro considera que o grau de incerteza é tolerável e decide pelo diagnóstico que melhor explicita a condição em questão.[12]

Ao final dessa etapa, o enfermeiro precisará selecionar entre os diagnósticos identificados os que são prioritários para a situação do paciente e documenta-los no prontuário do paciente. Para decidir sobre os diagnósticos prioritários, o enfermeiro precisa considerar as expectativas do paciente, o contexto em que o cuidado ocorre e a experiência clínica existente para lidar com os diagnósticos em questão. Essa consideração já é uma transição para a fase de planejamento do PE.

Planejamento

Na etapa de planejamento, para cada diagnóstico definido na fase anterior, o enfermeiro deverá pensar sobre quais resultados deseja obter. O HU-USP adota a NOC[10] para a documentação dos resultados desejados em prontuário do paciente. A definição de resultados (dos pacientes) sensíveis à enfermagem adotada é: "um estado, comportamento ou percepção do indivíduo, da família, ou da comunidade, que é medido ao longo de um continuum na resposta a uma intervenção ou intervenções de enfermagem".[10] Ao considerar os resultados que pretende alcançar, o enfermeiro precisa ter em mente que os resultados dos pacientes são afetados não apenas pelas ações de enfermagem, mas também por ações de todos os profissionais da equipe de saúde. Desse modo, selecionar resultados esperados sensíveis às intervenções de enfermagem é importante para demonstrar a contribuição específica da profissão no cuidado. A decisão sobre os resultados requer também a consideração do contexto e das preferências e valores do paciente. É necessário que os resultados escolhidos sejam possíveis e, obviamente, desejáveis.

Da justaposição dos diagnósticos com os seus respectivos resultados é que o enfermeiro considera as intervenções. Isto é, a intervenção precisa ter um nexo ao mesmo tempo com o diagnóstico e com os resultados. A prática de definir intervenções sem considerar os resultados desejáveis e possíveis pode levar a equívocos e a decepções do paciente e do profissional. Faz parte da escolha das intervenções buscar as melhores evidências sobre a efetividade, a viabilidade, a adequação e o significado que a intervenção tem para o paciente. Para documentar as intervenções para cada diagnóstico e resultado o HU-USP adota a NIC[9] em que uma intervenção de enfermagem é definida como: "qualquer tratamento, com base no julgamento e no conhecimento clínicos, realizado por um enfermeiro para melhorar os resultados do paciente." A partir das decisões realizadas nessa fase, o enfermeiro tem a responsabilidade de documentar e aprazar, para cada intervenção, as ações que deverão ser realizadas.

Intervenção

A fase da intervenção do PE, por vezes chamada de implementação do plano, é a realização das ações de enfermagem que foram prescritas. É a fase em que ocorrem as interações de cuidado. Deve refletir o que foi planejado. Durante as intervenções os enfermeiros continuam coletando dados, fazendo decisões continuamente para integrar ao plano inúmeros elementos impossíveis de antecipar, que só se apresentam no fazer o cuidado. Os cuidados realizados, bem como a participação e as reações do paciente a eles, devem ser cuidadosamente documentados no prontuário pois, além da sua importância para aspectos legais, esses registros são fundamentais para a revisão periódica (diária, a cada plantão, ou a cada consulta ambulatorial) dos diagnósticos, dos resultados esperados e das intervenções necessárias para alcançá-los.

Avaliação

A avaliação dos resultados é um processo deliberado, sistemático e contínuo. Trata-se da quinta etapa do PE, durante a qual o enfermeiro deverá determinar a situação do paciente em relação aos resultados esperados, previamente definidos na etapa de planejamento, bem como identificar necessidades de mudanças ou adaptações. No caso de o paciente não estar progredindo em relação aos resultados esperados é necessário repensar todo o PE. Isto é, é necessário coletar dados para identificar as razões pelas quais os resultados não estão sendo alcançados, o que pode levar à reconsideração dos diagnósticos estabelecidos, das intervenções escolhidas, de como as intervenções escolhidas estão sendo realizadas, ou mesmo à reconsideração dos resultados esperados, no caso de se concluir que os previamente estabelecidos não são possíveis na situação do paciente.

▪ Uso do Processo de Enfermagem nos serviços

Desde que foi proposto na década de 1950, o PE recebe grande relevância nos bons programas de formação de enfermeiros, talvez em todo o mundo. No entanto, esse mesmo grau de relevância não é verificado, mesmo nos bons serviços de cuidados à saúde (hospitais, clínicas, ambulatórios etc.). Alguns fatores contribuem para o distanciamento entre o ensino e a prática do PE como, a escassez de recursos humanos, a competência intelectual dos enfermeiros em aplicar o conhecimento na prática, a burocratização da documentação de enfermagem, entre outros.[13]

O PE, conforme já enfatizado, serve à atividade intelectual do enfermeiro, sendo dependente da sua relação com o paciente, a família, grupos e a comunidade, do saber que permeia essa relação, das estratégias utilizadas e do contexto onde o cuidado se insere. Neste sentido, não pode ser confundido ou limitado à documentação da assistência de enfermagem, enquanto requisito legal da profissão.[14]

A documentação de todas as fases do PE permite que os órgãos fiscalizadores verifiquem que as pessoas estão recebendo da enfermagem os serviços pelos quais ela é responsável; que pesquisadores avaliem a contribuição da enfermagem para a saúde das pessoas; e que os auditores estimem a qualidade do cuidado prestado.[15] A documentação do PE é fundamental, mas não é o PE. Apesar de as exigências de documentação nos serviços de saúde aumentarem dia a dia, é importante que o enfermeiro tenha clareza que 'documentar o PE' não é adotar o PE.

O enfermeiro que adota o PE tem um estilo de pensamento orientado pela identificação das necessidades de cuidados dos pacientes (os diagnósticos) que, justapostas a resultados desejáveis e possíveis (os resultados), permitem a ele derivar as ações (as intervenções) capazes de alcança-los. Documentar o PE requer que o engajamento dos envolvidos seja apoiado no fundamento de que as ações decorrentes do papel clínico da enfermagem influenciam os resultados de saúde das pessoas.[16] São inúmeros os fatores contextuais aos quais são atribuídas as dificuldades de documentar o PE. No entanto, se os enfermeiros não reconhecem que têm um papel clínico junto aos usuários dos serviços de saúde, que suas ações de cuidado influenciam a saúde das pessoas, não haverá preparo que dê conta de diminuir a resistência ao uso do PE ou políticas institucionais capazes de incorporar modelos de assistência compatíveis com o uso do PE.[17]

A Resolução Cofen-272/2002[18] estabelece que a sistematização da assistência de enfermagem deve ser realizada nas instituições de saúde, públicas e privadas no Brasil. Em 2009, esta resolução foi revogada pela Resolução Cofen-358/2009 por meio da qual a implementação do PE passou a ser uma exigência em todos os ambientes onde o cuidado é realizado pelo profissional de enfermagem.[19]

No âmbito ético-legal, é responsabilidade e dever dos profissionais de enfermagem os registros da documentação do PE. Os registros devem estar em consonância e pautados na legislação vigente para que possam servir como subsídios e tenham valor legal garantido. A ausência de registro ou o registro inadequado do PE pode resultar em: descontinuidade da assistência, avaliação inadequada das alterações das condições clínicas do paciente, julgamento impreciso dos resultados obtidos, ausência de base jurídica consistente para defesa quanto ao trabalho realizado ou quanto ao cuidado recebido.

▪ Tecnologias da Informação e Comunicação e o Processo de Enfermagem

As Tecnologias da Informação e Comunicação (TICs) têm sido usadas como um caminho para aperfeiçoar os registros clínicos em saúde e apoiar a documentação eletrônica do PE, pois permitem integrá-los em uma estrutura lógica de dados, informação e conhecimento para a tomada de decisão do cuidado de enfermagem.[20]

Os resultados de uma revisão integrativa apontaram que os registros eletrônicos em saúde devem ser estruturados a partir de um resumo mínimo de dados e/ou alicerçados em terminologias/sistemas de classificação.[21] Observa-se que, ao adotar tal estruturação, os registros eletrônicos podem promover a continuidade do cuidado de enfermagem, uma vez que os dados/informações dos pacientes estão disponíveis a qualquer momento e em tempo real. O registro eletrônico dos dados, de forma completa e detalhada, pode contribuir com a produção de informações para se obter a melhor tomada de decisão com suporte dos sistemas eletrônicos de apoio às decisões, além de facilitar a implementação de indicadores de qualidade do cuidado e segurança do paciente.[21]

Há relatos de várias iniciativas de desenvolvimento de *softwares* no país que dão apoio às atividades realizadas pelos enfermeiros,[22] que usam sistemas de classificação como o CIPE* Versão 1.0.,[23] compostos por módulo assistencial de enfermagem (histórico, exame clínico e plano de cuidados), módulo gerencial (escala de serviço, gestão de pessoal, indicadores hospitalares) e outros elementos.[24]

No HU-USP, a documentação do PE é apoiada por sistema eletrônico designado de PROCEnf-USP.[7] O PROCEnf-USP foi totalmente desenvolvido sobre uma base de conhecimento que integra as classificações de diagnósticos da NANDA-I,[5] de resultados NOC[10] e de intervenções NIC[9] articuladas por uma estrutura que harmoniza as três classificações.[8] Esse sistema, que sofre melhorias continuamente, apoia a documentação clínica e a geração de relatórios do PE, além de apoiar os enfermeiros nas suas decisões sobre os diagnósticos, os resultados e as intervenções de enfermagem.[7]

Com a evolução da tecnologia, especialmente da Internet, a possibilidade de compartilhar as informações de saúde tornou-se viável, e, naturalmente o prontuário eletrônico do paciente (PEP), antes de uso exclusivo e interno da instituição de saúde, evoluiu para o conceito de um Registro Eletrônico de Saúde (RES). Esse possui, em seu núcleo conceitual, o compartilhamento de informações sobre a saúde de um ou mais indivíduos, inter e multi-instituição, dentro de uma região (município, estado ou país), ou ainda, entre um grupo de hospitais.[25]

A documentação clínica de enfermagem é uma parte essencial do PE e a aplicação da tecnologia da informação pode transformar essa documentação em uma ferramenta multidisciplinar integrada, capaz de melhorar os resultados clínicos e a tomada de decisão.[26]

▪ Considerações finais

Em síntese, o PE é um instrumento utilizado pelo enfermeiro com a finalidade de nortear o raciocínio clínico, identificar e satisfazer as necessidades de saúde do paciente. Destaca-se que para o PE atingir sua finalidade é importante que seja intencional (voltado para um resultado a ser alcançado), sistemático (utiliza abordagem organizada em fases ou etapas), dinâmico (as mudanças podem ocorrer a qualquer tempo; é um processo ininterrupto), interativo (porque é baseado nas relações entre enfermeiro, paciente e demais profissionais da saúde), flexível (as etapas podem ser utilizadas de modo sequencial ou concomitante) e baseado em teorias (tanto teorias de enfermagem quanto aquelas emprestadas de outras profissões sustentam a operacionalização do PE).

As tecnologias da informação e comunicação têm muito a oferecer no sentido de facilitar a documentação clínica do enfermeiro e, quem sabe, contribuir para reduzir o tempo que dedica a essa documentação, liberando-o para fazer o PE propriamente dito.

▪ Referências bibliográficas

1. Kenney JW. Relevance of theory-based nursing practice. In: Christensen PJ, editor. Nursing process: application of conceptual models. 4th ed. Saint Louis: Mosby, 1995. p. 3-23.
2. Pesut DJ, Herman J. Clinical reasoning: the art and science of critical and creative thinking. Albany: Delmar Publeshers, 1999. 244 p.
3. Kuiper R, O'Donnell SM, Pesut DJ, Turrise SL. The essentials of clinical reasoning for nurses: using the outcome-present state test model for reflective practice. Indianopolis: Sigma Theta Tau, 2017.
4. Gordon M. Clinical information collection. Nursing diagnosis: process and application. 3rd ed. Saint Louis: Mosby, 1994. p. 121-53.
5. Herdman TH, Kamitsuru S. Diagnósticos de enfermagem da NANDA-I: definições e classificação 2018-2020. 11ª ed. Porto Alegre: Artmed, 2018. 462 p.
6. Fontes CMB. Perfis de diagnósticos de enfermagem antes e após a implemetação da classificação da NANDA-I. São Paulo. Tese [Doutorado]: Universidade de São Paulo, 2006.
7. Peres HHC, Cruz DALM, Lima AFC, Gaidzinski RR, Ortiz DCF, Trindade MM, et al. Desenvolvimento de Sistema Eletrônico de Documentação Clínica de Enfermagem estruturado em diagnósticos, resultados e intervenções. Revista da Escola de Enfermagem da USP. 2009;43:1149-55.
8. Dochterman JM, Jones DA. Unifying nursing languages: the hamonization of NANDA, NIC and NOC. Silver Spring: American Nurses Association, 2004.
9. Bulecheck B, Butcher HK, Dochterman J, Wagner C. NIC Classificação das intervenções de enfermagem. 6ª ed. Rio de Janeiro: Elsevier Brasil, 2016. 610 p.
10. Moorhead S, Johnson M, Maas ML, Swanson E. NOC Classificação dos resultados de enfermagem. 5ª ed. Rio de Janeiro: Elsevier, 2016. 682 p.
11. Elstein AS, Bordage G. Psychology of clinical reasoning. In: Dowie J, Elstein AS, editors. Professional judgment: a reader in clinical decision making. Cambridge, UK: Cambridge University Press, 1999. p. 109-29.
12. Radwin LE. Research on diagnostic reasoning in nursing. Nursing Diagnoses. 1990;1(2):70-7.
13. Dell'Acqua MCQ. Processo de Enfermagem como padrão geral da prática. In: Barros ALBL, Sanchez CG, Lopes JL, Dell'Acqua MCQ, Lopes MHBM, Silva RCG, editores. Processo de enfermagem: guia para a prática [monografia na internet]. São Paulo: CO-

REN-SP; 2015[acesso em 25 nov 2018].[11-24]. Available from: https://portal.coren-sp. gov.br/sites/default/files/SAE-web.pdf.

14. Cruz DALM. Processo de enfermagem e classificações. In: Gaidzinski RR, Gomes AVNS, Lima AFC, Gutierrez BAO, Cruz DALM, Rogenski NMB, et al., editors. Diagnóstico de enfermagem na prática clínica. Porto Alegre: Artmed, 2008.

15. Barros ALBL, Sanchez CG, Lopes JL, Lopes MHBM, Silva RCG. Processo de enfermagem. In: Barros ALBL, Sanchez CG, Lopes JL, Dell'Acqua MCQ, Lopes MHBdM, Silva RdCG, editores. Processo de enfermagem: guia para a prática. São Paulo: COREN-SP; 2015[acesso em 25 nov 2018].[11-24]. Disponível em: https://portal.coren-sp.gov.br/sites/default/files/SAE-web.pdf.

16. Cruz DALM, Pimenta CA, Pedrosa MFV, Lima AFC, Gaidzinski RR. Nurses' perception of power regarding their clinical role. Revista Latino-americana de Enfermagem [Internet]. 2009 [acesso em 23 nov 2018];17(2):234-9. Disponível em: https://www.revistas. usp.br/rlae/article/view/2566/3159.

17. Azevedo OA, Guedes ES, Araújo SAN, Maia MM, Cruz DALM. Documentação do processo de enfermagem em instituições públicas de saúde do Estado de São Paulo. Revista da Escola de Enfermagem da USP. (Prelo).

18. Brasil. Conselho Federal de Enfermagem. Resolução Cofen-272/2002. Dispõe sobre a Sistematização da Assistência de Enfermagem – SAE – nas Instituições de Saúde Brasileiras. Referência [Internet]. 2002 [acesso em 10 nov 2018]; Disponível em: http://www.cofen.gov.br/resoluo-cofen-2722002-revogada-pela-resoluao-cofen--n-3582009_4309.html.

19. Brasil. Conselho Federal de Enfermagem. Resolução COFEN-358/2009. Dispõe sobre a Sistematização da Assistência de Enfermagem e a implementação do processo de enfermagem em ambientes, públicos ou privados, em que ocorre o cuidado profissional de enfermagem, e dá outras providências. Referência [Internet]. 2009 [acesso em 10 nov 2018]; Disponível em: http://www.cofen.gov.br/resoluoco-fen3582009_4384.html.

20. Organización Panamericana de la Salud. Desarrollo de sistemas normalizados de información de enfermería. Washington: OPS, 2001.

21. Sousa PAF, Dal Sasso GTM, Barra DCC. Contribuições dos registros eletrônicos para a segurança do paciente em terapia intensiva: uma revisão integrativa. Texto & Contexto de Enfermagem. 2012;21(4):971-9.

22. Oliveira CG, Barros KAAL, Oliveira AG. Construção de um protótipo de software para apoio à Sistematização da Assistência de Enfermagem, utilizando a engenharia de software e usabilidade. Journal of Health Informatics. 2010;2(1):1-6.

23. Dal Sasso GT, Barra DCC, Paese F, Almeida SRW, Rios GC, Marinho MM, et al. Dal Sasso GTM et al. Processo de enfermagem informatizado: metodologia para associação da avaliação clínica, diagnósticos, intervenções e resultados. Revista da Escola de Enfermagem da USP. 2013;47(1):242-9.

24. Santos SR. Informática em enfermagem: desenvolvimento de software livre com aplicação assistencial e gerencial. Revista da Escola de Enfermagem da USP. 2010;44(2):295-301.

25. Conselho Federal de Medicina e Sociedade Brasileira de Informática em Saúde. Cartilha sobre Prontuário Eletrônico: a certificação de sistemas de registro eletrônico de saúde. Referência [Internet]. 2012 [acesso em 10 nov 2018]; Disponível em: http://www.sbis.org.br/documentos-e-manuais.

26. Hannah KJ, Ball MJ, Edwards MJA. Introdução à informática em enfermagem. 3ª ed. Porto Alegre: Artmed, 2009.

Capítulo 10

A Enfermagem e a Prática Baseada em Evidências

■ Diná de Almeida Lopes Monteiro da Cruz
■ Flávia de Oliveira Motta Maia ■ Fernanda Ayache Nishi
■ Gilcéria Tochika Shimoda

■ Objetivos da aprendizagem

Ao final deste capítulo, o residente deverá ser capaz de:
- Discorrer sobre a importância da prática clínica baseada em evidências;
- Apresentar uma definição de prática baseada em evidência;
- Discorrer sobre o modelo da prática baseada em evidência do Instituto Joanna Briggs;
- Relacionar os passos da prática clínica baseada em evidências;
- Relacionar as etapas de implementação de evidências na prática clínica.

■ Prática baseada em evidências

São inúmeras as decisões que os profissionais de saúde fazem durante um turno de trabalho. A enfermeira, a partir do histórico e exame físico, precisa decidir quais são as respostas funcionais e disfuncionais dos pacientes sob seus cuidados, qual a relevância dessas respostas na situação, quais são os resultados desejáveis e possíveis para o cuidado que é oferecido e quais são as intervenções necessárias para alcançá-los. Para fazer boas decisões, além de habilidades cognitivas, perceptuais, de interação pessoal e domínio na avaliação do paciente, é necessário que a enfermeira tenha habilidades para lidar com os conhecimentos que aumentam e se modificam continuamente. A consciência de que o conhecimento em saúde é limitado, mutante; que, por vezes, é equivocado e envolve outros interesses que não apenas os melhores resultados de saúde; que os valores e preferências da pessoa que recebe os cuidados de saúde, bem como a experiência do profissional devem ser considerados são a base para a prática baseada em evidências (PBE).

A PBE é a prática em saúde que considera a melhor evidência disponível, o contexto em que o cuidado é feito, a preferência do usuário e o julgamento do profissional de saúde[1] e é um dos fatores que influenciam as habilidades dos profissionais de saúde para prestar cuidado de excelente qualidade.[2]

As finalidades deste capítulo são familiarizá-lo com os princípios da PBE, oferecer-lhe uma visão abrangente sobre o conceito de evidências em saúde e apresentar os passos envolvidos na PBE.

O termo "prática" da expressão "prática baseada em evidências" é aplicável ao que fazem os clínicos, ao que fazem os gestores, assim como ao que fazem os que desenvolvem políticas públicas. No entanto, este capítulo tem como foco a prática clínica. Existem vários modelos de PBE e o adotado neste capítulo é o modelo do Instituto Joanna Briggs,[3] por ser o que tem orientado a prática do Hospital Universitário nessa área.

▪ Modelo de Cuidado à Saúde Baseado em Evidências do Joanna Briggs Institute

O Joanna Briggs Institute (JBI) foi criado em 1996 no Royal Adelaide Hospital, na Austrália, pelo Professor Alan Pearson e recebeu esse nome – Joanna Briggs – em homenagem à primeira enfermeira-chefe desse hospital.[4] Atualmente, o JBI é um centro de pesquisa e desenvolvimento da Faculty of Health and Medical Sciences, da Universidade de Adelaide, na Austrália. O JBI reúne mais de 70 entidades ao redor do mundo que formam a Joanna Briggs Collaboration (JBC), com finalidade de promover e apoiar globalmente a síntese, a transferência e o uso de evidências por meio da identificação de práticas em saúde efetivas, significativas, adequadas e viáveis.[5] O Centro Brasileiro para o Cuidado à Saúde Informado por Evidências: Centro de Excelência do Instituto Joanna Briggs (JBI-Brasil), estabelecido em 2011 na Universidade de São Paulo, é a primeira entidade colaboradora do JBI na América Latina. O JBI-Brasil representa esforço coordenado da Escola de Enfermagem e do Hospital Universitário da Universidade de São Paulo para promover o cuidado à saúde baseado em evidências entre os profissionais que atuam na clínica, gestão, pesquisa ou no ensino, entre os formuladores de políticas públicas de saúde e entre os usuários do sistema de saúde.[6,7]

O JBI propôs um modelo de cuidado à saúde baseado em evidências (CSBE) em 2005, a partir da experiência que a organização tinha na disseminação, implementação e avaliação de diretrizes baseadas em evidências em áreas clínicas e na literatura científica e profissional.[1] Um modelo é uma representação gráfica de um fenômeno e serve para apresentar determinada perspectiva ou ponto de vista sobre sua natureza ou função.[8] O modelo de PBE do JBI serve para facilitar a compreensão, a análise e o refinamento da concepção que o JBI tem do que seja a PBE.[9] O modelo do JBI da Figura 10.1 é o que foi publicado em 2018[3] e a sua descrição também é dessa mesma fonte.[3]

Desde o início, o logo do JBI inclui a imagem de uma pedrinha caindo na água formando uma série de pequenas ondas na superfície, que é uma metáfora para o processo de compartilhamento do conhecimento e mudanças nas práticas de saúde.[4] O círculo central na Figura 10.1 representa a pedrinha do conhecimento e as seções internas representam a forma de o JBI conceber as etapas do processo para praticar a tomada de decisão clínica baseada em evidências. As seções mais externas representam os componentes mais operacionais do modelo e as flechas indicam que o fluxo entre as etapas pode ser bidirecional.

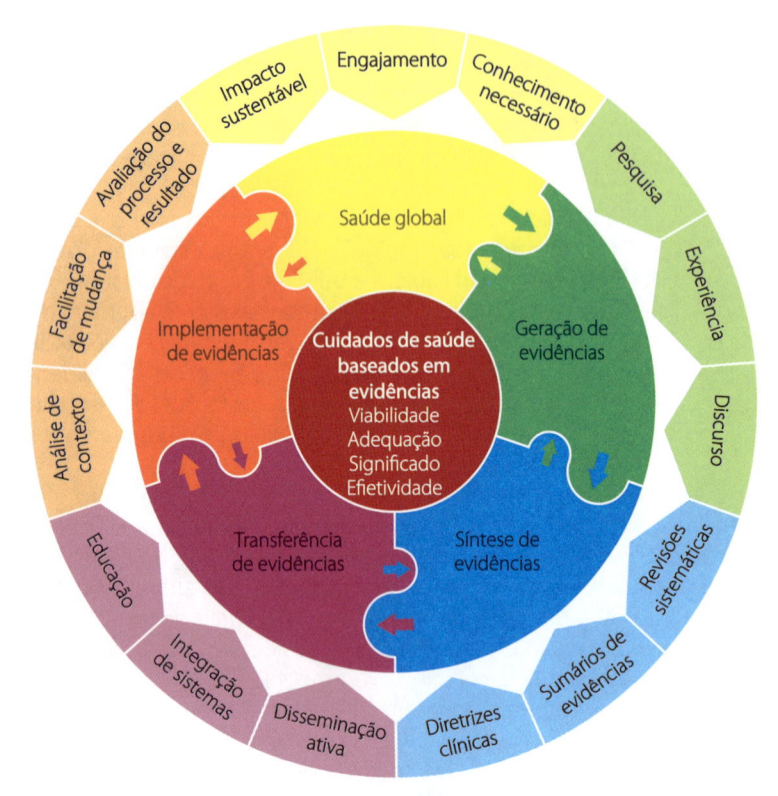

Figura 10.1 Modelo de cuidado à saúde baseado em evidências do Joanna Briggs Institute.

Fonte: Joanna Briggs Institute, 2018. <http://joannabriggs.org/jbi-approach.html>

O círculo central, que representa a pedrinha do conhecimento, refere-se ao cuidado à saúde baseado em evidências (CSBE)*. Para o modelo do JBI, o CSBE é a tomada de decisão que considera a viabilidade (*feasibility*, no original), a adequação (*appropriateness*), o significado

---

* O JBI usa a expressão "cuidado à saúde baseado em evidências" por ser um termo aplicável a diversas áreas da saúde e a todas as práticas a ela relacionadas.

(*meaningfulness*), e a efetividade (*effectiveness*) das práticas de saúde. Por meio das iniciais dos termos em inglês desses tipos de evidências, o JBI veicula o acrônimo *FAME* para enfatizar que o cuidado à saúde baseado em evidências requer outros tipos de evidências além das de efetividade, aspecto que será retomado na próxima seção. As melhores evidências disponíveis, o contexto em que o cuidado é feito, o paciente, e a experiência e julgamento do profissional da saúde informam esse processo de tomada de decisão.

A seção da Figura 10.1, onde se lê "Saúde global", representa o ponto de vista do JBI de que a melhora da saúde global é ao mesmo tempo meta e "força motriz" do CSBE. A missão do JBI é fundamentada na colaboração entre centros de excelência ao redor do mundo para informar as necessidades de conhecimento para problemas locais que tenham relevância global. As seções amarelas mais externas mostram como o JBI relaciona a saúde global com o CSBE:

- Impacto sustentável: as melhoras no cuidado a saúde, quaisquer que sejam, precisam ser duradouras;
- Engajamento e colaboração (em todos os âmbitos): elementos imperativos para enfrentar de forma bem-sucedida os desafios para oferecer cuidado à saúde baseado em evidências;
- Necessidade do conhecimento: obter conhecimento sobre o que as pessoas realmente necessitam, sobre os recursos que estão disponíveis e sobre os fatores que limitam suas escolhas é fundamental para o cuidado à saúde baseado em evidências.

A seção em cor verde, mais ao centro da Figura 10.1, representa o componente de geração de evidências do modelo. O JBI entende que os resultados de pesquisas bem delineadas, com base em qualquer posição metodológica, bem como as experiências e opiniões pessoais são evidências para informar o cuidado à saúde. Por essa razão, o JBI reconhece todas as formas de pesquisa científica e de explicitar opiniões e experiências como meios de gerar conhecimento. As seções em verde mais externas da Figura 10.1 representam esses meios de geração de conhecimento:

- Pesquisa: é amplamente aceito que os resultados obtidos em pesquisas com o uso de qualquer metodologia são mais créditeis como evidências que narrativas ou opiniões pessoais. Mas, há situações em que não existem evidências resultantes de pesquisas bem delineadas para informar as decisões;

- Experiência: do profissional e do paciente é reconhecida como forma de gerar evidências no modelo do JBI;
- Discurso: é definido como qualquer debate ou comunicação escrita sobre uma experiência pessoal.

A melhor forma de gerar evidências de efetividade de uma determinada prática é a condução de ensaios clínicos controlados e randomizados. No entanto, nem sempre é possível esse delineamento de pesquisa, como quando se quer testar intervenções de saúde pública. Com isso, outras formas de produção de evidências vêm ganhando mais respeito. Independentemente da forma pela qual a evidência foi obtida, é sempre necessário ponderá-las adequadamente, considerando a experiência clínica do profissional e as preferências e valores do paciente.

A seção mais central, em tom azul na figura, representa a síntese de evidências. A síntese de evidências é a avaliação e integração das evidências existentes sobre um tópico específico. O JBI reconhece como tipos de síntese de evidências, representadas nas seções mais externas em azul na figura:

- Revisões sistemáticas: é a principal forma de sintetizar evidências sobre uma questão específica;
- Sumários de evidências: surgiram como uma forma de síntese em menor escala para sintetizar evidências de forma rápida, também conhecidos como revisões rápidas (*rapid reviews*);
- Diretrizes clínicas: diretrizes clínicas confiáveis são desenvolvidas com metodologia rigorosa e transparente, envolvem a apresentação das recomendações claramente vinculadas às evidências disponíveis, incluindo resultados de revisões sistemáticas.

A transferência de evidências, representada na seção em lilás da Figura 10.1, é fundamental para a tomada de decisão. Os profissionais que precisam decidir têm de ter pronto acesso às sínteses de evidências. A transferência de evidências é um processo participativo para ampliar o acesso e o uso de evidências nos contextos locais. Consiste em fatores que permitem, facilitam e apoiam a implementação de evidências e envolvem:

- Disseminação ativa: refere-se a métodos de compartilhamento de informações, como as mídias sociais, e outros formatos para incentivar o uso de evidências;
- Integração de sistemas: trata da inserção de evidências nos processos, nas políticas e nos sistemas de suporte à decisão;
- Educação: refere-se a todas as formas de ensino.

A seção mais central, em cor laranja da Figura 10.1, representa a implementação de evidências que é a chave para o sucesso do CSBE. A implementação de evidências é definida como o conjunto de atividades que induzem e facilitam o engajamento dos principais envolvidos no uso de evidências de pesquisa para informar a tomada de decisão e gerar melhora sustentada na qualidade do cuidado à saúde que é oferecido às pessoas. Os componentes desse processo incluem:

- Análise de contexto: trata de compreender quão pronta a organização está para a mudança ou para a implementação de uma nova prática ou para a extinção de uma prática corrente;
- Facilitação: projetos de mudança ou de implementação requerem um facilitador ou um condutor do processo de engajamento dos principais envolvidos;
- Avaliação: dados do processo de implementação e dos seus resultados precisam ser obtidos para determinar o impacto da mudança e informar atividades futuras. Isso é, a implementação influenciará de alguma forma a saúde global e, consequentemente, novas necessidades de conhecimento poderão ser identificadas.

O modelo do JBI, por reconhecer a natureza complexa e única dos ambientes de cuidado à saúde, adota como princípios gerais do CSBE a cultura, a capacidade, a comunicação e a colaboração.[3]

- ## O que é evidência em saúde?

Em linhas gerais, uma evidência refere-se a dados ou informações usadas para decidir se algo é verdadeiro ou não, e a definição mais disseminada de evidência em saúde diz respeito a resultados produzidos por pesquisas científicas.

O ensaio clínico controlado e randomizado (ECR), no início do movimento do CSBE, era visto como o único método capaz de produzir evidências adequadas para informar as decisões clínicas. No entanto, essa visão foi desafiada com o argumento de que, apesar de o ECR ser o método de escolha para responder a questões sobre a efetividade de um tratamento, intervenção ou prática, os profissionais de saúde têm questões sobre outros aspectos de sua prática que também informam suas decisões. No modelo do JBI, evidência é definida como a base da crença; a prova ou a confirmação necessária para crer que algo é verdadeiro.[10,11] No modelo do JBI, evidência científica a ser transferida e usada na prática clínica deixa de ser somente aquela proveniente de ensaios clínicos, já que para determinados temas a melhor evidência disponível pode ser apresentada por estudos observacionais ou por pesquisas qualitativas. Na prática, o interesse dos profissionais de saúde pelas evidências científicas está diretamente relacionado ao fato de haver uma enorme gama de intervenções possíveis para um mesmo problema. Assim, para que sejam interessantes aos olhos de quem busca respostas, as evidências produzidas pelas pesquisas devem mostrar que a intervenção de interesse:

a) É viável;
b) É adequada para a situação em foco;
c) Tem significado positivo para o paciente/cliente; e
d) É efetiva para alcançar o(s) desfecho(s) desejado(s), conforme já mencionado na seção anterior.[12]

Exemplos de perguntas que se referem a evidências de viabilidade de uma prática são:

- Qual é o custo-efetividade de tal procedimento, intervenção?
- Os recursos estão disponíveis?
- O grau de competência/experiência necessário para realizar essa prática (procedimento, intervenção) está disponível?

São exemplos de perguntas quanto às evidências de adequação:

- A intervenção (procedimento ou prática) é culturalmente aceitável no contexto de interesse?
- É aplicável para a maior parte da população de interesse?
- É facilmente adaptável a diferentes circunstâncias no contexto de interesse?

Perguntas sobre uma prática ser associada a experiências positivas de quem a recebe ou realiza, por sua vez, são perguntas sobre evidências de significado.

Perguntas de evidências de efetividade são perguntas que questionam se o efeito de uma intervenção (procedimento, prática ou tratamento) é benéfico ou se não há dano associado ao seu uso, se a prática é segura.[13]

▪ Revisão sistemática como síntese de evidências

As evidências em saúde são provenientes de pesquisas de alta qualidade, realizadas com qualquer metodologia. Pesquisas de alta qualidade são pesquisas que usam metodologias coerentes com a pergunta a ser respondida, bem delineadas, bem conduzidas e bem relatadas. Os resultados de pesquisas sobre um determinado tema podem, no entanto, ser incompletos ou até contraditórios. Por essa razão as revisões sistemáticas, quando adequadamente conduzidas, são o 'padrão ouro' quando nos referimos a síntese de evidências porque carregam em sua metodologia um alto rigor e transparência na forma como realizam a busca, a avaliação crítica e a integração das evidências disponíveis.[14] Uma revisão sistemática é, essencialmente, uma análise de toda a literatura disponível e o julgamento quanto a efetividade, significado, viabilidade ou adequação de uma determinada prática, intervenção ou procedimento.[15]

Assim como é diversificada a natureza dos temas e dúvidas que o profissional de saúde encontra na prática clínica, também é diversa a forma como tais questões são apresentadas e respondidas. Os diferentes tipos de revisões sistemáticas buscam trazer respostas para questões de diferentes naturezas ou características que, por sua vez, envolvem tipos diferentes de evidências. Evidências de efetividade de uma determinada prática para determinado(s) desfecho(s) são sintetizadas por revisões sistemáticas quantitativas; evidências de significado que uma determinada prática tem para quem a recebe ou para quem a pratica são sintetizadas por revisões qualitativas; evidências de viabilidade de uma determinada prática num determinado contexto e evidências de que uma determinada prática é adequada para uma situação podem ser sintetizadas tanto por revisões qualitativas como quantitativas.

Revisões sistemáticas qualitativas

As revisões sistemáticas de estudos qualitativos integram e articulam resultados de pesquisas qualitativas. São desenvolvidas por meio de metodologia rigorosa e especificamente desenvolvida para a síntese de evidências qualitativas. Além de apresentar os achados dos estudos primários em forma de síntese narrativa, este tipo de revisão pode ainda resultar na combinação e análise de estudos qualitativos, por meio da metassíntese.[1,16] O tema ou questão norteadora desse tipo de revisão está em geral relacionado com a descrição da experiência humana e de fenômenos sociais e culturais, podendo ainda focar a relação existente entre o participante e a intervenção.[1] São especialmente importantes para se compreender a razão de determinados fenômenos acontecerem, como o motivo de determinada intervenção não ser adotada por uma população específica apesar de ser comprovadamente a mais efetiva. A não adesão pode estar relacionada a crenças, questões culturais, experiência dos profissionais que aplicam a intervenção, entre outros. Todos esses pontos não poderiam ser adequadamente investigados e descritos por estudos quantitativos.

Revisões sistemáticas quantitativas

As sínteses de evidências quantitativas ou revisões sistemáticas quantitativas buscam trazer respostas para uma infinidade de perguntas na área da saúde por meio de estudos quantitativos de diferentes naturezas. Muitas vezes, a reunião dos resultados quantitativos de dois ou mais estudos pode gerar uma única estimativa de efeito, o que facilita muito a decisão na prática clínica, especialmente quando os estudos primários mostram resultados controversos a respeito de um tema. Para cada tipo de questão norteadora existe uma metodologia específica de revisão a ser desenvolvida. Dentre os diversos tipos de revisões quantitativas, destacam-se:

- Revisão sistemática de efetividade: é o tipo mais conhecido e busca avaliar a efetividade de um tratamento, prática ou intervenção com relação a um determinado desfecho. Classicamente sintetizam evidências de ensaios clínicos, mas também podem incluir estudos observacionais.

- Revisão sistemática de custo-efetividade: avalia o custo atribuído a aplicação de uma intervenção em relação a efetividade ou benefícios que a intervenção proporciona. São estudos econômicos, particularmente úteis na avaliação de novas tecnologias em saúde e na instituição de políticas públicas de saúde.
- Revisão sistemática de acurácia de teste diagnóstico: trata de sintetizar evidências relacionadas ao grau de precisão de um teste diagnóstico (teste laboratorial, exame de imagem etc.). São conduzidos por meio de metodologia específica que compara a acurácia de novos testes diagnósticos com a de testes já existentes.
- Revisão sistemática de etiologia e risco: sintetiza evidência com o objetivo de apontar fatores determinantes ou predisponentes para o desenvolvimento de uma determinada condição. Esse tipo de revisão é muito importante para a tomada de decisão em políticas públicas de saúde, pois podem subsidiar a alocação de recursos ou estratégias de prevenção em saúde.

O CSBE deve ser compreendido como um processo cíclico que deriva questões, preocupações e interesses a partir da identificação de necessidades da saúde global pelos profissionais e usuários e, então, trata dessas questões pela produção de conhecimento e evidências para efetiva e apropriadamente atender a essas necessidades, de formas que sejam viáveis e significativas para populações, culturas e locais específicos. Essas evidências são avaliadas criticamente, sintetizadas e transferidas para os serviços de saúde e para os profissionais de saúde, que as usam e que avaliam o seu impacto nos resultados de saúde, nos sistemas de saúde e na prática profissional.[12]

▪ Passos da prática baseada em evidências

Usar evidências na tomada de decisão clínica envolve formular questões clínicas que sejam adequadas para recuperar pesquisas em resposta às necessidades identificadas, avaliar criticamente as evidências encontradas, elaborar uma estratégia de ação para o uso da melhor evidência e avaliar os seus efeitos na prática. Essas etapas são componentes do processo ativo de uso da PBE na prática clínica, que envolve cinco passos:[18,19]

1. Transformar as incertezas clínicas em questões focais estruturadas;

2. Usar as questões formuladas no primeiro passo como base para buscar literatura com a finalidade de identificar evidências relevantes;

3. Avaliar criticamente as evidências identificadas quanto à sua validade e aplicabilidade;

4. Ponderar a melhor evidência, considerando a experiência clínica, a perspectiva do paciente e os recursos disponíveis para planejar o cuidado; e

5. Avaliar os desfechos (resultados) por meio da autorreflexão, da auditoria ou da avaliação pelos pares.

Transformar as incertezas clínicas em questões focais estruturadas

Um dos motivos mais importantes para o uso da PBE é melhorar a qualidade do cuidado oferecido pela identificação e promoção de práticas que sejam efetivas. As respostas às incertezas do cuidado à saúde favorecem o julgamento profissional sobre qual a melhor decisão, considerando as preferências do paciente, os recursos disponíveis e sua experiência clínica.[20,21] Formular questões claras, objetivas e com foco no que se pretende elucidar favorece a busca nas bases de dados científicas e a recuperação de estudos.[22]

O modelo proposto para elaborar questões clínicas bem estruturadas é conhecido pelo acrônimo PICO,[20] que considera quatro componentes essenciais: População, Intervenção, Comparação e Outcomes (resultados/desfechos). O elemento "tempo" pode ser opcionalmente incluído na estratégia, modificando o acrônimo para PICOT.[20] Cada elemento da estratégia PICO/PICOT deve ser claro e bem definido na pergunta clínica, considerando:[20]

- População: paciente ou grupo de pacientes com uma condição específica de saúde, ou indivíduos com características demográficas semelhantes.
- Intervenção: refere-se ao aspecto do cuidado à saúde que se tem interesse em testar na prática, podendo ser um tipo de intervenção terapêutica, preventiva, diagnóstica ou organizacional.
- Comparação: este elemento é opcional, considerando que nem sempre há alternativas que sejam comparáveis à intervenção de interesse.
- *Outcomes* (resultados/desfechos): efeito que se espera alcançar com o uso da intervenção. Pensar nos resultados durante a formulação da pergunta de pesquisa favorece o encontro de estudos que avaliam especificamente o desfecho de interesse.
- Tempo (*time frame*): período de seguimento. Esse elemento é opcional e seu uso é relevante apenas se houver condições em que o tempo pode influenciar os resultados/desfechos de interesse.

As perguntas clínicas podem requerer outros tipos de respostas, que não estejam relacionadas à efetividade de uma intervenção e necessitam de estratégias que usam variações do acrônimo PICO. Por exemplo, quando a dúvida está relacionada a experiências ou significados atribuídos a um determinado fenômeno (como o parto normal realizado no domicílio é percebido pela mulher) a variante da estratégia PICO é a PICo. Na PICo, o 'I' refere-se ao fenômeno de interesse (por exemplo, a experiência do parto normal), o 'Co' refere-se ao contexto (por exemplo, no domicílio, em casas de parto, no hospital). Independente da variante da PICO, os seus elementos são descritos separadamente e então articulados para compor uma questão de pesquisa bem estruturada que favoreça a busca de estudos nas bases de dados científicas.[20]

Usar as questões formuladas no primeiro passo como base para buscar literatura com a finalidade de identificar evidências relevantes

Esse passo consiste na busca de estudos relevantes nas bases de dados científicas (por exemplo, Cochrane Library, CINAHL, MEDLINE).

Quanto mais clara for a questão formulada no primeiro passo, mais fácil será fazer as buscas em bases eletrônicas. Reconhecer os tipos de estudos e as bases de dados que devem ser priorizados é fundamental.

Os descritores e palavras-chave relacionados aos elementos da estratégia PICO/PICOT/PICo associados entre si com os operadores booleanos (AND, OR NOT) compõem a estratégia de busca que a usada para recuperar nas bases de dados os estudos relevantes para a responder à pergunta clínica.

Apreciar criticamente as evidências identificadas quanto à sua validade e aplicabilidade

Os resultados dos estudos recuperados no passo anterior são avaliados quanto a sua validade, importância e aplicabilidade. Essa avaliação consiste em usar um método estruturado para verificar a qualidade metodológica dos estudos, incluindo os riscos de vieses dos seus resultados. Existem vários instrumentos estruturados para avaliar os diferentes tipos de estudos: ensaios clínicos randomizados, revisões sistemáticas, estudos de coorte e caso-controle[18] como os do CASP – *Critical Appraisal Skills Programme** e os do JBI**.

Usar a melhor evidência, junto com a experiência clínica, a perspectiva do paciente e os recursos disponíveis para planejar o cuidado

Se no passo anterior a evidência de que o tratamento tem o efeito desejado for válida e importante, é necessário decidir se ele poderá ser aplicado, considerando os valores e preferências do paciente, os custos e a disponibilidade desse tratamento no contexto onde o cuidado é oferecido.[22] Essa abordagem é consistente com os princípios PBE: a utilização da melhor evidência, respeitando as necessidades do paciente, o contexto e a experiência do profissional.[21]

---

* https://casp-uk.net/casp-tools-checklists/

** http://joannabriggs.org/research/critical-appraisal-tools.html

Avaliar os desfechos (resultados) por meio da autorreflexão, da auditoria ou da avaliação pelos pares

Ao implementar uma prática baseada em evidências, é necessário avaliar os resultados obtidos em intervalos regulares e decidir sobre a manutenção, realização de melhorias ou interrupção do uso da evidência.[22] A avalição dos resultados deve seguir um planejamento estruturado e envolver os gestores do serviço. Atualmente, várias estratégias de implementação estão disponíveis e a seguir será apresentado o modelo proposto pelo JBI.

- **Implementação de Evidências na Prática Clínica – A Experiência do HU-USP**

Uma vez estabelecidas as melhores evidências para a nossa prática clínica, que podem ser oriundas de resultados de revisão sistemática, recomendações de *guidelines* nacionais ou internacionais, sociedades de especialistas ou outras fontes, é necessário implementar essas evidências na prática.

O HU-USP, por meio do Núcleo de Enfermagem Baseada em Evidências (NUEBE HU-EEUSP), vem criando uma cultura de trabalhar com prática baseada em evidências, procurando despertar nos profissionais uma atitude reflexiva ao prestar os cuidados, questionando se aquela realmente é a melhor prática, se está adequada àquele paciente, se traz os melhores resultados e se utiliza os recursos da melhor maneira. Neste sentido, vem reescrevendo os protocolos assistenciais, baseados nas melhores práticas e implementando-os nos diferentes setores do hospital. Para a implementação de evidências, o HU-USP usa o modelo do Joanna Briggs Institute (JBI) de Auditoria Clínica e *Feedback*, estratégia relevante para implementar Ciclos de Melhoria Contínua da Qualidade e a melhorar a prática profissional.[23]

O JBI, baseado na literatura das Ciências Humanas, Ciências da Saúde e Educação,[24] define a implementação de evidências como um conjunto de atividades, intencional e capacitador, projetado para engajar os principais interessados no uso de evidências de pesquisa para informar a tomada de decisões e gerar melhorias sustentadas na qualidade da prestação de cuidados de saúde.[25]

Implementar evidências não se trata somente de mudar a prática em si, mas também mudar a atitude e o comportamento das pessoas envolvidas e o sistema organizacional. Por isso, cada processo de implementação será particularmente diferente, pois cada local difere em questão de estrutura física e organizacional, postura e formação da equipe que ali trabalha, características das pessoas ali atendidas, recursos disponíveis, entre outros.

No modelo de saúde baseada em evidências do JBI,[25] implementar as melhores práticas e garantir a sustentabilidade dos resultados alcançados envolve:

- Análise situacional ou análise de contexto do local onde será realizada a implementação: tem como objetivo realizar um diagnóstico, entender as questões locais relevantes e identificar fatores que possam influenciar as mudanças na prática do cuidado, que devem ser informadas pelas melhores evidências disponíveis;
- Facilitação para a mudança: é uma abordagem qualificada para capacitar outros, engajar as partes interessadas e usar as habilidades de liderança clínica para operacionalizar a mudança da prática e abordar as potenciais barreiras organizacionais, pois o processo avaliativo que identifica as barreiras e facilitadores para a mudança é considerado essencial para a mudança da prática;
- Avaliação de processo e resultado: qualquer abordagem sistemática para mudar a prática profissional deve incluir o monitoramento, a avaliação e a sustentabilidade das mudanças, sejam estruturais, de processo ou de resultados, relacionados à prestação do cuidado em saúde.

A auditoria clínica, estratégia utilizada no modelo JBI para implementar evidências científicas, é uma ferramenta para promover a qualidade do cuidado em saúde por meio de um modelo sistemático que estabelece como padrão os cuidados informados pelas melhores evidências e compara o que é realizado na prática diária com esses padrões, permitindo aos profissionais de saúde avaliarem o seu cuidado. O objetivo principal de uma auditoria clínica é melhorar o cuidado ao paciente, ter melhores resultados de saúde, trazendo os resultados de pesquisas para a prática clínica. O processo de auditoria é cíclico e envolve três etapas:

1. Estabelecimento da equipe de trabalho e realização de auditoria de base;

2. Implementação das melhores práticas; e

3. Realização de auditoria de seguimento.[26,27]

Usando a ferramenta de auditoria e *feedback*, o modelo de implementação de evidências do JBI envolve um processo de sete etapas identificadas pelo acrônimo CLARITY:[28]

- Etapa 1: **C**larifique a pergunta que está sendo feita – essa fase é a "pré-implementação", momento em que a necessidade de mudança é justificada, apoiada por dados de relatórios como eventos adversos, relatos de ocorrências, dados de morbidade e mortalidade etc.

- Etapa 2: Obtenha apoio da **L**iderança – atividade chave e essencial para o sucesso a longo prazo do projeto, particularmente quando se trata de organizações grandes e complexas, como hospitais, com o envolvimento das partes interessadas e formação de um time de implementação representando as pessoas impactadas pelo projeto.

- Etapa 3: **A**valie comportamentos e padrões existentes – antes de qualquer mudança ser introduzida, é essencial compreender primeiro o que está sendo feito e como e por quê as pessoas fazem o que fazem (hábito, rotina, desconhecimento, por exemplo), por meio da realização de uma auditoria de base.

- Etapa 4: **R**eveja a evidência existente e as barreiras para o seu uso na prática – o JBI se compromete a buscar e sintetizar as evidências científicas, processo que requer habilidades para busca nas bases de dados e para a avaliação crítica dos estudos, definindo a partir das recomendações das melhores práticas os critérios a serem auditados (cuidados padrão), disponibilizados na ferramenta PACES (*Practical Application of Clinical Evidence System*). Os resultados da auditoria de base orientarão o time de implementação a verificar as lacunas e incongruências da prática atual, quando comparados às melhores evidências, identificando as barreiras potenciais para a mudança de práticas.

- Etapa 5: Implemente as mudanças necessárias – após análise dos resultados da auditoria de base e das barreiras encontradas, inicia o planejamento de intervenções e estratégias para superar essas barreiras e mudar a prática, utilizando a ferramenta GRIP (*Getting Research Into Practice*) do JBI. Para medir o sucesso da implementação, cada organização deve definir um método de avaliação confiável e consistente.

- Etapa 6: Reavalie a **T**empo as mudanças implementadas – realizar uma auditoria de seguimento (nos mesmos moldes da auditoria de base) após as mudanças terem ocorrido é a atividade principal desta etapa. Inclui uma análise cuidadosa dos resultados e discussão com o time de implementação sobre os próximos passos para melhorar a conformidade com os critérios baseados em evidências propostos no projeto.

- Etapa 7: Revise anualmente (**Y**early) para avaliar o impacto e sustentabilidade das mudanças implementadas – uma nova auditoria deve ocorrer no mínimo, anualmente. A análise cuidadosa dos resultados, quando comparados a auditoria anterior, ajuda a identificar outras áreas e necessidade de novas intervenções e, além disso, é uma ótima estratégia para identificar a necessidade de capacitação da equipe. É importante lembrar que para cada auditoria realizada deve ser fornecido um *feedback* para as partes envolvidas no projeto, apontando as áreas de melhoria e áreas que ainda necessitam mudanças, objetivando melhores resultados para o paciente.

Projetos de implementação de evidências na prática clínica

Para exemplificar a aplicação do modelo de implementação de evidências do JBI, apresenta-se um projeto realizado na maternidade do HU-USP:[29]

- Etapa 1: a escolha do tema do projeto de implementação, prevenção do trauma mamilar decorrente da amamentação, foi baseada nas altas taxas de trauma mamilar e na observação de que as melhores práticas não estavam sendo realizadas para a prevenção desta intercorrência;

- Etapa 2: a líder do projeto foi uma enfermeira do próprio setor, que incluiu no time de implementação as gerentes do setor e da divisão materno-infantil e contou com o apoio e *feedback* das partes envolvidas no projeto, como a equipe de enfermagem e as puérperas internadas na maternidade;

- Etapa 3: depois da apresentação do projeto à equipe, foi realizada uma auditoria de base para verificar as práticas existentes e conhecimento da equipe de enfermagem e das puérperas sobre as melhores práticas para a prevenção do trauma mamilar;

- Etapa 4: foram auditados quatro critérios gerados pelo PACES (baseados em evidências levantadas pelo JBI) e mais dois indicadores de resultados (índice de trauma mamilar e taxa de aleitamento materno exclusivo durante a internação e na consulta pós-alta hospitalar). Os resultados da auditoria de base foram discutidos com o time de implementação e as barreiras para melhorar a conformidade da prática com os critérios auditados, que variaram entre 22% e 61% de conformidade, foram identificadas;

- Etapa 5: usando a ferramenta GRiP do JBI, com base nas barreiras identificadas foram estabelecidas as seguintes intervenções para a mudança da prática clínica: treinamento da equipe de enfermagem sobre as melhores evidências na prevenção do trauma mamilar na amamentação; elaboração de um formulário para a observação de mamada para ser preenchido a cada plantão de 12 horas; e elaboração de um folder informativo para ser entregue às puérperas durante a internação. A avaliação para o sucesso da implementação foi mensurada da seguinte forma: melhora do conhecimento da equipe de enfermagem e das puérperas sobre as melhores práticas (dado coletado por entrevista), formulário de observação de mamada preenchido para cada plantão de 12 horas (dado coletado no prontuário) e melhora nos índices de trauma mamilar e nas taxas de aleitamento materno exclusivo na internação e na consulta pós-alta hospitalar (dados coletados no prontuário). As intervenções foram construídas com a participação e *feedback* da equipe de enfermagem e das puérperas;

- Etapa 6: depois da implementação das intervenções para a mudança da prática, foi realizada a auditoria de seguimento, nos mesmos moldes da auditoria de base. Os resultados mostraram que houve melhora nas taxas de conformidade em todos os quatro critérios auditados, que variaram entre 82% e 95% de conformidade, melhora nas taxas de aleitamento materno exclusivo, porém sem melhora nos índices de trauma mamilar, mostrando que podem existir outros fatores a ser considerados;
- Etapa 7: atualmente há uma avaliação contínua dos índices de trauma mamilar e das taxas de aleitamento materno exclusivo, que são considerados indicadores de qualidade assistencial do setor; o formulário de observação de mamada foi incorporado ao prontuário do recém-nascido; a atividade de observar a mamada é prescrita pela enfermeira e o folheto informativo é ainda disponibilizado para ser entregue às pacientes durante a internação. As auditorias formais de seguimento para verificar a sustentabilidade das mudanças implementadas e necessidade de novas intervenções foram incluídas nas metas de gestão do setor e serão iniciadas num futuro próximo.

Outros exemplos de projetos de implementação desenvolvidos no HU-USP já publicados podem ser citados como o de prevenção de quedas em pacientes adultos[30] e o de cuidados para a manutenção do cateter venoso central em pacientes adultos internados na Unidade de Terapia Intensiva,[31] que usaram este mesmo modelo.

Um projeto de implementação de evidências é considerado uma atividade para a melhoria contínua da qualidade assistencial, com o envolvimento da equipe, com profissionais com habilidades de liderança clínica, bem como com o apoio da gestão e da direção da instituição.[26] Contextos com essas características facilitam a implementação de evidências e a sustentabilidade das mudanças envolvidas, reiterando a importância de se criar uma cultura institucional de trabalhar com prática baseada em evidências. Outro facilitador para o sucesso de um projeto de implementação é quando a necessidade de mudar a prática é sentida pelos próprios profissionais daquele setor, minimizando uma das grandes barreiras quando se trata de mudar a prática clínica: a resistência a mudanças.

E em se tratando de implementação de evidências, a sustentabilidade das mudanças também é um grande desafio, reiterando a necessidade de um ciclo contínuo de auditorias clínicas, como prevê o modelo aqui apresentado.

▪ Considerações finais

O profissional que pratica o CSBE é orientado pelo firme fundamento de que seu conhecimento é limitado, potencialmente ultrapassado, que sua competência pode ser melhorada e que o seu principal compromisso é com a saúde e bem estar daqueles de quem cuida.

O CSBE, conforme o modelo adotado neste capítulo, requer muito mais que os profissionais tomem suas decisões clínicas com base nas melhores evidências, preferências dos pacientes e na sua própria experiência e julgamento. O CSBE envolve fatores sistêmicos (organizacionais, cultura e política institucionais, e políticas públicas) que interagem de formas ainda pouco conhecidas para facilitar ou impedir a adoção dos princípios que sustentam o CSBE. No entanto, a atitude favorável e a prática consistente com o CSBE de cada profissional, a experiência clínica contínua, a colaboração e a comunicação eficaz entre os profissionais são necessários para modificar as culturas existentes em direção a contextos promotores e facilitadores do CSBE.

▪ Referências bibliográficas

1. Pearson A, Wiechula R, Court A, Lockwood C. The JBI Model of evidence-based healthcare. International Journal of Evidence Based Healthcare. 2005;3(8): 207-215(8):207-15.

2. Larrabee JH. Prática Baseada em Evidências em Enfermagem. Porto Alegre, Rio Grande do Sul: AMGH Editora, 2009.

3. Jordan Z, Lockwood C, Munn Z, Aromataris E. Redeveloping the JBI Model of Evidence Based Healthcare. International Journal of Evidence Based Healthcare. 2018;16 Ahead of Print();: SEP 2018.

4. Jordan Z, Donnelly P, Pittman E. A short history of a BIG idea. Melbourne, Victoria: Ausmed Publications, 2006. 140 p.

5. The Joanna Briggs Institute [homepage na internet]. [acesso em 25 nov 2018] Disponível em: http://joannabriggs.org/about.html.

6. Centro Brasileiro para o Cuidado à Saúde Informado por Evidências: Centro de Excelência do Joanna Briggs Institute [homepage na internet]. [acesso em 25

nov 2018] Disponível em: http://www.ee.usp.br/site/index.php/paginas/mostrar/1624/2294/156.

7. Pearson A, Soares CB. The Brazilian Centre for Evidence-based Healthcare: an Affiliate Centre of the Joanna Briggs Institute. Revista da Escola de Enfermagem da USP. 2013;47(2):275-80.

8. Powers BA, Knapp T. Dictionary of nursing theory and research. 3rd ed. New York: Springer Publishing Company, 2006.

9. Pearson A, Jordan Z, Munn Z. Translational science and evidence-based healthcare: a clarification and reconceptualization of how knowledge is generated and used in healthcare. Nursing Research and Practice. 2012;2012:792519.

10. Pearson A. A broader view of evidence. International Journal of Nursing Practice. 2005;11(3):93-4.

11. Miller S, Fredericks M. The nature of "evidence" in qualitative research methods. International Journal of Qualitative Methods [Internet]. 2003:[39–51 pp.]. Available from: https://journals.sagepub.com/doi/pdf/10.1177/160940690300200104.

12. Pearson A, Wiechula R, Court A, Lockwood C. A re-consideration of what constitutes "evidence" in the healthcare professions. Nursing Science Quarterly. 2007;20(1):85-8.

13. The Joanna Briggs Institute. New JBI grades of recommendation developed by the Joanna Briggs Institute Levels of Evidence and Grades of Recommendation Working party, October 2013. Adelaide: The Joanna Briggs Institute, 2013.

14. Aromataris E, Pearson A. The systematic review: an overview. The American Journal of Nursing. 2014;114(3):53-8.

15. Pearson A. Evidence synthesis and its role in evidence-based health care. The Nursing Clinics of North America. 2014;49(4):453-60.

16. Soares CB, Hoga LAK, Matheus MC. Revisão sistemática de estudos qualitativos e síntese de evidências. In: Barbosa D, Taminao M, Fram D, Balasco A, editores. enfermagem baseada em evidências. São Paulo: Atheneu, 2014. p. 79-92.

17. Munn Z, Stern C, Aromataris E, Lockwood C, Jordan Z. What kind of systematic review should I conduct? A proposed typology and guidance for systematic reviewers in the medical and health sciences. BMC Medical Research Methodology. 2018;18(1):5.

18. Cullum N, Ciliska D, Haynes B, Marks S. Evidence-based nursing: an introduction. Hoboken, New Jersey: John Wiley & Sons, 2008.

19. Thompson C, Cullum N, McCaughan D, Sheldon T, Raynor P. Nurses, information use, and clinical decision making - the real world potential for evidence-based decisions in nursing. Evidence-based Nursing. 2004;7(3):68-72.

20. Straus SE, Glasziou P, Richardson WS, Haynes RB. Evidence-based medicine: how to practice and teach EBM. 5th ed. Edinburgh: Elsevier, 2019.

21. Haynes BR, Devereax PJ, Guyatt GH. Clinical expertise in the era of evidence-based medicine and patient choice. BMJ Evidence-Based Medicine [Internet]. 2002:[36-8 pp.]. [acesso em 20 nov 2018] Disponível em: https://ebm.bmj.com/content/ebmed/7/2/36.full.pdf.

22. Akobeng AK. Principles of evidence based medicine. Archives of Disease in Childhood. 2005;90(8):837-40.

23. Ivers N, Jamtvedt G, Flottorp S, Young JM, Odgaard-Jensen J, French SD, et al. Audit and feedback: effects on professional practice and healthcare outcomes. Cochrane Database of Systematic Reviews (Online). 2012(6):Cd000259.

24. McArthur A. Evidence implementation: doing it and reporting it right. JBI Database of Systematic Reviews and Implementation Reports. 2015;13(5):1-2.

25. Jordan Z, Lockwood C, Aromataris E, Munn Z. The updated JBI model for evidence--based healthcare. International Journal of Evidence Based Healthcare. 2018;16:000.

26. Pearson A, Field J, Jordan Z. Evidence utilisation: clinical audit. 2009. In: Evidence--based clinical practice in nursing and health care - assimilating research, experience and expertise [Internet]. Blackwell Publishing; [137-53]. [acesso em 20 nov 2018] Disponível em: https://onlinelibrary.wiley.com/doi/book/10.1002/9781444316544.

27. Boult M, Maddern GJ. Clinical audits: why and for whom. ANZ Journal of Surgery. 2007;77(7):572-8.

28. The Joanna Briggs Institute. A strategy for the strengthening of the translation of evidence into action across JBI programs 2013. [acesso em 24 nov 2018] Disponível em: http://joannabriggs-webdev.org/assets/docs/about/ImplementationStrategy_Nov2013.pdf.

29. Shimoda GT, Soares AV, Aragaki IM, McArthur A. Preventing nipple trauma in lactating women in the University Hospital of the University of Sao Paulo: a best practice implementation project. JBI Database of Systematic Reviews and Implementation Reports. 2015;13(2):212-32.

30. Maia FOM, Cruz D, Shimoda GT, Sichieri K, Iida LIS. Falls prevention strategies for adult inpatients in a university hospital of Sao Paulo, Brazil: a best practice implementation project. JBI Database of Systematic Reviews and Implementation Reports. 2018;16(8):1720-36.

31. Sichieri K, Iida LIS, Menezes I, Garcia PC, Santos TR, Peres E, et al. Central line bundle maintenance among adults in a university hospital intensive care unit in Sao Paulo, Brazil: a best practice implementation project. JBI Database of Systematic Reviews and Implementation Reports. 2018;16(6):1454-73.

Capítulo 11

Cuidado Centrado no Paciente e na Família

▪ Margareth Angelo ▪ Andréia Cascaes Cruz
▪ Nanci Cristiano Santos ▪ Tatiane Felix Teixeira

- **Objetivos da aprendizagem**
  - Conhecer a definição e a evolução do Cuidado Centrado no Paciente e na Família;
  - Identificar os principais conceitos do Cuidado Centrado no Paciente e na Família;
  - Descrever ações e estratégias para incorporação do Cuidado Centrado no Paciente e na Família na prática profissional;
  - Identificar benefícios da implementação do Cuidado Centrado no Paciente e na Família em âmbito organizacional;
  - Refletir sobre os resultados decorrentes da aplicabilidade do Cuidado Centrado no Paciente e na Família.

- **Apresentação**

Famílias estão cada vez mais presentes nos ambientes de saúde e têm sido reconhecidas como foco de cuidados, tanto quanto os pacientes. O trabalho com famílias em saúde não é novo, mas as intervenções utilizadas nesse contexto nem sempre são claras ou não refletem a maneira como as famílias são consideradas no processo saúde-doença dos pacientes. O Cuidado Centrado no Paciente e na Família é uma abordagem que vem inovando as práticas de relacionamento e de cuidado envolvendo famílias, à medida que ajuda a organizar um modo de ser e estar com elas nos ambientes de assistência em saúde, visando a participação, a autonomia e a satisfação de todos os atores envolvidos no processo.

Este capítulo pretende apresentar os elementos que fundamentam e caracterizam esta perspectiva que orienta o trabalho com famílias no cotidiano profissional.

▪ Síntese da evolução do Cuidado Centrado no Paciente e na Família

O advento do Cuidado Centrado no Paciente e na Família (CCPF) está enraizado na área pediátrica e sua aplicabilidade ainda é mais prevalente nessa especialidade.[1] A descrição mais antiga dos múltiplos componentes do cuidado de enfermagem pediátrico centrado na família foi fornecida por Florence Blake em 1954 em sua proposta abrangente para melhorar os serviços de saúde prestados a crianças e famílias. A proposta concentrou-se em abordar as necessidades psicossociais, bem como físicas, das crianças e famílias e incluiu o atendimento ao relacionamento das crianças com suas famílias.[2] Embora muitos aspectos do PFCC venham sendo praticados em pediatria e obstetrícia há anos, o movimento está agora se expandindo para áreas de atendimento a adultos. Nos últimos anos, vimos unidades de terapia intensiva expandirem horas de visita e incentivar a presença da família durante procedimentos ou ressuscitação.[3] A Abordagem do CCPF aplica-se a pacientes de todas as idades e pode ser praticado em qualquer ambiente de cuidado de saúde e momento da prestação de cuidados.[4]

A literatura indica que o movimento para mudar a forma como as crianças eram cuidadas nos hospitais teve um efeito profundo na enfermagem e também no papel dos pais originando vários modelos de cuidados desenvolvidos, tais como participação dos pais, cuidado-pela-mãe, parceria no cuidado e CCPF.[5] Estes modelos originaram estudos e tiveram impacto na organização e rotinas das instituições, como abolição das restrições a visitas, participação das famílias nos cuidados, alojamento conjunto da mãe e recém-nascido após o parto, dando origem a uma nova configuração do papel profissional, agora mais colaborativo. No CCPF cada parte é igualmente importante no relacionamento e cada parte respeita o conhecimento, as habilidade e experiências que a outra tem a partilhar.[3]

O CCPF vem sendo endossado como perspectiva ideal para o cuidado e seus princípios e estratégias incorporados às políticas de saúde, às diretrizes de entidades nacionais e internacionais, às pesquisas em saúde e à prática clínica.

Merece destaque a liderança que o Institute for Patient and Family Centered Care (IPFC) para o avanço do conhecimento e da promoção de mudanças organizacionais para implementação do Cuidado Centrado no Paciente e na Família (CCPF) em todos os ambientes de cuidado desde sua fundação em 1992.[6] Graças a uma produção prodigiosa de documentos e publicações de aconselhamento ao consumidor, bem como um serviço baseado na *Web* de fácil acesso, significou um alto nível de influência sobre a política e o desenvolvimento de iniciativas relacionadas ao CCPF.[5]

No Brasil, ainda não há evidências registradas de implementação consolidada do CCPF em instituições de saúde. As práticas relacionadas ao envolvimento do paciente e da família em nosso meio ainda têm sido predominantemente reguladas por resoluções, leis e diretrizes que dispõem sobre direitos e condições de participação dos pacientes e famílias, a partir da década de 1980.

Nesse contexto, é necessário destacar e reconhecer a importância da Política Nacional de Humanização (PNH),[7] para a criação de um ambiente propício para a implantação de assistência centrada no paciente e na família, ao valorizar preceitos, como: o acolhimento, o protagonismo do usuário e sua participação nas tomadas de decisão e nos cuidados. Esse contexto contribui, também, com a ampliação do acesso das famílias ao membro familiar que estão hospitalizados, de forma a garantir o elo entre o paciente, sua rede social e os diversos serviços da rede de saúde.

Importante considerar que a medida que as políticas de humanização do SUS visam fomentar a autonomia e o protagonismo dos sujeitos, individuais e coletivos, mudanças na gestão e na atenção ganham maior efetividade quando produzidas pela afirmação da autonomia dos sujeitos envolvidos, que contratam entre si responsabilidades compartilhadas nos processos de gerir e de cuidar. Tal proposta é acompanhada da Carta dos Direitos dos Usuários da Saúde[8] e encarrega o serviço de saúde de proporcionar condições adequadas para a permanência da família junto ao paciente.

Vale destacar que estas leis e políticas vêm impulsionando estudos e avanços consideráveis para a inserção das famílias nos diferentes cenários e processos de assistência à saúde, caracterizando um cenário em que cada vez mais famílias são chamadas a tomar parte do processo assistencial, ou seja, os ambientes de saúde estão se movimentando cada vez mais para uma perspectiva centrada no paciente e na família.

▪ Cuidado Centrado no Paciente e na Família – definição e conceitos

Cuidado Centrado no Paciente e na Família (CCPF) é definido como uma abordagem para o planejamento, a prestação e a avaliação dos cuidados em saúde que se baseia em parcerias mutuamente benéficas entre os prestadores de cuidados em saúde, pacientes e famílias. Essa parceria nos níveis clínico, programático e político é essencial para garantir a qualidade e a segurança dos cuidados de saúde.[9] O construto central dessa abordagem de cuidado é a parceria,[1] o que implica que o enfermeiro reconheça a igualdade entre os indivíduos envolvidos no processo de cuidado (profissionais, pacientes e famílias). Isto quer dizer que o amplo conhecimento do profissional sobre aspectos clínicos de saúde, é tão reconhecido e valorizado quanto o conhecimento do paciente e da família sobre sua história de vida, interesses, propósitos e questões de saúde e doença vivenciadas por eles.[10]

De acordo com o CCPF, família é definida como "duas ou mais pessoas que estão relacionadas de alguma forma, biologicamente, legalmente ou emocionalmente". Assim, são os indivíduos/pacientes e membros familiares que definem quem faz parte da família e o nível de envolvimento que cada membro da família terá em aspectos relacionados ao cuidado em saúde.[11]

Essa abordagem (CCPF) não remove o controle de pacientes competentes para tomarem decisões sobre seus próprios cuidados de saúde, não exclui as necessidades do indivíduo, tampouco desconsidera a saúde-doença e os aspectos clínicos implicados neste processo,[11] mas expande o olhar inserindo o sujeito de cuidado num contexto mais ampliado, o sistema familiar, entendendo que o processo de saúde-doença e a família afetam-se reciprocamente.

Os principais atributos da parceria estabelecida entre o enfermeiro e a família são a responsabilidade, a informação e a tomada de decisões compartilhadas, os quais são apoiados pelos atributos da comunicação, da verdade, do respeito e da reciprocidade.[10] (Figura 11.1) Pode-se dizer que há parceria entre enfermeiro e família quando tais elementos (atributos) estão presentes na assistência que é prestada pelo profissional ao paciente e família.

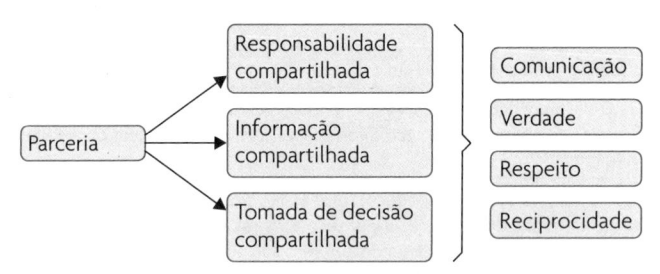

Figura 11.1 Atributos da parceria enfermeiro-família no CCPF.

Em termos práticos, trabalhar de acordo com o conceito da parceria significa que profissionais, pacientes e famílias devem estar abertos para ouvir o que cada um tem para falar, discutindo os diferentes pontos de vista antes que qualquer decisão acerca do cuidado seja tomada. Espera-se a existência de um elevado senso de confiança e respeito entre as pessoas, não havendo espaço para o estabelecimento de relações hierárquicas (poder *versus* subordinação). A comunicação prevê um diálogo aberto e honesto, sendo a negociação um componente essencial para que o conhecimento e os valores de cada um possam ser considerados nas ações realizadas na prática clínica.[10,12]

Utilizar estratégias de comunicação verbal e não verbal para construir uma parceria genuína, de confiança e respeitosa com pacientes e famílias, constitui uma das recomendações de melhores práticas clínicas para implementação do CCPF[13] sintetizadas no Quadro 11.1.

Quadro 11.1 Estratégias de comunicação verbal e não verbal para auxiliar os enfermeiros e outros membros da equipe interprofissional na construção de parcerias centradas no paciente e na família
Comunicação verbal
• Apresente-se: diga seu nome e sua posição profissional (por exemplo, enfermeiro, fisioterapeuta, médico)
• Explique sua função e como se dará o seu envolvimento com os cuidados do paciente
• Pergunte ao paciente e aos membros da família como eles preferem ser abordados, e sempre fale com eles por este nome
• Antes de iniciar o atendimento, colabore e busque concordância do paciente e da família para prosseguir com cuidado
• Ao prestar um cuidado, reserve um tempo para fornecer explicações passo a passo sobre o mesmo e forneça informações usando linguagem clara, simples e direta
• Esteja ciente de sua linguagem corporal e seja respeitoso quando: explorar a história do paciente/família, buscar respostas relacionadas às suas crenças, valores, cultura e o que eles sabem sobre a sua saúde e o impacto da sua saúde na vida deles e perguntar o que eles pensam sobre como gostariam de serem cuidados
• Seja reconfortante quando eles expressarem seus medos
• Não os apresse. Dê tempo a eles para processarem o que está sendo dito e faça perguntas ou forneça *feedback*
• Sem pressa, incentive paciente e família a contarem sua história e explore o que eles entendem e estão sentindo sobre sua experiência de saúde e o que é mais importante para eles nos cuidados

Continua

Continuação

Quadro 11.1 Estratégias de comunicação verbal e não verbal para auxiliar os enfermeiros e outros membros da equipe interprofissional na construção de parcerias centradas no paciente e na família

- Use respostas positivas e sem julgamento ao falar. Por exemplo, ao esclarecer as informações fornecidas pela pessoa, reafirme as informações usando as palavras dela, em vez de aplicar a sua interpretação (por exemplo, "Você disse que come chocolate todos os dias" em vez de "Você não segue sua dieta")

- Aceite, repita e valide sua compreensão de qualquer informação (incluindo pensamentos e sentimentos) que os membros familiares forneçam sobre a experiência de saúde e dos cuidados recebidos

- Ajuste o seu estilo de comunicação (tom de voz, cadência, volume da fala, pausas e silêncios) para acomodar as necessidades dos indivíduos (idade e estágio de desenvolvimento, língua, nível social e de alfabetização)

- Atue como um recurso. Forneça informações claras na forma de comunicação desejada da pessoa (escrito, verbal) de modo a identificar todos os membros da equipe interprofissional dentro do círculo de cuidados do paciente

- Explore com o paciente e família como eles querem expor suas preocupações, fazer perguntas, esclarecer informações e indagar quem é o responsável por seus cuidados

- Forneça informações claras e oportunas, de maneira que elas sejam afirmativas (de apoio e sinceras) e úteis. Confirme com eles se a comunicação atendeu às suas necessidades

- Refletia sobre – e pergunte ao paciente, sua família e cuidadores – se sua maneira e estilo de comunicação estão atendendo às suas necessidades

Comunicação não verbal

- Ouça ativamente sem interromper, esteja aberto, aceite e valide o que a pessoa está dizendo

- Transmita simpatia, a fim de aprofundar sua compreensão das necessidades do paciente e família

- Dê às pessoas sua total atenção e use contato visual direto (se for culturalmente apropriado) para observar a pessoa enquanto ela estiver falando

Continua

Continuação

Quadro 11.1 Estratégias de comunicação verbal e não verbal para auxiliar os enfermeiros e outros membros da equipe interprofissional na construção de parcerias centradas no paciente e na família
• Mostre emoção que indique afeto, bondade, amizade, tristeza e compaixão (conforme apropriado), demonstrando sua sensibilidade aos pensamentos verbalizados, sentimentos e situação vivenciada
• Demonstre respeito e cortesia através de demonstrações de comportamento não verbal, tais como um aperto de mãos no contato inicial com o paciente e membros familiares (se culturalmente apropriado), balançando a cabeça (demonstrando que você está ouvindo atentamente) ou permanecendo em silêncio para que a pessoa possa falar sem ser interrompida ou de forma apressada
• Use o toque, se apropriado, para oferecer tranquilidade à pessoa, tendo em mente que alguns indivíduos podem se sentir desconfortáveis com o toque (por exemplo, questão cultural ou abuso passado ou presente)
• Use ações que demonstrem eficiência e competência na prestação de cuidados

Fonte: Adaptado de Registered Nurses' Association of Ontario, 2015.[13]

As organizações que se propõem a adotar o CCPF devem endossar valores essenciais semelhantes, reconhecendo a importância do papel dos membros da família na experiência individual dos pacientes, estabelecendo relacionamentos, apoiando pacientes e familiares, e ajudando os pacientes e famílias a descobrirem como suas próprias forças e fraquezas influenciam sua saúde e seus cuidados de saúde.[4]

Sobre o estabelecimento de relacionamentos, é preciso que os enfermeiros se desviem de uma prática cujas interações visam apenas coletar informações, levantar problemas e encontrar soluções de forma deliberada e unilateral.[14,15] Para que os relacionamentos sejam eficazes, o profissional deve prioritariamente, reconhecer o papel vital que as famílias desempenham para garantir a saúde e o bem-estar dos seus membros.[14,16]

O CCPF é fundamentado em quatro princípios centrais[6] (Figura 11.2). Tais princípios precisam estar evidentes, dentre outros elementos institucionais, nas ações cotidianas da prática assistencial dos profissionais de saúde. Na equipe interprofissional, os enfermeiros são os que se encontram em uma posição privilegiada para aplicar os princípios do CCPF, pois são os profissionais que detém maior proximidade física e relacional com pacientes e famílias nos diferentes contextos de cuidado em saúde.

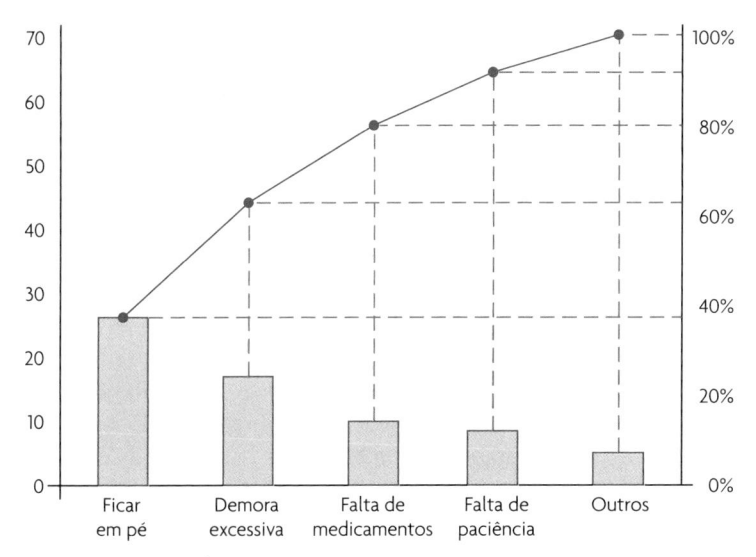

Figura 11.2 **Princípios do CCPF.**

- Dignidade e respeito: profissionais de saúde devem ouvir e honrar as escolhas dos pacientes e famílias, devendo incorporar seus conhecimentos, valores, crenças e contextos culturais ao planejamento e à prestação de cuidados.[6]

Para relacionarem-se com a família de forma genuína e respeitosa, todos os envolvidos nesta interação precisam ser capazes de falarem, serem ouvidos e ouvirem.[17] No entanto, a atitude relacional de respeito mútuo muitas vezes pode ser difícil de ser alcançada, especialmente quando estão presentes diversas perspectivas. Por isso, o enfermeiro precisa compreender que suas crenças, valores e princípios pessoais devem ser trabalhados internamente por ele, de modo a não interferirem, dificultando ou impedindo, a construção de um contexto relacional adequado com as famílias.

É preciso identificar e atender prontamente às necessidades de comunicação do paciente e da família, como aqueles com idioma diferente do local onde estão sendo assistidos, ou que tenham deficiências sensoriais ou cognitivas. Ao tomar decisões clínicas ou planejar os cuidados, é necessário, portanto, considerar possíveis barreiras de idioma, questões culturais, alfabetização e outras questões relacionadas aos valores individuais do paciente e da família.[4]

- Partilha de informações: profissionais de saúde devem comunicar e compartilhar informações completas e imparciais com os pacientes e membros familiares, de modo que estas sejam afirmativas e úteis. Para participarem efetivamente do cuidado e das tomadas de decisão, pacientes e famílias devem receber informações oportunas, completas e verdadeiras.[6]

  Para promover confiança, segurança, qualidade e continuidade dos cuidados, os enfermeiros e outros profissionais de saúde devem estabelecer processos de comunicação que facilitem o acesso oportuno às informações de saúde, como aquelas relacionadas ao estado clínico, progresso e prognóstico do paciente e aos processos de cuidado.[13] É essencial comunicar as informações de maneira compreensível e conveniente ao paciente e à família.[18]

- Participação: pacientes e famílias devem ser apoiados e encorajados a participar do cuidado e dos processos de tomada decisão no nível que escolherem.[6]

  De acordo com o CCPF, a participação das famílias nas passagens de plantão, visitas multidisciplinares (*rounds*), situações de emergência e durante a realização de procedimentos, incluindo os invasivos, é prática recomendada.[11,19-21]

- Colaboração: líderes das instituições de saúde, profissionais, pacientes e famílias devem trabalhar juntos de forma ampla, isso é, no desenvolvimento, implementação e avaliação de políticas e programas, no planejamento das instalações de cuidado, na educação profissional, bem como na prestação dos cuidados diretos ao paciente.[6]

Trabalhar em colaboração com pacientes e famílias significa envolver os membros da família designados, ou apoia-los, nas discussões sobre os cuidados, certificando-se de que eles estejam disponíveis e encorajando-os a participar, por exemplo, das visitas multidisciplinares, com o propósito de conversar sobre as preocupações, planos de cuidado e evolução do paciente. Considere que pacientes e familiares podem fornecer informações que estejam faltando em prontuários e podem reconhecer e falar sobre erros na prestação de cuidados.[4]

▪ Incorporação do CCPF em âmbito organizacional

A filosofia institucional dos serviços de saúde engloba a missão, visão e valores dos ambientes de cuidado, constituindo-se como premissa fundamental do planejamento estratégico, o qual é definido como o processo administrativo que oferece fundamentação metodológica para determinar o melhor caminho a ser seguido pela instituição.[22] As instituições de saúde devem, portanto, enfatizar a abordagem de cuidado que deve ser adotada, de modo que as ações praticadas de forma individual e coletiva sejam consonantes com os princípios e metas estabelecidos.

Nesse sentido, a fim de garantir que o CCPF seja implementado nos ambientes de cuidado, seus princípios precisam estar incorporados na filosofia e na cultura organizacional, isso é, além da prática assistencial dos profissionais de saúde, na liderança do hospital, políticas escritas, *website* e materiais informativos.[23] Para tanto, tais elementos devem atender alguns critérios, conforme elencados no Quadro 11.2.

Importante considerar que uma das barreiras para a implementação do CCPF na prática profissional é a ausência de sua descrição nas políticas institucionais, pois a equipe multiprofissional pratica a abordagem pela qual tem preferência, assim, aqueles que preferem um ambiente de cuidado mais tradicional, adotam uma abordagem mais centrada no paciente e menos na família.[9] Portanto, a descrição do CCPF nas políticas institucionais constituí um passo importante para a

Quadro 11.2 Critérios organizacionais para implementação do CCPF

A liderança do hospital

- Defender a incorporação do CCPF dentro das unidades assistenciais
- Defender a importância da presença/participação da família dentro das unidades assistenciais
- Articular seu propósito e o processo para mudança das políticas de visitantes
- Articular um plano de melhoria contínua da qualidade em relação à presença/participação da família
- Estar disposta a compartilhar recursos com outros hospitais

As políticas escritas do hospital

- Incentivar os pacientes a definirem quem é a sua família ou outros parceiros de cuidado
- Reconhecer a importância das famílias e outros parceiros de cuidados para a assistência, conforto e segurança dos pacientes
- Acolher/receber as famílias 24 horas por dia
- Fazer uma distinção entre famílias e parceiros de cuidados (conforme definido pelo paciente) e visitantes
- Acolher/receber irmãos e crianças de todas as idades, de acordo com a preferência do paciente e da família
- Incluir a contribuição de pacientes e familiares no desenvolvimento e revisão das políticas escritas

O *website* do hospital

- Conter uma seção para os pacientes e suas famílias
- Facilitar a busca de informações por familiares ou parceiros de cuidados sobre a presença/participação da família
- Reconhecer a importância das famílias e outros parceiros de cuidados para a assistência, conforto e segurança dos pacientes
- Acolher/receber as famílias 24 horas por dia
- Fazer uma distinção entre famílias e parceiros de cuidados (conforme definido pelo paciente) e visitantes
- Acolher/receber irmãos e crianças de todas as idades, de acordo com a preferência do paciente e da família

Materiais informativos

- Refletir a intenção das políticas de presença/participação da família ou delinear um processo para revisá-las
- Incluir a contribuição de pacientes e familiares em seu desenvolvimento e revisão

Fonte: Adaptado de Institute for Patient- and Family-Centered Care, 2012.[23]

sua implementação, pois direciona as práticas profissionais.[24] Com relação às políticas de visitação restritivas, estas vão contra os preceitos do CCPF. Nessa abordagem, família não é visita, família é considerada como membro essencial da equipe de saúde.[25] Abolir restrições de visitação e incentivar a presença da família constituem os mais importantes passos iniciais para a transformação de ambientes que se propõe a implementar o CCPF.[26] De acordo com essa perspectiva, a presença das famílias 24 horas por dia, 7 dias por semana, desempenha papel central, devendo as políticas institucionais serem efetivas para garanti-la.[25]

Limitar os horários de visita, número e idade dos visitantes, colocam os pacientes em maior risco de erros, contribuem para o sofrimento emocional do paciente e da família, criam desconfiança entre a equipe e as famílias e diminuem a satisfação do paciente e da família em relação à sua experiência de hospitalização.[25,27]

O *design* dos ambientes de cuidado também pode se configurar como um facilitador ou uma barreira à inclusão das famílias na prática assistencial.[1,12] A literatura mostra que, em algumas situações, as restrições à visita aos familiares foram decorrentes de limitações de espaço e falta de instalações, em vez de uma objeção organizacional para as famílias estarem presentes.[1]

De acordo com o que foi exposto até o momento, sintetizamos no Quadro 11.3 ações essenciais para implementação do CCPF:

Quadro 11.3 Ações essenciais para implementação do CCPF nas práticas clínicas cotidianas
• Integrar os princípios do CCPF nas lideranças, políticas, *website* institucionais, materiais informativos e práticas da equipe.
• Considerar a família, e não apenas o paciente, como unidade de cuidado.
• Viabilizar a presença das famílias nas unidades de cuidado em tempo integral.
• Mudar o conceito de família como visita, para família como membro essencial da equipe de saúde.
• Encorajar e apoiar a presença das famílias nos ambientes de cuidado. • Propiciar ambientes de cuidado que favoreçam a presença e a participação das famílias.

Continua

Continuação

Quadro 11.3 Ações essenciais para implementação do CCPF nas práticas clínicas cotidianas
• Fazer as famílias sentirem-se benvindas nos ambientes de cuidado (estrutura física e atitude profissional).
• Incentivar a participação das famílias nas passagens de plantão, visitas multidisciplinares, tomadas de decisão e planejamento dos cuidados.
• Envolver os membros da família, do modo que desejarem, em aspectos relacionados ao cuidado.
• Estabelecer parcerias com as famílias.
• Relacionar-se de forma eficaz com a família.
• Utilizar estratégias de comunicação adequadas, de modo a facilitar a construção de relacionamentos fundamentados na parceria.
• Negociar com as famílias como elas participarão dos cuidados.
• Compartilhar as tomadas de decisão com a família.
• Reconhecer e atender às demandas da família.
• Considerar que as famílias possuem forças e recursos próprios, que precisam ser potencializados.
• Respeitar o modo como cada família lida com a situação que está vivenciando.

• Benefícios do CCPF

O processo de implementação da abordagem do CCPF demanda investimentos, sobretudo relacionados à revisão e alteração de políticas e rotinas dos serviços e a proposição de estratégias e treinamento continuado das equipes para a construção de relacionamentos com o paciente e a família, visando a sua participação ativa no processo assistencial.

Os principais benefícios decorrentes dos esforços para a aplicação do CCPF apontados na literatura[11,16,18,28] estão sintetizados no Quadro 11.4.

Quadro 11.4 Benefícios do Cuidado Centrado no Paciente e na Família em âmbito clínico e organizacional

Melhora	Redução
Satisfação do paciente, família e profissionais de saúde.	Redução da ansiedade, estresse e depressão dos membros familiares.
Engajamento das famílias nos cuidados.	Diminuição de conflitos entre familiares e equipe de saúde.
Qualidade e segurança dos cuidados.	Redução de hospitalização, do tempo de internação e de reinternação.
Comunicação das famílias com os profissionais das áreas da saúde.	Redução de erros médicos.
Aperfeiçoamento do gerenciamento de doenças crônicas.	Diminuição da utilização dos serviços de saúde.
Progresso nos indicadores relacionados a saúde do paciente, como adesão ao tratamento.	Redução de custos financeiros.

Além desses, há evidências de benefícios para os profissionais que reúnem mais informações com pacientes e famílias, melhorando o acompanhamento (*follow up*) e usando de forma mais eficiente do tempo profissional.[18] Sobre o fornecimento de informações às famílias, quanto mais informações a equipe de saúde puder fornecer à família, menos ansiedade a família experimentará.[30]

As políticas de visitação aberta aumentam a confiança da família nos profissionais de saúde e o tempo real dedicado à comunicação entre profissional e família.[29] A presença dos membros da família diminui a ansiedade familiar, aumentando a percepção positiva em relação ao atendimento e a satisfação com a hospitalização em geral.[11]

Com relação à participação dos membros da família nas visitas multidisciplinares (*rounds*), há relatos de maior entendimento e envolvimento dos familiares nas tomadas de decisão e satisfação com a comunicação com a equipe de saúde dentre aqueles que participaram desta prática, comparado aos familiares que não tiveram a oportunidade de participar.[21]

Na área pediátrica, a negociação entre pacientes e/ou pais e profissionais de saúde foi associada a interações mais bem-sucedidas durante a hospitalização da criança. Nessa especialidade, a aplicação do CCPF também pode resultar em um envolvimento familiar mais significativo no cuidado da criança hospitalizada.[1]

▪ Considerações finais

O CCPF é uma abordagem que teve início nos ambientes de pediatria, mas não se limita apenas a esta faixa etária. A abordagem é aplicada a pacientes de todas as idades, em todas as fases do seu tratamento e em qualquer ambiente de cuidado em saúde. Embora a inclusão de famílias nos diferentes cenários de assistência em saúde não seja algo novo, o fato é que as práticas clínicas envolvendo pacientes e famílias ainda não são plenamente compreendidas e, até mesmo, não há um consenso sobre em que consistem tais práticas. O que se observava até há pouco como uma prática pessoal, quase voluntária, desenvolvido por alguns profissionais, está se transformando num conjunto de iniciativas para mudanças que vem acontecendo nas instituições de saúde: programas educativos estão sendo desenvolvidos para consolidar a compreensão dos princípios e ações do CCPF, políticas das instituições vêm sendo reescritas, considerando o paciente e a família como centro, em um compromisso compartilhado com a qualidade e a segurança dos cuidados, horários de visita para as famílias têm sido repensados e até mesmo suprimidos, pacientes e famílias são convidados a tomar parte das situações de atendimento e das decisões que envolvem os cuidados dos pacientes. Essas ações são essenciais, sobretudo para instituições assistenciais formadoras de profissionais de saúde, que devem aprender e atuar em ambientes comprometidos com o CCPF. A meta será chegar a um patamar tão amplo de compreensão da abordagem, que sua utilização envolva até mesmo o processo seletivo dos profissionais colaboradores da instituição, com vistas a apreender a visão dos candidatos sobre o CCPF e se estão comprometidos com esta abordagem, tanto quanto com o avanço científico, a sofisticação tecnológica e o aprimoramento de capacidades técnicas.

▪ Referências bibliográficas

1.   Shields L, Zhou H, Taylor M, Hunter J, Munns A, Watts R. Family-centred care for hospitalised children aged 0-12 Years: A systematic review of quasi-experimental studies. JBI Database Syst Rev Implement Reports [Internet]. 2012;10(39):2559–92.

2.   Harrison TM. Family-centered pediatric nursing care: state of the science. J Pediatr Nurs. 2010; 25(5):335-43.

3.   Bass LS. Patient- and family-centered care.Heart and Lung, 2012; 41 (6): 534-535.

4.   Clay AM, Parsh B. Patient- and Family-Centered Care: It's Not Just for Pediatrics Anymore. AMA J ethics. 2016.

5.   Jolley J, Shields L. The evolution of family-centered care. J Pediatr Nurs. 2009; 24(2):164-70.

6.   Institute for Patient- and Family-Centered Care. Institute for Patient and Family Centered Care [Internet]. 2012 [citado 9 de julho de 2018]. Available at: http://www.ipfcc.org/about/pfcc.html.

7.   Brasil. Ministério da Saúde. Secretaria de Atenção à Saúde. Núcleo Técnico da Política Nacional de Humanização. HumanizaSUS: visita aberta e direito a acompanhante. 2007.

8.   Brasil. Ministério da Saúde (MS). Carta dos direitos dos usuários da saúde [Internet]. Brasília; 2011. Available at: http://bvsms.saude.gov.br/bvs/publicacoes/cartas_direitos_usuarios_saude_3ed.pdf.

9.   Abraham M, Moretz JG. Implementing patient- and family-centered care: Part I - understanding the challenges. Pediatr Nurs. 2012;38(1):44-7.

10. Splaine Wiggins M. The partnership care delivery model: An examination of the core concept and the need for a new model of care. J Nurs Manag. 2008;16(5):629-38.

11. Davidson JE, Aslakson RA, Long AC, Puntillo KA, Kross EK, Hart J, et al. Guidelines for Family-Centered Care in the Neonatal, Pediatric, and Adult ICU. Crit Care Med. 2017;45(1):103-28.

12. Smith J, Swallow V, Coyne I. Involving parents in managing their child's long-term condition-a concept synthesis of family-centered care and partnership-in-care. J Pediatr Nurs. 2015;30(1):143-59.

13. Registered Nurses' Association of Ontario. Person- and Family-Centred Care [Internet]. Toronto, ON; 2015. Available at: http://rnao.ca/sites/rnao-ca/files/FINAL_Web_Version_0.pdf.

14. Cruz AC, Angelo M. Cuidado centrado na família em pediatria: redefinindo os relacionamentos. Ciência, Cuid e Saúde [Internet]. 2011;10(4). Available at: http://periodicos.uem.br/ojs/index.php/CiencCuidSaude/article/view/18333.

15. Small DC, Small RM. Patients first! Engaging the hearts and minds of nurses with a patient-centered practice model. Online J Issues Nurs [Internet]. 31 de maio de 2011;16(2):2. Available at: http://www.ncbi.nlm.nih.gov/pubmed/22088151.

16. Committee on Hospital Care and Institute for Patient- and Family-Centered Care. Patient- and family-centered care and the pediatrician's role. Pediatrics 2012;129:394-404.

17. Fulmer T, Gaines M. Partnering with Patients, Families, and Communities to Link Inter-professional Practice and Education [Internet]. Proceedings of a conference sponsored by the Josiah Macy Jr. Foundation. 2014. Available at: www.macyfoundation.org.

18. Ciufo D, Hader R, Holly C. A comprehensive systematic review of visitation models in adult critical care units within the context of patient- and family-centred care. Int J Evid Based Healthc [Internet]. dezembro de 2011;9(4):362–87. Available at: http://content.wkhealth.com/linkback/openurl?sid=WKPTLP:landingpage&an=01258363-201112000-00004.

19. Meert KL, Clark J, Eggly S. Family-Centered Care in the Pediatric Intensive Care Unit. Pediatric Clinics of North America. 2013.

20. Dudley N, Ackerman A, Brown KM, Snow SK. Patient- and Family-Centered Care of Children in the Emergency Department. Pediatrics [Internet]. 1 de janeiro de 2015;135(1):e255–72. Available at: http://pediatrics.aappublications.org/.

21. Fagan MB, Wong C, Carnie MB, Ashley SW, Somerville JG. Implementing Patient Family--Centered Care Grand Rounds Using Patient/Family Advisor Narratives. J Patient Exp [Internet]. 2015;2(2):14–7. Available at: http://jpx.sagepub.com/content/2/2/14.full.

22. Oliveira D de PR de. Planejamento estratégico: conceitos, metodologia, práticas. 33a. São Paulo: Atlas, 2015.

23. Institute for Patient- and Family-Centered Care. Better Together - Partnering with Families - Criteria for Exemplar Hospitals [Internet]. 2012 [citado 9 de julho de 2018]. Available at: http://www.ipfcc.org/bestpractices/Better-Together-Exemplar-Hospitals-Criteria.pdf.

24. Vermoch KL, Bunting Jr. RF. Benchmarking patient- and family-centered care: Highlights from a study of practices in 26 academic medical centers. J Healthc Risk Manag [Internet]. 2010;30(2):4-10. Available at: http://doi.wiley.com/10.1002/jhrm.20047.

25. Dokken DL, Kaufman J, Johnson BH, Perkins SB, Benepal J, Roth A, et al. Changing hospital visiting policies: From families as "visitors" to families as partners. J Clin Outcomes Manag. 2015.

26. Gasparini R, Champagne M, Stephany A, Hudson J, Fuchs MA. Policy to practice: Increased family presence and the impact on patient- and family-centered care adoption. J Nurs Adm. 2015.

27. Liu V, Read J, Scruth E, Cheng E. Visitation policies and practices in US ICUs. Crit Care [Internet]. 2013;17(2):R71. Available at: http://ccforum.biomedcentral.com/articles/10.1186/cc12677.

28. Reed P, Conrad DA, Hernandez SE, Watts C, Marcus-Smith M. Innovation in patient--centered care: lessons from a qualitative study of innovative health care organizations in Washington State. BMC Fam Pract [Internet]. 14 de dezembro de 2012;13(1):120. Available at: http://www.biomedcentral.com/content/pdf/1471-2296-13-120.pdf.

29. Schnell D, Abadie S, Toullic P, Chaize M, Souppart V, Poncet MC, et al. Open visitation policies in the ICU: Experience from relatives and clinicians. Vol. 39, Intensive Care Medicine. 2013. p. 1873-4.

30.   Cannon S. Family-centered care in the critical care setting: Is it best practice? Dimensions of Critical Care Nursing. 2011.

▪ Leituras complementares

1.   Institute for Patient- and Family-Centered Care. Frequently asked questions. http://www.ipfcc.org/faq.html.

2.   BRASIL. Presidência da República. Lei nº 8.069, de 13 de julho de 1990. Dispõe sobre o Estatuto da Criança e do Adolescente e dá outras providências. Diário Oficial da União, Brasília (DF), Seção I, p. 13563, 16 jul. 1990.

3.   BRASIL. Ministério da Saúde. Portaria MS/GM nº 280, de 8 de abril de 1999. Torna obrigatória nos hospitais públicos, contratados ou conveniados com o Sistema Único de Saúde (SUS), a viabilização de meios que permitam a presença do acompanhante de pacientes maiores de 60 (sessenta) anos de idade, quando internados. Diário Oficial da União, Brasília (DF), Seção I, p. 14, 8 abr. 1999. (Publicação Original).

4.   BRASIL. Ministério da Saúde. Secretaria-Executiva. Núcleo Técnico da Política Nacional de Humanização. HumanizaSUS: Política Nacional de Humanização: a humanização como eixo norteador das práticas de atenção e gestão em todas as instâncias do SUS. Brasília (DF), 2004. (Série B. Textos Básicos de Saúde).

5.   BRASIL. Presidência da República. Lei nº 11.108, de 7 de abril de 2005. Altera a Lei n 8.080, de 19 de setembro de 1990, para garantir às parturientes o direito à presença de acompanhantes durante o trabalho de parto, parto e pós-parto, no âmbito do Sistema Único de Saúde. Diário Oficial da União, Brasília (DF), Seção I, p. 1, 8 abr. 2005a.

6.   BRASIL. Ministério da Saúde. Portaria MS/GM nº 2.418, de 2 de dezembro de 2005. Regulamenta, em conformidade com o art. 1º da Lei nº 11.108, de 7 de abril de 2005, a presença de acompanhante para mulheres em trabalho de parto, parto e pós-parto imediato nos hospitais públicos e conveniados com o Sistema Único de Saúde – SUS. Diário Oficial da União, Brasília (DF), Seção I, p. 32, 6 dez. 2005b.

7.   BRASIL. Ministério da Saúde. Secretaria de Atenção à Saúde. Núcleo Técnico da Política Nacional de Humanização. Humaniza SUS: visita aberta e direito ao acompanhante. 2. ed. Brasília (DF), 2007. (Série B. Textos básicos de saúde).

8.   BRASIL. Ministério da Saúde. Secretaria de Atenção à Saúde. Núcleo Técnico da Política Nacional de Humanização. HumanizaSUS: Documento base para gestores e trabalhadores do SUS / Ministério da Saúde, Secretaria de Atenção à Saúde, Núcleo Técnico da Política Nacional de Humanização. 4. ed. Brasília: Editora do Ministério da Saúde, 2008.72 p.: il. color. (Série B. Textos Básicos de Saúde).

Capítulo 12

Qualidade e Segurança do Paciente nos Serviços de Saúde

Karina Sichieri ▪ Gisele Abrão Queiroz
Genival Fernandes de Freitas ▪ Daisy Maria Rizatto Tronchin
Marta Maria Melleiro

▪ Introdução

A qualidade e a segurança do paciente nos serviços de saúde são componentes basilares e norteadores para a consecução de gestões profícuas. Desse modo, os gestores e os profissionais de saúde devem, constantemente, implantar e implementar ações, bem como revisar processos de trabalho objetivando a excelência e a segurança na atenção à saúde.

O conceito de qualidade é descrito como a obtenção de maiores benefícios em detrimento de menores riscos ao paciente/usuário, benefícios esses que se definem em função do alcançável, de acordo com os recursos disponíveis e os valores sociais existentes.[1,2]

Nessa direção, a qualidade na atenção à saúde é explicitada por meio da observância dos princípios de equidade, eficácia, eficiência e satisfação do usuário.[3] Assim, para consolidar os referidos princípios devemos envolver os usuários, os profissionais e o corpo diretivo das instituições de saúde, considerando-os atores fundamentais para o desenvolvimento do cuidado seguro. Sob essa ótica, a qualidade deve ser observada em três dimensões, a saber: qualidade avaliada pelo usuário – atendimento de suas expectativas e necessidades; qualidade profissional – elementos que ofereçam adequadas condições de trabalho e qualidade gerencial – emprego eficiente dos recursos, visando responder às necessidades e expectativas dos usuários/profissionais e às diretrizes estabelecidas pelos órgãos governamentais.[4]

No que tange à segurança do paciente, a Organização Mundial da Saúde (OMS)[5] a define como a ausência de danos desnecessários ou potenciais para o paciente, associada aos cuidados à saúde; a segurança é considerada um princípio essencial do cuidado e um componente crítico da gestão da qualidade; sua melhoria exige esforços e abordagens abrangentes e diversificadas para identificar e gerenciar riscos.

Consiste, ainda, em evitar, prevenir e melhorar os resultados adversos na atenção à saúde, necessitando ser ativamente buscada e estimulada para a obtenção da confiabilidade dos processos e o reconhecimento dos usuários. Assim, reduz o dano ao mínimo possível pela situação causada por uma ação ou agente potencial.[6-7]

Frente a essas considerações, inúmeras são as ações e as estratégias destinadas a auferir, monitorar, avaliar e, consequentemente, aprimorar os processos e as condições de trabalho, todavia neste capítulo optamos por apresentar as ferramentas indicadas para a melhoria dos atributos qualidade e segurança do paciente.

▪ Ferramentas de qualidade: conceitos e aplicabilidade

As ferramentas de qualidade são compreendidas como instrumentos empregados com a finalidade de definir, mensurar, analisar e propor soluções para os problemas que interferem no desempenho dos processos de trabalho.[8]

Nessa perspectiva, as ferramentas apoiam as atividades de gestão da qualidade, que levam à manutenção ou melhoria de processos, contribuindo para o desenvolvimento de um serviço de excelência, antecedendo as demandas dos usuários, proporcionando ações gerenciais e contribuindo para a identificação, a explicação e a solução de problemas.[9]

As instituições de saúde podem adequar as ferramentas de qualidade às suas necessidades específicas optando entre as que melhor atendam a revisão e o aprimoramento dos processos.[9]

Inúmeras são as ferramentas destinadas a monitorar ou proporcionar melhorias dos processos assistenciais e gerenciais nos serviços de saúde, buscando a excelência da qualidade e segurança do paciente.

A seguir, apresentamos as ferramentas de qualidade que vêm sendo empregadas no setor saúde.

Brainstorming

O *brainstorming*, traduzido como "tempestade de ideias", é um método que estimula a criatividade em grupo para o alcance de um objetivo comum e para estimular a equipe na proposição de intervenções úteis para reduzir os riscos na assistência à saúde.[10]

Trata-se de uma técnica simples, integrativa, envolvendo de seis a 12 pessoas e que requer a presença de um moderador para a condução da discussão de maneira a evitar críticas à exposição das ideias pelo grupo. Contudo, apresenta limitações, dentre elas, destacam-se: ser menos estruturada que outras técnicas com objetivos semelhantes e pessoas mais tímidas ou introspectivas podem sentir inibição para expressarem sua opinião.[10]

Para sua consecução é imprescindível clareza na definição do problema e do objetivo da reunião, o favorecimento da participação de todos os indivíduos, a discussão das possíveis causas do problema e a análise dos resultados.

Diagrama de Causa e Efeito

Diagrama de Causa e Efeito, também conhecido como "diagrama de *Ishikawa*" ou "diagrama de espinha de peixe", (Figura 12.1), é utilizado para determinar as possíveis causas de um problema, representando a relação entre suas causas potenciais e um efeito.[10-11]

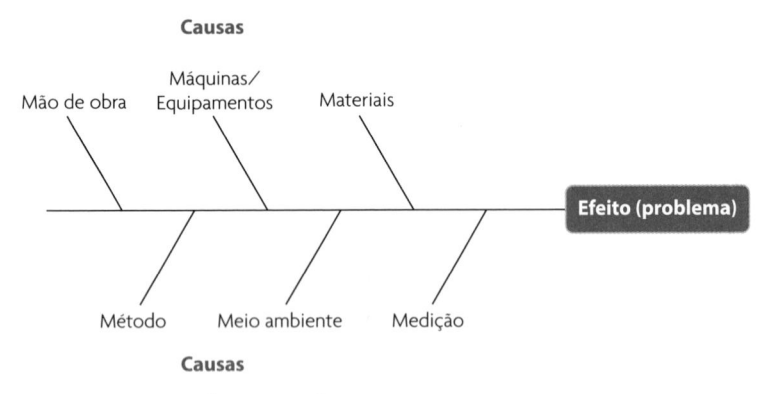

Figura 12.1 **Diagrama de Causa e Efeito.**

Fonte: Malik AM, Schiesari LMC. Qualidade na gestão local de serviços e ações de saúde. São Paulo: Faculdade de Saúde Pública, Universidade de São Paulo; 1998.

Os grupos de causas a serem analisados podem ser agrupados em quatro ou seis componentes. A adaptação do tradicional 6M (Método, Máquina, Medida, Meio ambiente, Material e Mão de Obra), originalmente empregado na indústria, vem sendo adaptado para o setor saúde, representado pelos componentes Organização, Infraestrutura, Paciente e Processo de Trabalho ou Política, Pessoal, Método e Material.[10]

É uma ferramenta que possibilita separar o problema de suas possíveis causas e que envolve um grupo de indivíduos, identifica, explora, ressalta e aponta fatores que podem influenciar no problema.

Diagrama de Pareto

O Diagrama ou Gráfico de Pareto organiza os dados por ordem de importância, determinando as prioridades para a resolução de problemas. Para construí-lo é empregado o gráfico de colunas, colocando-se em ordem decrescente os problemas e suas frequências, indicando o quanto cada um representa, em termos percentuais, em relação ao problema geral, a fim de priorizar aquele que deverá ser resolvido com maior urgência. Os valores são baseados em uma fonte de pesquisas de dados ou nas folhas de verificação para detectar o problema.[11] (Figura 12.2)

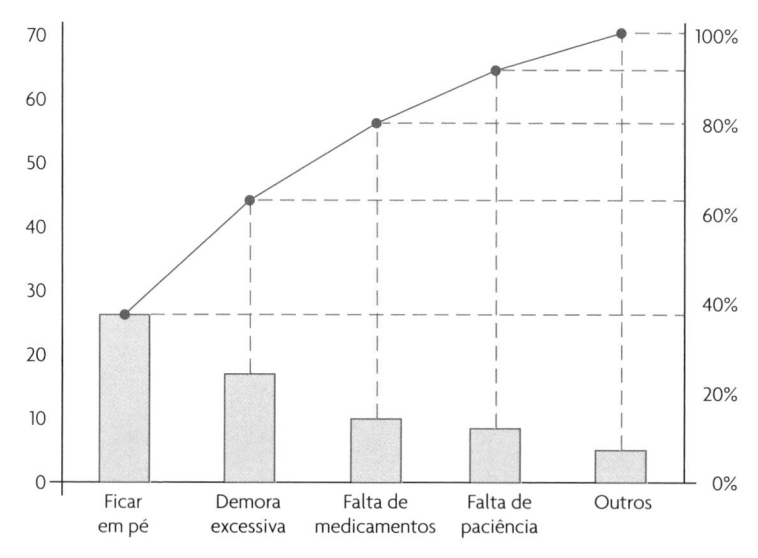

Figura 12.2 **Diagrama de Pareto.**

Fonte: Malik AM, Schiesari LMC. Qualidade na gestão local de serviços e ações de saúde. São Paulo: Faculdade de Saúde Pública, Universidade de São Paulo; 1998.

Fluxograma

É uma representação gráfica, que favorece o mapeamento e visualização de um processo de trabalho, por meio de atividades sequenciadas, proporcionando padronização e entendimento do processo, análise de melhorias e riscos relacionados.

O fluxograma é representado por símbolos, descritos a seguir, que apontam o fluxo de informação, de pessoas, de equipamentos e de materiais por meio das várias etapas de um processo.[9,11] (Figura 12.3)

Cabe ressaltar, que é fundamental que se indique no fluxograma o início e fim do processo, além de validá-lo com as pessoas envolvidas.

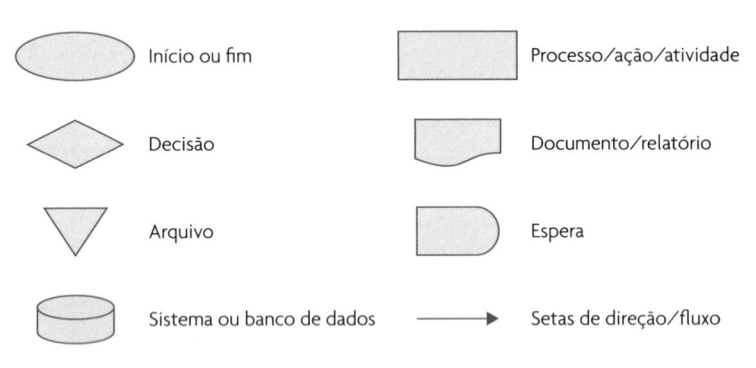

Figura 12.3 **Fluxograma.**
Fonte: Malik AM, Schiesari LMC. Qualidade na gestão local de serviços e ações de saúde. São Paulo: Faculdade de Saúde Pública, Universidade de São Paulo; 1998.

Ciclo PDCA

Ciclo PDCA, ou ciclo de *Deming*, tem por objetivo facilitar a análise, a gestão e o controle de um processo com foco em melhores resultados, sendo empregado no planejamento e melhoria de processos. É dividido em quatro quadrantes, no qual cada um representa um momento da análise ou monitoramento do processo.[9,12] (Figura 12.4)

- P – *Plan* (Planejar): atividades devem ser planejadas, com definição dos objetivos e métodos a serem aplicados, preparando um plano de implementação. Pode-se utilizar a ferramenta 5W2H para a construção desse plano, sendo *What* (O quê), *Who* (Quem), *When* (Quando), *Where* (Onde), *Why* (Por quê), *How* (Como) e *How much* (Quanto custa).
- D – *Do* (Fazer): implementação das atividades que foram planejadas, focando na preparação e capacitação dos profissionais envolvidos.
- C – *Check* (Verificar): monitoramento, verificação e avaliação da efetividade das ações, análise dos resultados obtidos em comparação às metas. Pode ser associada às Folhas de Controle e aos Histogramas.
- A – *Act* (Agir corretivamente/consolidar): definição de soluções para os problemas encontrados, visando o aperfeiçoamento do processo.

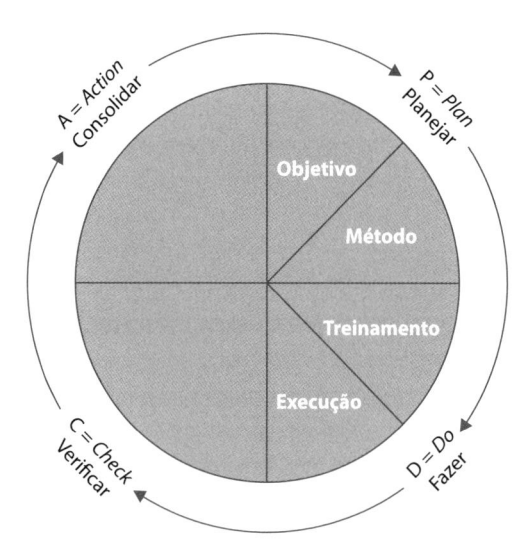

Figura 12.4 **Ciclo PDCA.**

Fonte: Malik AM, Schiesari LMC. Qualidade na gestão local de serviços e ações de saúde. São Paulo: Faculdade de Saúde Pública, Universidade de São Paulo; 1998.

Failure Mode and Effects Analysis – FMEA

A ferramenta de Análise do Modo e Efeito da Falha (*Failure Mode and Effects Analysis* – FMEA) é um método analítico que visa documentar de forma sistemática, prospectiva e contínua as falhas de um processo, bem como suas causas e efeitos. Essa ferramenta amplia o conhecimento dos profissionais em relação aos processos e problemas, incorpora atitude de cooperação e de trabalho em equipe, registra sistematicamente informações sobre as falhas nos processos e produtos, reduz os custos, além de implementar ações de melhoria baseadas em dados devidamente monitorados.[13]

A aplicação dessa ferramenta pode ser destinada a avaliar as falhas de sistemas nos estágios iniciais de conceituação e projeto (FMEA de sistema), falhas em relação ao cumprimento dos objetivos pré-definidos (FMEA de processo) ou até mesmo evitar falhas potenciais do produto, considerando as características de seu projeto (FMEA de produto).[13]

Para a sua execução, faz-se necessário definir o tópico a ser analisado, organizar uma equipe multidisciplinar, definir os modos de falha e identificar suas causas e seus efeitos potenciais, assim como os mecanismos de controle existentes para que as falhas sejam evitadas. Após, são determinados os índices de gravidade (criticidade do efeito), a probabilidade de ocorrência (frequência em que ocorre a falha) e de detecção dos controles, realizar uma análise de risco e definir ações e medidas de resultado.[14]

Design, Equipment, Procedures, Operators, Supplies and materials, and Enviroment – DEPOSE

O acrônimo DEPOSE, desenvolvido por *Charles Perrow* a partir da análise do incidente ocorrido no ano de 1979 na usina nuclear *The Mielsland,* no Estado da Pensilvânia, nos Estados Unidos, representa as iniciais dos termos em inglês **D**esign, **E**quipment, **P**rocedures, **O**perators, **S**upplies and materials, and **E**nviroment.[10]

A aplicação dessa ferramenta possibilita a identificação das falhas e seus fatores contribuintes, apontando as possíveis soluções:

- D (Desenho): o desenho organizacional (sistema) e o processo de trabalho devem ser reconstituídos de forma detalhada, refazendo o cenário em que o mesmo ocorreu, levando-se em consideração as normas e orientações de órgãos regulamentadores, o contexto econômico e político, a cultura de segurança e a estrutura organizacional da instituição;

- E (Equipamento): os possíveis problemas relativos aos equipamentos devem ser investigados, no que diz respeito aos dispositivos de acionamentos, manutenção, normas de segurança, possibilidade de sobrecarga ou pane, condições de uso, reformas e novas instalações;

- P (Procedimento): as falhas e divergências devem ser identificadas e possíveis soluções apontadas. A comparação entre o procedimento escrito e o realizado pode ser útil nesse momento, identificando os planos de segurança instituídos, a ausência de barreiras e a omissão de determinada etapa no processo de trabalho. Além disso, faz-se necessário verificar a atualização do procedimento, quanto às evidências científicas, disponibilidade, acesso e frequência de capacitação;

- O (Operadores): a capacitação, o conhecimento e as habilidades profissionais para o desempenho das atividades devem ser consideradas, assim como os fatores fisiológicos, psicológicos, os lapsos de atenção e de memória. Outros aspectos relacionados aos operadores são o quadro insuficiente de pessoal, a falta de comunicação e o planejamento no processo de trabalho;
- S (Suprimentos): a falta de materiais, equipamentos, medicamentos e de outros recursos necessários para o desempenho das atividades devem ser identificados, bem como a ausência de barreiras antes do uso de algum suprimento e a forma de utilização;
- E (Ambiente): as condições ambientais como níveis de ruído e iluminação, infraestrutura, planejamento de obras e reformas devem ser averiguados quanto aos níveis de aceitação e a adequação do quantitativo e qualitativo de trabalhadores.

Strengths, Weaknesses, Opportunities and Threats – SWOT

A ferramenta gerencial **S**trengths (pontos fortes), **W**eaknesses (pontos fracos), **O**pportunities (oportunidades) e **T**hreats (ameaças), que gera a sigla SWOT (em inglês), também denominada FOFA (Forças, Oportunidades, Fraquezas e Ameaças), em português, é utilizada na análise do ambiente interno e externo da organização, com a finalidade de reconhecer as ações estratégicas, após a identificação desses quatro elementos.[15]

A aplicação dessa ferramenta consiste na análise do ambiente interno (Forças e Fraquezas) e do ambiente externo (Oportunidades e Ameaças) da organização, através da observação do seu atual cenário. As informações são organizadas na própria estrutura SWOT, por meio de uma matriz.

O ambiente interno (Forças e Fraquezas) diz respeito ao diagnóstico interno da instituição, envolvendo as áreas de recursos humanos, físicos, materiais, tecnológicos, financeiros, dentre outros. A análise do ambiente externo (Oportunidades e Ameaças) constitui-se na análise das forças macroambientais, representadas pela economia, tecnologia, políticas e cultura e microambientais, referentes aos usuários, fornecedores e concorrentes.[16]

A análise deve ocorrer de forma conjunta e integrada, identificando os recursos e competências, de modo a transformar os pontos fracos em pontos fortes e as aparentes ameaças em novas oportunidades. Além disso, faz-se necessário monitorar continuamente as áreas nas quais foram identificados os pontos fortes, zelando pela manutenção e desenvolvimento constantes da organização. (Figura 12.5)

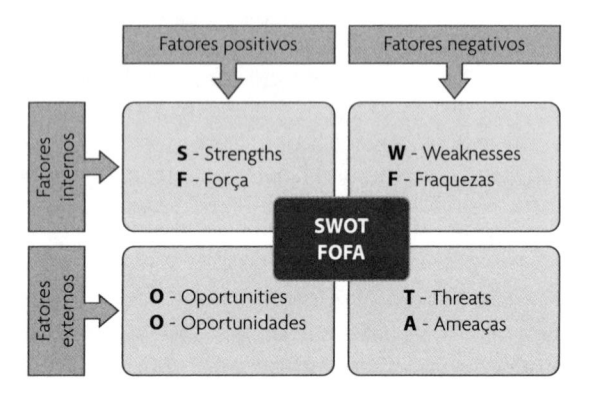

Figura 12.5 *Strengths, Weaknesses, Opportunities and Threats* (SWOT).
Fonte: Silveira H. SWOT. In: Inteligência Organizacional e Competitiva. Brasília: Ed. UNB; 2001.

Situation, background, assessment, recommendation (SBAR)

A ferramenta SBAR foi desenvolvida, inicialmente, por militares e adaptada para os cuidados em saúde pelo time de resposta rápido da Kaiser Permanente, nos EUA, no ano de 2002, com objetivo de melhorar a comunicação com uma estruturação padrão na transmissão da informação.[17-18]

É um mnemônico que padroniza a informação a ser dada, permitindo que elementos importantes sejam transmitidos de forma clara, concisa, relevante e estruturada.[19]

O Quadro 12.1 apresenta uma situação que ilustra a ferramenta SBAR.

Quadro 12.1 *Situation, background, assessment, recommendation* (SBAR)		
Ferramenta SBAR		**Procedimentos**
S *Situation*	Que situação que você quer comunicar? Dados de identificação: profissional, unidade e nome do paciente. Descrever suscintamente o problema e quando iniciou.	Dr X, aqui é a enfermeira Y. Estou ligando da unidade de clínica cirúrgica. É sobre a paciente Z, que refere dor torácica de forte intensidade há cerca de 10 minutos, acompanhada de dispneia e sudorese.
B *Background*	Fornecer informações pertinentes da situação: diagnóstico e data de admissão, informações clínicas relacionadas ao problema atual, como estado mental, sinais vitais, medicamentos atuais, alergias, resultados de exames relevantes.	Tem 70 anos, história prévia de doença cardíaca, está no 1º pós-operatório de colectomia, sem complicações. Frequência cardíaca de 120 bpm e pressão arterial de 110 x 55 mmHg. Ela está agitada e taquidispneica.
A *Assessment*	Refere-se a sua avaliação sobre o que você pensa estar acontecendo. Se não tiver certeza da causa, tente determinar qual sistema do organismo possa estar envolvido. Indicar quão grave o problema parece ser.	Pedi um eletrocardiograma e minha preocupação é que ela esteja tendo um infarto ou uma embolia pulmonar.
R *Recommendation*	Recomendação para resolver a situação. Antes de concluir a conversa, esclareça quanto tempo o profissional levará para chegar à unidade do paciente.	Seria muito importante a sua presença imediata.

Fonte: SBAR Tool: Situation, Background, Assessment and Recommendation. http://www.ihi.org/resources/Pages/Tools/sbartoolkit.aspx.

O método de comunicação SBAR é uma estratégia baseada em evidências para melhorar a comunicação, em especial a interprofissional. É efetiva quando posições hierárquicas ou situações críticas (situações de alto risco que exigem comunicação rápida e tomada de decisão) prejudicam a comunicação.[20]

O SBAR pode ser utilizado na transmissão de informações de pacientes em ligações telefônicas de profissionais, passagem de "casos" entre profissionais, passagem de plantão entre turnos do mesmo serviço, transferência de pacientes para outro nível de cuidado e transferências de paciente para outra instituição.[19-20]

Antes do emprego da ferramenta SBAR, para comunicar um problema é imprescindível certificar-se de que o profissional está preparado para responder a quaisquer dúvidas que seu interlocutor possa ter, por meio de informações do prontuário do paciente, combinada às habilidades de avaliação física, julgamento clínico e pensamento crítico para realizar efetivamente os objetivos que buscamos: a comunicação efetiva e a-segurança do paciente.[20]

Em face do exposto, denotamos que a busca pela qualidade e segurança do paciente compreende além dos aspectos técnicos, representados neste capítulo pelas ferramentas de qualidade, as questões éticas e legais inerentes àqueles que as desenvolvem nos diferentes contextos de atenção à saúde.

▪ Aspectos éticos e legais na segurança ao paciente: responsabilização do profissional e da instituição

A esse respeito, indaga-se se os profissionais de saúde podem ser (e em que circunstâncias) responsabilizados por prejuízos causados ao paciente e, particularmente, a quem se destina a obrigação de reparação do dano causado por um profissional dessa área, sendo ele empregado de uma instituição de saúde (pública ou privada) ou quando esse profissional não é empregado, mas atua, autonomamente, como prestador de serviço de enfermagem?

Estudos têm demonstrado que a segurança do paciente envolve a prevenção de erros no cuidado e a eliminação ou redução de danos causados ao paciente.[21] Assim, que o erro profissional pode estar atrelado à ação ou à omissão sem intenção de causar prejuízo a terceiro (ao paciente) e que a falha durante a assistência pode ser cometida por qualquer membro da equipe de saúde e em qualquer etapa do atendimento, principalmente durante o processo de preparo e administração de medicamentos.[22]

É possível incorrer-se na responsabilização cível (indenizatória), quando há situações que envolvam falhas na assistência e na segurança ao paciente, causando-lhe danos comprovados, seja por negligência, imperícia ou imprudência, tanto por parte dos profissionais de saúde como por parte da própria instituição. Assim, a responsabilização do empregado e empregador, nesses casos, decorre da relação contratual entre um e outro, quando o empregado for responsável por causar um dano a terceiro.[23]

Vale destacar que a responsabilidade civil é entendida como a aplicação de medidas que obriguem uma pessoa a reparar dano moral ou patrimonial causado a terceiros, em razão de ato por ela mesma praticado, por pessoa por quem ela responde, por alguma coisa a ela pertencente ou de simples imposição legal.[23]

No caso da enfermagem, a discussão acerca da responsabilidade é muito profícua, não só porque o enfermeiro lidera uma equipe de enfermagem, composta por outros enfermeiros, por técnicos e/ou auxiliares de enfermagem, mas, sobretudo, porque esse profissional deve ser capaz de avaliar cada ação e as atribuições legais (Lei nº 7498, de 25 de julho de 1986[24] e seu Decreto regulamentador nº 94.406/87[25]) de cada membro da sua equipe.

A responsabilidade do enfermeiro poderá ser exclusiva ou privativa dele, conforme disposto no art. 11 da referida Lei,[24] mas também poderá ser compartilhada com outras categorias profissionais, dentro da própria Enfermagem, caracterizando-se a delegação de atribuição. Nesse caso, o enfermeiro não se exime da responsabilidade de supervisão das atividades delegadas à sua equipe.

Por conseguinte, o enfermeiro pode ser responsabilizado por "má delegação", quando ele não avalia, criteriosamente, a competência técnica e legal do profissional de enfermagem a quem está delegando uma ação, bem como o próprio profissional a quem está sendo delegada a referida ação quando não realiza uma autoavaliação, assumindo a incumbência, para a qual não está capacitado.

▪ Considerações finais

As ferramentas de qualidade apresentadas poderão nortear os profissionais/instituições de saúde na melhoria dos processos de trabalho e, consequentemente, no alcance da excelência da assistência prestada. Para tanto, é imperativo que os profissionais se apropriem dos conceitos de cada uma dessas ferramentas, a fim de que possam selecionar as que mais se adequem à solução do problema a ser aprimorado ou resolvido.

Ademais, salientamos que as ferramentas são importantes recursos para a prevenção de incidentes e danos na assistência à saúde, os quais, muitas vezes, são imputados unicamente aos profissionais de saúde.

▪ Referências bibliográficas

1. Donabedian A. The methods and findings of quality assessment and monitoring: an illustrated analysis. Michigan: Health Administration Press, 1985.
2. Donabedian A. The seven pillars of quality. Arch Pathol Lab Med. 1990;114 (11):11158Brief, A. P., & Weiss, H. M. (2002). Organizational behavior: Affect in the workplace. Annual Review of Psychology, 53, 279-307.
3. Organização Pan-Americana de Saúde, OPAS, A transformação da gestão dos hospitais na América Latina e Caribe. Brasília: OPAS, 2004.
4. Ovreteit J. Evaluating health interventions. Buckingham: Open University Press, 1998.
5. World Health Organization (WHO). World Alliance for Patient Safety. Taxonomy: the concept framework for the international classification for patient safety – final technic report. Genebra: WHO, 2009.
6. Vincent C. Segurança do paciente: orientações para evitar eventos adversos. São Caetano do Sul (SP): Yendis, 2009.
7. Runciman W, Hibbert P, Thomson R. Towards an international classification for patient safety: key concepts and terms. Int J Qual Health Care. 2009; 21(1):18-26.
8. Malik AM, Schiesari LMC. Qualidade na Gestão local de serviços e ações de saúde. 2ed. São Paulo: Fundação Peirópolis, 2002.
9. Galdino SV, Reis EMB, Santos CB, Soares FP, Lima FS, Caldas JG, et al. Ferramentas de qualidade na gestão dos serviços de saúde: revisão integrativa de literatura. Revista Eletrônica Gestão & Saúde. 2016; 7(Supl 1):1023-57.

10. Agência Nacional de Vigilância Sanitária. Gestão de riscos e investigação de eventos relacionados à assistência à saúde. Brasília: ANVISA, 2017.

11. Ricardi A, organizador. Gerenciamento da Qualidade em projetos. Rio de Janeiro: Elsevier; 2014.

12. Rodrigues MC, Carâp LJ, El-Warrak LO, Rezende TB. Qualidade e acreditação em saúde. Rio de Janeiro: Editora FGV, 2011.

13. Camargo Silva AEB, Teixeira TCA, Cassiani SHB. Ferramentas utilizadas para a gestão dos riscos: FMEA-Análise do Modo e Efeito da Falha e RCA- Análise de Causa Raiz. Cap. 15. In: Feldman LB, organizadora. Gestão de risco e segurança hospitalar. São Paulo: Martinari. 2009.

14. Shaqdan K, Aran S, Besheli LD, Abujudeh H. Root-Cause Analysis and health failure mode and effect analysis: two leading techniques in health care quality assessment. Journal of the American College of Radiology 2014,11(6):572-9.

15. Sobral F, Peci A. Administração: teoria e prática no contexto brasileiro. São Paulo: Pearson Prentice Hall, 2008.

16. Alves VLS. Gestão da qualidade: ferramentas utilizadas no contexto contemporâneo da saúde. 2ªed. São Paulo: Martinari, 2012.

17. Thomas CM, Bertram E, Johnson D. The SBAR Communication Technique Teaching Nursing Students Professional Communication Skills. Nurse Educator. 2009,34(4):176-80.

18. Achrekar MS, Murthy V, Kanan S, Shetty R, Nair M, Khattry N. Introduction of Situation, Background, Assessment, Recommendation into Nursing Practice: A Prospective Study. Asia-Pacifi Journal of Oncology Nursing. 2016,3(1):45-50.

19. Pope B B, Rodzen L, Spross G. Raising the SBAR: How better communication improves patient outcomes. Nursing. 2008,38(3):41-3.

20. Narayan MC. Using SBAR Communications in Efforts to Prevent Patient Rehospitalizations. Home Healthcare Nurse. 2013,31(9):504-15.

21. Silva LD, Barbosa SF, Prado ML, Dal Sasso GTM. Erros com medicamentos no contexto hospitalar: uma revisão bibliográfica. Evidentia (LATINDEX) 2011 [citado em 28 de ago 2016]. 8(34).Disponível em:/evidentia/n34/ev7357p.php.

22. Teixeira TCA, Cassiani SJB. Análise de causa raiz: avaliação de erros de medicação em um hospital universitário. Rev esc enferm USP. 2010; 44(1): 139-46

23. Diniz MH. Responsabilidade civil. In. Curso de Direito Civil Brasileiro. São Paulo: Saraiva, 2015.

24. Brasil. Lei nº 7.498 de 25 de junho de 1986. Dispõe sobre a regulamentação do exercício da Enfermagem e dá outras providências. Disponível em: http://www.cofen.gov.br/lei-n-749886-de-25-de-junho-de-1986_4161.html.

25. Brasil. Lei nº 94.406, de 8 de junho de 1987. Regulamenta a Lei nº 7.498, de 25 de junho de 1986, que dispõe sobre o exercício da Enfermagem, e dá outras providências. Disponível em: http://www.cofen.gov.br/decreto-n-9440687_4173.html.

Capítulo 13

Educação em Saúde Centrada em Pacientes e Famílias

Valéria Marli Leonello   Cláudia Prado
Denise Maria de Almeida   Fernanda Ayache Nishi
Alfredo Almeida Pina de Oliveira

▪ Objetivos da aprendizagem

Ao final deste capítulo, os residentes devem ser capazes de:
- conhecer os principais elementos da educação em saúde e a prática centrada em pacientes e famílias;
- compreender as etapas de construção de um projeto educativo;
- conhecer algumas estratégias sobre adesão e motivação de sujeitos nas ações educativas.

▪ Educação em Saúde Centrada em Pacientes e Famílias

A educação em saúde na rede de cuidados em saúde no Sistema Único de Saúde (SUS) tem assumido, historicamente, diferentes significados e, portanto, diferentes objetivos e finalidades. Há uma variedade de conceitos, desde os que limitam a educação em saúde a um conjunto de estratégias para mudanças de comportamentos até conceitos mais ampliados e críticos, que problematizam os determinantes de saúde, estimulando a organização coletiva de usuários e grupos sociais para o enfrentamento das condições de saúde.

Há um conjunto substancial de produções nacionais que problematizam o campo da educação em saúde.[1,2] A maioria deles destaca que as origens desse campo, no contexto do higienismo, deixou grandes marcas nas práticas educativas desenvolvidas pelos profissionais de saúde, dentre elas a ausência de participação de pacientes e famílias no processo educativo e a imposição de maneiras e modos de cuidar aos pacientes, sem considerar sua singularidade e necessidades. É comum, na atualidade, encontrarmos profissionais de saúde desenvolvendo ações educativas baseadas nessas premissas, gerando pouco ou nenhum efeito sobre a qualidade do cuidado oferecido. Dessa forma, discutir estratégias de educação em saúde centradas em pacientes e famílias que superem as estratégias tradicionalmente realizadas tem se tornado um grande desafio nos diferentes serviços de saúde.

Portanto, neste capítulo, será feita uma aproximação entre o campo da educação em saúde e a prática centrada em pacientes e famílias, partindo-se do conceito de atenção centrada em pacientes (ACP) e o ampliando para a família. Em seguida, será apresentada uma proposta de planejamento de ações educativas nessa perspectiva e, por fim, a discussão sobre adesão e motivação nesse contexto.

A tentativa de aproximar esses dois grandes conceitos, Educação em Saúde e ACP e famílias, justifica-se pela interface do elemento fundamental que os une: o foco nos pacientes e família para o planejamento de ações educativas e sua importância para garantir a melhor qualidade da assistência.

Embora a discussão sobre ACP tenha ganhado espaço no âmbito internacional, ainda há uma dificuldade de consenso com relação à sua definição. Agreli, Peduzzi e Silva (2016) realizaram uma revisão bibliográfica sobre a ACP, observando que, em produções nacionais, prevalecem estudos sobre ACP focados na enfermagem e associados a três elementos:[3]

1. Perspectiva ampliada do cuidado em saúde;
2. Participação dos pacientes no cuidado;
3. Humanização.

Assim, há um entendimento de que ACP se constitui como um modelo de atenção à saúde que procura superar a fragmentação e o enfoque limitado do modelo biomédico. Aproximando ao contexto da educação em saúde, podemos considerar que as práticas educativas baseadas na ACP trabalham com uma perspectiva de cuidado ampliado, tomando os pacientes e suas famílias como foco das práticas e os estimulando a participar da construção do plano de cuidado, reconstruindo, assim, a tradicional relação profissional-paciente, marcada pela hierarquia entre o saber profissional e saber empírico, construído com base nas vivências e experiências dos pacientes e suas famílias.

As ações educativas inscritas nessa perspectiva são dirigidas aos usuários dos serviços, famílias, grupos sociais e comunidades em diferentes contextos e serviços de saúde, que compõem o SUS. Essas ações podem ser realizadas individualmente e com a presença da família bem como em grupos. Para cada abordagem, é necessário construir um projeto educativo e contar com conjunto de ferramentas que garanta a adesão e motivação dos sujeitos envolvidos. Esses serão os tópicos a serem apresentados a seguir.

Vale destacar que, neste capítulo, adotaremos a nomenclatura usuários, quando nos referirmos às pessoas atendidas nos serviços, portanto aos pacientes, entendendo que ela contempla de modo mais adequado as premissas de cuidado ampliado, participação dos sujeitos e humanização.

▪ Construção de um projeto educativo

Construir um projeto educativo é a etapa inicial de toda e qualquer ação educativa. A seguir, estão as principais questões e respostas que podem surgir no início, durante ou ao final da elaboração de projetos educativos na área de saúde.

O que é um projeto?

É uma intenção e um propósito de ação para alcançar um fim. Todos nós fazemos projetos no nosso dia a dia. Projetar é partilhar escolhas, conhecimentos, desejos e sonhos. Muito mais do que um conjunto de objetivos, conteúdos e estratégias, sua potência está na possibilidade de implementar espaços para reflexão e ação de novas formas de pensar e novas práticas.

O que é um projeto educativo em saúde?

É um ponto de partida e elemento norteador das ações a serem realizadas pela equipe multiprofissional. Deve contar também com a participação dos usuários e famílias para um adequado diagnóstico das necessidades de aprendizagem discutindo seus problemas e encontrando soluções para as suas reais necessidades, compartilhando de forma real todos os passos da ação: planejamento, execução e avaliação.

Por que realizar um projeto educativo em saúde?

As práticas educativas em saúde cotidianas, por menores e pouco visíveis que possam parecer, constituem poderosos instrumentos de reprodução e/ou criação, produzindo os mais surpreendentes efeitos.

Quais elementos são importantes a serem considerados?

As respostas aos problemas devem ser buscadas a partir da análise e reflexão entre os profissionais, usuários e famílias sobre a realidade concreta, seus problemas, suas necessidades e interesses na área da saúde. Em uma ação conjunta, o processo dialógico, bidirecional e democrático favorecerá a transformação da realidade e dos sujeitos envolvidos.

▪ Etapas de construção de um projeto educativo

Como fazer um projeto educativo?

Toda ação de educação em saúde deve ter como base um projeto educativo bem estruturado. Para isso, é preciso conhecer suas etapas.

Quais etapas fazem parte do processo educativo?

As etapas são: diagnóstico, plano de ação, execução e avaliação. (Figura 13.1)

Diagnóstico

O que entendemos por diagnóstico educativo?

O diagnóstico de uma situação na área de saúde implica no conhecimento dos fatores de caráter demográfico, epidemiológico, de

Diagnóstico
Coleta de dados, a discussão, análise e interpretação dos dados, e o estabelecimento de prioridades.

Plano de Ação
Sujeitos de aprendizagem, determinação de objetivos, conteúdos, estratégias, recursos e cronograma de atividades.

Execução
Operacionalização do plano de ação.

Avaliação
Verificação de que os objetivos propostos foram ou não alcançados. Deve iniciar na etapa de diagnóstico e acompanhar todas as fases do planejamento, pode fornecer subsídios para a reprogramação das ações, bem como indicar a necessidade de novas ações de diagnóstico.

Figura 13.1 Etapas do processo educativo. Brasil, 2007.

organização dos serviços de saúde, das instituições da comunidade, bem como de aspectos socioeconômicos e de infraestrutura da localidade/município e as práticas das pessoas, grupos ou comunidades, relacionadas à saúde e à doença, enquanto parte de seu contexto de vida.[4]

Esses dados permitem a identificação do(s) problema(s) de saúde, dentro de um contexto de saúde coletiva. Sua identificação e análise crítica irão sugerir caminhos para o planejamento das ações de saúde. Necessitamos identificar a maneira como esses grupos percebem, tomam decisões, agem ou reagem perante uma situação problema de saúde-doença. É essencial, para o planejamento de ações/atividades educativas, a identificação de como esses grupos interpretam e agem frente à situação de promoção, prevenção, tratamento, reivindicação, direito à saúde, participação, direito à cidadania e outras questões.[4]

Ele nos permite identificar o conhecimento (C), as opiniões, as atitudes (A), as habilidades (H) e a própria prática/ação (P) dos indivíduos e grupos em relação aos problemas. Podemos identificar fatores ligados ao grupo familiar, por exemplo: o apoio da família em problemas como diabetes, senilidade, alcoolismo, obesidade e outros. Esses dados são qualitativos e a sua identificação será mais abrangente, se realizada por um diagnóstico participativo, utilizando instrumentos e técnicas pedagógicas específicas.[4]

Desse modo, alguns questionamentos se fazem necessários: (Figura 13.2)

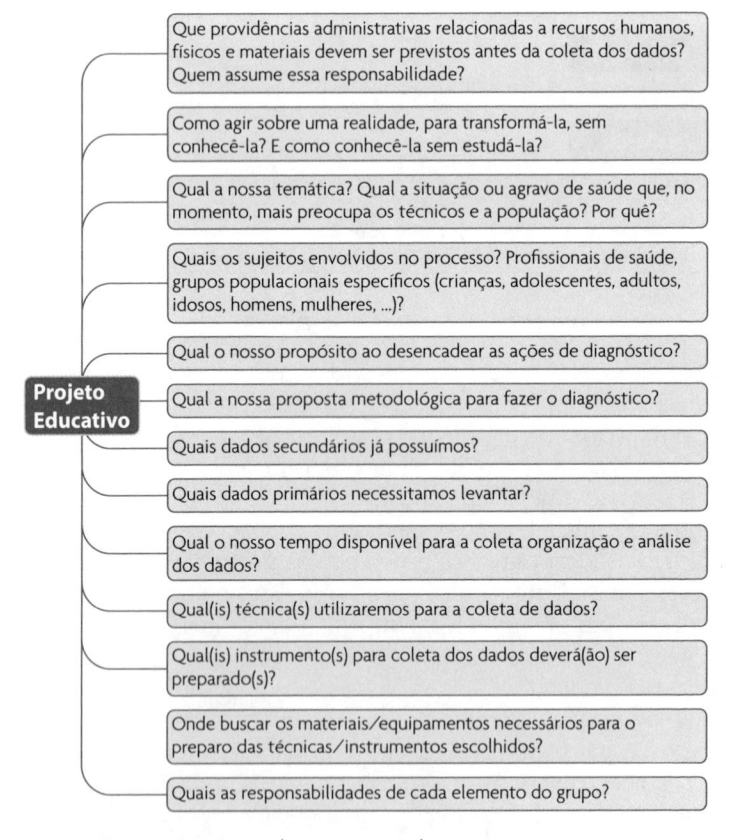

Que providências administrativas relacionadas a recursos humanos, físicos e materiais devem ser previstos antes da coleta dos dados? Quem assume essa responsabilidade?

Como agir sobre uma realidade, para transformá-la, sem conhecê-la? E como conhecê-la sem estudá-la?

Qual a nossa temática? Qual a situação ou agravo de saúde que, no momento, mais preocupa os técnicos e a população? Por quê?

Quais os sujeitos envolvidos no processo? Profissionais de saúde, grupos populacionais específicos (crianças, adolescentes, adultos, idosos, homens, mulheres, ...)?

Qual o nosso propósito ao desencadear as ações de diagnóstico?

Projeto Educativo

Qual a nossa proposta metodológica para fazer o diagnóstico?

Quais dados secundários já possuímos?

Quais dados primários necessitamos levantar?

Qual o nosso tempo disponível para a coleta organização e análise dos dados?

Qual(is) técnica(s) utilizaremos para a coleta de dados?

Qual(is) instrumento(s) para coleta dos dados deverá(ão) ser preparado(s)?

Onde buscar os materiais/equipamentos necessários para o preparo das técnicas/instrumentos escolhidos?

Quais as responsabilidades de cada elemento do grupo?

Figura 13.2 Questionamentos sobre o projeto educativo.
Fonte: Secretaria do Estado da Saúde de São Paulo (2001).[5]

Fases do diagnóstico

O diagnóstico inclui a coleta de dados, a discussão, análise e interpretação dos dados e o estabelecimento de prioridades.

Coleta de dados

Deve propiciar a leitura da realidade concreta, sua compreensão, a identificação dos problemas e necessidades de saúde de determinados grupos e/ou usuários e famílias. Fornecer dados para o conhecimento de suas características socioeconômicas, culturais e epidemiológicas, entre outras. Direta ou indiretamente, fornece subsídios sobre as principais causas dos agravos de saúde e sua inter-relação com os fatores relacionados à organização de serviços de saúde e outros, mostrando, também, como todos os envolvidos agem e reagem frente aos problemas identificados.

Os dados "primários" são aqueles que necessitam ser coletados, no momento do diagnóstico, junto ao grupo ou usuários e famílias. Podem ser coletados por meio de diferentes instrumentos e/ou técnicas (questionário, formulário ficha de observação, entrevista, observação participante, dramatização e outros).

Os dados secundários são boletins epidemiológicos, relatórios, planilhas, fichas, prontuários, artigos científicos, livros de atas, e outros. Agrupar dados primários e secundários torna-se desejável para o conhecimento mais ampliado da problemática da saúde/doença de usuários e famílias.[4]

Discussão, análise e interpretação dos dados

Fatores que influenciam:
- A postura e visão daqueles que são os responsáveis pelo desencadeamento das ações de diagnóstico de uma dada situação-problema;
- O tipo de dados que foram coletados;
- A situação-problema ser ou não emergencial, a postura e visão de usuários e famílias a ser envolvida;
- O compromisso com a participação real.

Esses fatores direcionam para um diagnóstico descritivo/analítico e/ou participativo.[4]

Estabelecimento de prioridades

É a última fase do diagnóstico. Nesse momento, equipe de saúde, grupos, usuários e famílias interessados definem, entre os problemas identificados, aqueles que são passíveis de intervenção, no nível da organização de serviços, de socialização do conhecimento científico atual, da participação da usuários e famílias, em nível individual e/ou coletivo, que contribuirão para a melhoria da saúde da comunidade.

Completando a fase de diagnóstico, o grupo terá subsídios para descrever o problema; caracterizar usuários e famílias e/ou a instituição estudada, descrever os dados levantados, com análise dos resultados ou situações identificadas; apresentar propostas ou sugestões para resolução dos problemas de natureza pedagógica.[4]

Plano de ação

A partir dessa decisão, o próximo passo é a elaboração do plano de ação, detalhando as atividades que deverão ser desenvolvidas, definindo: usuários e famílias, objetivos, recursos humanos, materiais e financeiros necessários, estratégias de execução e critérios de avaliação.

Execução

A fase de execução será dada pela operacionalização do plano de ação, assim, um plano de ação bem estruturado irá resultar em uma execução mais aplicável e com melhores resultados.

Trataremos de identificar as etapas do processo educativo com base em um exemplo concreto, observado no Quadro 13.1.

O que são objetivos de aprendizagem?

Referem-se aos resultados que cada participante deve alcançar como consequência das atividades estabelecidas no programa de ensino.

Para que servem?

Para fornecer diretrizes para a execução das atividades, sugerir maneiras específicas de como conduzir a atividade, apontar para as necessidades de recursos físicos, humanos e materiais que deverão ser atendidas para a realização da atividade, definir as responsabilidades de

Quadro 13.1 Execução de processo educativo

Tratamento de pessoa com diabetes do tipo II acompanhado no Ambulatório do Hospital Universitário-Universidade de São Paulo (USP-SP)

Diagnóstico

O paciente chega ao ambulatório por meio de agendamento de consulta médica. Durante a consulta médica, os aspectos clínicos e medicamentosos são pontualmente abordados, já que o usuário apresenta exames laboratoriais que evidenciam um manejo inadequado da condição apresentada por este usuário (o diabetes).

O médico discute o caso com a enfermeira da unidade que realiza uma segunda abordagem, com a finalidade inicial de realizar um diagnóstico mais amplo da situação. Tal diagnóstico inclui aspectos relacionados ao estilo de vida, adesão ao tratamento, rede de apoio familiar, conhecimento do usuário e família quanto ao processo de doença, tratamento e de prevenção de complicações.

Plano de ação

Com base nos dados coletados durante a consulta, algumas prioridades são definidas e é estabelecido um plano de ação que tem como objetivo a melhora do controle glicêmico como consequência de um processo educativo.

As intervenções propostas visam então uma resposta aos objetivos propostos pelos profissionais em conjunto com o usuário e com o familiar que o acompanha nas consultas, já que este atua como seu principal apoiador.

Execução

- Participação do usuário e do familiar no grupo de orientação nutricional ao paciente diabético, conduzido pela nutricionista;
- Melhora do hábito alimentar no que diz respeito aos horários das refeições;
- Participação no grupo de cessação do tabagismo realizado semanalmente na instituição;
- Revisão da técnica de aplicação de insulina;
- Automonitorização da glicemia de maneira sistematizada por 15 dias, com retorno previsto após esse período para avaliação desses dados.

Avaliação

Os dados da automonitorização proposta irão possibilitar um aprofundamento do diagnóstico e a proposta de ações ainda mais direcionadas e individualizadas. Novas ações foram planejadas e executadas, tais como avaliação das motivações do paciente para o tratamento, priorização de mudanças no estilo de vida, entre outras. Tais ações deverão ser constantemente reavaliadas, até que os objetivos de aprendizagem propostos sejam alcançados.

cada um dos atores do processo ensino aprendizagem e delinear como será realizada a avaliação da atividade.

Quais devem ser suas características?

Os objetivos devem ser descritos de forma significativa para o conhecimento e para a prática dos participantes, fornecer uma descrição dos resultados desejados, ser claros e precisos, ser facilmente compreendidos, ser relevantes e ser realizáveis.

O que considerar na descrição dos objetivos?

Quais serão os sujeitos envolvidos na atividade, o que se espera que eles possam realizar, como irão alcançar os resultados, como será o critério de avaliação do resultado e qual será o critério de desempenho aceitável. (Quadro 13.2)

Quadro 13.2 Taxonomia dos Objetivos Educacionais

A Taxonomia dos Objetivos Educacionais, também popularizada como *Taxonomia de Benjamin Bloom*, criada em 1956 e revisada em 2000, é uma estrutura de organização hierárquica de objetivos educacionais dividindo as possibilidades de aprendizagem em três grandes domínios:

Cognitivo: abrangendo a aprendizagem intelectual; desde simples informações e conhecimentos intelectuais, até ideias, princípios e habilidades mentais de análise, síntese. Enfatizam relembrar ou reproduzir algo que foi aprendido, ou que envolvem a resolução de alguma atividade intelectual para a qual o indivíduo tem que determinar o problema essencial, então reorganizar o material ou combinar ideias, métodos ou procedimentos previamente aprendidos. As categorias desse domínio são: Conhecimento, Compreensão, Aplicação, Análise, Síntese e Avaliação.

Afetivo: são expressos como interesses, atitudes ou valores; relacionado a sentimentos e posturas. Envolve categorias ligadas ao desenvolvimento da área emocional e afetiva, que incluem comportamento, atitude, responsabilidade, respeito, emoção e valores. As categorias desse domínio são: Receptividade; Resposta; Valorização; Organização; e Caracterização.

Psicomotor: referem-se a habilidades para objetivos que enfatizam alguma habilidade muscular ou motora, manipular objetos, materiais, instrumentos ou máquinas). relacionado a habilidades físicas específicas. As categorias desse domínio são: Imitação; Manipulação; Articulação; e Naturalização.

Fonte: Ferraz, Belhot (2010).[6]

Cada um desses domínios tem diversos níveis de profundidade de aprendizado. Por isso, a classificação de Bloom é denominada hierarquia: cada nível é mais complexo e mais específico que o anterior. Isso significa que, para adquirir uma nova habilidade pertencente ao próximo nível, o aluno deve ter dominado e adquirido a habilidade do nível anterior.

Os objetivos de aprendizagem devem ser descritos utilizando-se verbos no infinitivo em função do comportamento esperado, os quais são organizados em seis níveis, por ordem crescente de complexidade. (Figura 13.3)

Para que fique mais claro a escolha dos verbos a serem utilizados, vamos retomar nosso exemplo do paciente diabético e compreender quais objetivos propostos e suas justificativas.

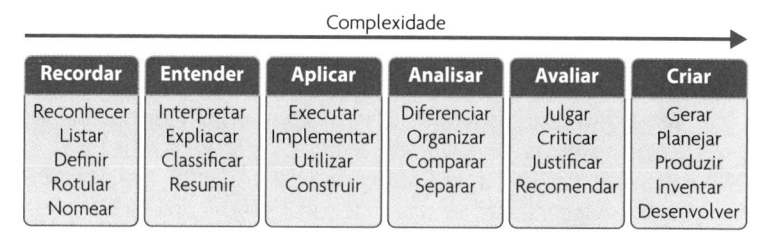

Complexidade

Recordar	Entender	Aplicar	Analisar	Avaliar	Criar
Reconhecer	Interpretar	Executar	Diferenciar	Julgar	Gerar
Listar	Expliacar	Implementar	Organizar	Criticar	Planejar
Definir	Classificar	Utilizar	Comparar	Justificar	Produzir
Rotular	Resumir	Construir	Separar	Recomendar	Inventar
Nomear					Desenvolver

Figura 13.3 Taxonomia dos Objetivos Educacionais de Bejamin Bloom revisada.
Fonte: Camarote e Leilião (*on-line*)

a) Descrever sua história e estilo de vida:

Pertence ao domínio cognitivo na categoria Conhecimento. Habilidade de lembrar informações e conteúdos previamente abordados como fatos, datas, palavras, teorias, métodos, classificações, lugares, regras, critérios, procedimentos etc. Pode envolver lembrar uma significativa quantidade de informação ou fatos específicos. O objetivo principal desta categoria é trazer à consciência esses conhecimentos.

Outros verbos que podem ser utilizados: enumerar, definir, descrever, identificar, denominar, listar, nomear, combinar, realçar, apontar, relembrar, recordar, relacionar, reproduzir, solucionar, declarar, distinguir, rotular, memorizar, ordenar e reconhecer.[6]

> Exemplo: Foi solicitado ao paciente que descrevesse como vive, seus hábitos e rotinas, com quem se relaciona, onde mora, quais serviços de saúde utiliza, sua dieta etc.

Sugestões práticas: Quem, o que, quando, onde, como? Descreva (Verificar o que o indivíduo já sabe/dar informação).

b) Descrever o conceito de diabetes e as possíveis complicações decorrentes da doença

Pertence ao domínio cognitivo na categoria Compreensão. Habilidade de compreender e dar significado ao conteúdo. Pode ser demonstrada por meio da tradução do conteúdo compreendido para uma nova forma (oral, escrita, diagramas etc.) ou contexto. Nessa categoria, encontra-se a capacidade de entender a informação ou fato, de captar seu significado e de utilizá-la em contextos diferentes.

Outros verbos que podem ser utilizados: alterar, construir, converter, decodificar, defender, definir, descrever, distinguir, discriminar, estimar, explicar, generalizar, dar exemplos, ilustrar, inferir, reformular, prever, reescrever, resolver, resumir, classificar, discutir, identificar, interpretar, reconhecer, redefinir, selecionar, situar e traduzir.[6]

> Exemplo: Os conhecimentos do paciente sobre a sua condição, sobre o tratamento e sobre as complicações decorrentes do diabetes foram investigados.

Sugestões práticas: Conte, com suas próprias palavras, qual é a principal ideia de... (Ajudar a organizar o que já é conhecido e a esquematizar novos fatos de forma organizada).

c) Descrever como seria viver com complicações do diabetes

Pertence ao domínio cognitivo na categoria Aplicação. Habilidade de usar informações, métodos e conteúdos aprendidos em novas situações concretas incluindo aplicações de regras, métodos, modelos, conceitos, princípios, leis e teorias.

Outros verbos que podem ser utilizados: aplicar, alterar, programar, demonstrar, desenvolver, descobrir, dramatizar, empregar, ilustrar, interpretar, manipular, modificar, operacionalizar, organizar, prever, preparar, produzir, relatar, resolver, transferir, usar, construir, esboçar, escolher, escrever, operar e praticar.[6]

> Exemplo: O paciente e também seu familiar foram levados a imaginar como seria conviver com complicações do diabetes, aplicando as limitações impostas por tais complicações em seu próprio dia-a-dia. Tal reflexão traz significado real ao que se busca prevenir.

Sugestões práticas: Explique como... porque... é um exemplo de... Como... se relaciona com.... Por que... é relevante? (Avaliar/estimar a relevância da informação disponível para o problema a ser resolvido).

d)Relacionar o conceito de diabetes e de complicações decorrentes da doença com a história e estilo de vida

Pertence ao domínio cognitivo na categoria Análise: Habilidade de subdividir o conteúdo em partes menores com a finalidade de entender a estrutura final. Pode incluir a identificação das partes, análise de relacionamento entre as partes e reconhecimento dos princípios organizacionais envolvidos. Identificar partes e suas inter-relações.

Outros verbos que podem ser utilizados: analisar, reduzir, classificar, comparar, contrastar, determinar, deduzir, diagramar, distinguir, diferenciar, identificar, ilustrar, apontar, inferir, relacionar, selecionar, separar, subdividir, calcular, discriminar, examinar, experimentar, testar, esquematizar e questionar.[6]

> Exemplo: O paciente deve compreender quais ações levam a um maior risco ou reduzem efetivamente o risco para o desenvolvimento das complicações de maneira mais elaborada.

Sugestões práticas: Separar algo (o todo) em partes. Quais são as partes (ou as características) de...? Classifique... de acordo com.... Faça um esquema, diagrama, etc. de.... Como... se compara/contrasta com...? Que evidência você pode apresentar para.... Como justificar que... (Encorajar os alunos a estudar a informação em detalhe para identificar as partes e entender a relação entre elas).

e) Propor mudanças em seu estilo de vida para prevenção de complicações decorrentes do diabetes

Pertence ao domínio cognitivo na categoria Síntese. Habilidade de agregar e juntar partes com a finalidade de criar um novo todo. Combinar partes não organizadas para formar um "todo". Produção de um plano ou propostas de um conjunto de operações.

Outros verbos que podem ser utilizados: categorizar, combinar, compilar, compor, conceber, construir, criar, desenhar, elaborar, estabelecer, explicar, formular, generalizar, inventar, modificar, organizar, originar, planejar, propor, reorganizar, relacionar, revisar, reescrever, resumir, sistematizar, escrever, desenvolver, estruturar, montar e projetar.[6]

> **Exemplo:** Foi solicitado que fizesse uma auto avaliação pontuando seu grau de dificuldade para atingir as metas, de 0 a 10 (do menor para o maior).

Sugestões práticas: Combinar ideias para formar um novo conjunto. O que se pode prever (inferir) de...? Que ideias você pode acrescentar a...? Como você criaria (esboçaria) um novo...? Que soluções você poderia sugerir para...? (Construir novo conhecimento sobre o conhecimento existente, de forma original).

> **Exemplo:** As mudanças devem ser propostas pela equipe em conjunto com o paciente e família para que sejam plausíveis de aplicação na realidade do paciente.

f) Decidir três mudanças imediatas a serem adotadas em seu estilo de vida para prevenção do AVC

Pertence ao domínio cognitivo na categoria Avaliação. Habilidade de julgar o valor do material (proposta, pesquisa, projeto) para um propósito específico. O julgamento é baseado em critérios bem definidos que podem ser externos (relevância) ou internos (organização).

Outros verbos que podem ser utilizados: Avaliar, averiguar, escolher, comparar, concluir, contrastar, criticar, decidir, defender, discriminar, explicar, interpretar, justificar, relatar, resolver, resumir, apoiar, validar, escrever um *review* sobre, detectar, estimar, julgar e selecionar.[6]

> Exemplo: Escolher 3 principais fatores de risco a que está exposto e propor uma meta para cada um deles para implementação imediata e posterior avaliação dos resultados alcançados no próximo encontro.

Sugestões práticas: Desenvolver opiniões, julgamentos, decisões. Você concorda...? O que você pensa a respeito de...? O que é mais importante em...? Estabeleça prioridades para... de acordo com.... O que você decidiria sobre...? Que critérios você usaria para avaliar...? (Verificar se o problema foi resolvido ou se o objetivo foi atingido. Desenvolver critérios para saber que o problema foi resolvido).

g) Afetivo

Abrangendo os aspectos de sensibilização e gradação de valores; referem-se a valores, sentimentos, emoções, gostos, atitudes, apreciações e interesses). São objetivos que enfatizam o sentimento, emoção ou grau de aceitação ou rejeição expressos como interesses, atitudes ou valores. Esse é momento em que o paciente deve ser estimulado a relatar suas motivações, seus sentimentos e emoções na busca da realização das metas propostas.[6]

▪ Adesão e motivação na educação em saúde

Garantir a adesão dos participantes de ações educativas em saúde requer a compreensão da motivação como um elemento importante para a sistematização de uma parceria entre os distintos profissionais de saúde e os indivíduos, considerando suas famílias e suas diferentes inserções sociais e culturais.

O termo adesão implica uma "submissão ou obediência a metas predeterminadas"[7] e costuma enfatizar o domínio técnico do educador ou do profissional de saúde sobre a autonomia do usuário do sistema de saúde. Motivação é um conceito plural. Existem diferentes teorias ou modelos disponíveis para a equipe de saúde com o intuito de facilitar a tomada de decisão da pessoa, avaliar o nível de prontidão individual para a mudança, fortalecer a autoeficácia e reconhecer as contingências positivas e negativas presentes no cotidiano.[7,8]

Existe um crescente interesse pela ludificação ou gamificação (aplicação de elementos lúdicos em contextos não relacionados a jogos)[9] e pela aprendizagem baseada em jogos[10] como formas criativas, inovadoras e comprometidas com o reconhecimento da motivação de seus participantes.

Entretanto, optou-se por apresentar duas abordagens que valorizam aspectos intrínsecos e extrínsecos da motivação com foco nas ações educativas que promovem o cuidado em saúde: a Entrevista Motivacional (EM)[11] e o Modelo Transteórico (MTT).[12] Ambos são pertinentes para o trabalho interdisciplinar baseado no cuidado centrado na pessoa e direcionado ao processo de mudança do indivíduo, sem desconsiderar suas competências e oportunidades no âmbito familiar e comunitário.[12]

Princípios da entrevista motivacional para ações educativas em saúde

Mobilizar a incorporação de hábitos saudáveis representa um desafio para os profissionais de distintas formações que atuam nos níveis de atenção à saúde. Desse modo, entende-se que a não adesão a uma recomendação ou a um tratamento é um fenômeno complexo e que requer uma ampliação do conjunto de técnicas e competências para superá-lo.[7,13]

As equipes de saúde devem ter clareza em relação ao delineamento dos critérios de ação, em especial, baseados em evidências científicas.

Para a EM, o desenvolvimento de cinco princípios gerais pode auxiliar na redução da resistência ou da ambivalência em direção à mudança de um determinado comportamento ou critério de ação, conforme apresentado na Figura 13.4.[11]

Expressar a empatia

Refere-se à disponibilidade para apoiar, esclarecer limites no vínculo e criar um clima positivo e acolhedor para que ocorra a aceitação da pessoa. Evitar postura autoritária e impositiva ajuda na construção de parcerias relacionadas a processos de mudança.

Desenvolver discrepância

Consiste em evidenciar "lacunas" entre o que se quer (ou gostaria de estar) e o comportamento que se pretende alcançar. Valorizar as iniciativas reais ou planejadas proporciona um plano de ação realista.

Evitar confrontação

Compreende lidar com a resistência da pessoa por meio da aceitação de diferentes pontos de vista e da flexibilidade da argumentação. Evitar a imposição do "certo ou errado" e de verdades absolutas.

Acompanhar a resistência

Abrange a noção processual e dinâmica da mudança. Esclarecer dúvidas, respeitar a decisão realizada pela pessoa e buscar por alternativas podem ajudar nesta fase.

Fortalecer a autoeficácia

Significa trabalhar com a crença individual sobre sua capacidade de realizar e se sentir bem-sucedido no cumprimento de uma tarefa específica. Reforçar o senso de responsabilidade sobre a própria mudança e elogiar genuinamente as conquistas obtidas.

Figura 13.4 Princípios gerais para auxiliar na redução da resistência ou ambivalência em direção à mudança de um determinado comportamento.
Fonte: Miller, Rollnick (2013).[11]

Entende-se que esses princípios contribuem para construir uma abordagem facilitadora dos processos de mudança definidos em parceria em ações educativas individuais ou em grupos.

▪ Fases de motivação para a sistematização das ações educativas em saúde

O MTT foi desenvolvido pelos psicólogos clínicos e pesquisadores James O. Prochaska e Carlo Di Clemente, sendo aprimorado continuamente e enfatizado em programas fundamentados em um conceito positivo de saúde[12] e que se baseia em cinco construtos principais: o balanço decisório, a autoeficácia, as escalas de tentação, os processos de mudança e as fases de motivação.[12,8,13]

Entretanto, as fases de motivação constituem o construto central do MTT e podem ajudar o profissional de saúde a realizar atividades e mobilizar recursos mais alinhados aos estágios de prontidão para a mudança dos diferentes indivíduos participantes dos programas de saúde, a saber: pré-contemplação, contemplação, preparação, ação, manutenção e terminação (Figura 13.5).

Pré-contemplação (resistência)

O indivíduo não apresenta crítica ou intenção em modificar um comportamento nos próximos seis meses. Procure ajudá-lo a desenvolver um sentido para a mudança de hábito, valorize experiências prévias, encoraje o autoconhecimento, demonstre disponibilidade ou oportunidades para parcerias e planos futuros.

Contemplação (ambivalência)

O indivíduo pondera sobre a mudança de um comportamento nos próximos seis meses. Busque auxiliá-lo na clarificação das vantagens e desvantagens relacionadas à tomada de decisão, incentive reflexões adicionais sobre o que se pretende mudar, procure evitar a procrastinação e demonstre disponibilidade para reavaliação em curto prazo.

Preparação (determinação)

O indivíduo toma a decisão sobre mudar em um futuro próximo (um mês), contudo não incorporou ainda um critério de ação (por exemplo, zero tabaco, 150 minutos de atividade física regular na semana etc). Parabenize pelos esforços, estabeleça prioridades, avalie a rede de suporte do indivíduo e identifique potenciais barreiras e facilitadores.

Continua

Figura 13.5 Fases da Motivação baseado no Modelo Transteórico.

Continuação

Ação (concretização)

O indivíduo atinge plenamente o critério de ação e mantém o novo hábito nos próximos seis meses ou um ano (a depender do hábito avaliado). Evidencie alterações positivas, elogie as conquistas percebidas, identifique efeitos indesejáveis, intensifique estratégias para a prevenção de recaídas e estimule mudanças ambientais e na rotina.

Manutenção (premanência)

O indivíduo lida melhor com as situações tentadoras. Acompanhe o sucesso adquirido pelo indivíduo, reforce os benefícios conquistados e sua relação com seu projeto de vida, estimule a incorporação de novos hábitos mais saudáveis e estimule a prática do "bom modelo" junto a familiares, amigos e outras pessoas.

Terminação (incorporação)

O indivíduo apresenta autoeficácia elevada e, em geral, refere não se identificar com o comportamento anterior. Valorize a percepção positiva sobre si e seus pares, reconheça sua resiliência e incentive a atuação engajada em programas de saúde e afins.

Figura 13.5 Fases da Motivação conforme o Modelo Transteórico.
Fonte: Prochaska e Prochaska (2016).[12]

Destaca-se que esses modelos são indicados para promover o autocuidado apoiado e o cuidado compartilhado em prol da saúde e bem-estar dos indivíduos,[13] sendo oportunos para avaliar a motivação e propor estratégias que extrapolem um "discurso universal" para todos os participantes das ações educativas em saúde.

▪ Considerações finais

Futuros caminhos para a educação em saúde

É premente a necessidade de ampliarmos o conceito de educação em saúde para além do enfoque na prevenção de doenças, no qual usuários e famílias se tornam receptores de informações elaboradas com o intuito de auxiliar na modificação de comportamentos considerados de risco para a saúde e, em geral, desconectados de uma realidade social, econômica e cultural em que vivem e trabalham.

Compreendemos a educação em saúde como práticas sociais articuladas, que devem nortear as ações de usuários, famílias e grupos sociais a fim de que possam participar ativamente das decisões políticas e sociais com vistas a atender suas necessidades e de acordo com o interesse coletivo.

No cotidiano dos serviços de saúde, as práticas de educação em saúde precisam ser desenvolvidas em parceria com a equipe de saúde interprofissional e com os usuários de saúde na perspectiva de trabalharmos projetos e planos de ação que incluam o cidadão com foco no seu protagonismo, reflexão e saberes populares; como um ator social, reflexivo e instrumentalizado com seu saber, para contribuir no processo de mudança social.

Ao entendermos a educação em saúde como um processo permanente para o desenvolvimento humano, há a necessidade de criação de oportunidades que extrapolem aspectos puramente intelectuais ou acadêmicos ou distantes da vida concreta e que a aproximem de uma realidade objetiva e em constantes mudanças.

Estabelecemos aqui um elenco de ideias no sentido de provocar, nos leitores, a ideia de que o homem está continuamente em processo educativo, na tentativa de adaptar-se às necessidades que surgem com a transformação da sociedade, de seus valores e de sua cultura em busca de realizar-se mais como pessoa, por descobrir-se como verdadeiro ser inacabado.

Para que possamos caminhar na direção da formação de alunos das áreas da saúde alicerçados pelos quatro pilares da educação (saber ser, saber fazer, saber conviver e saber conhecer), bem como na capacitação dos docentes destas áreas, precisamos reunir diferentes saberes/fazeres e praticá-los em busca de novos referenciais para nossas ações enquanto educadores da área de saúde em cenários cada vez mais complexos.

Construir uma práxis inovadora representa uma desafiadora tarefa que nos convida a uma imersão reflexiva sobre a nossa prática cotidiana a fim de identificar pontos fortes e de melhorias para novas maneiras de fazer uma educação em saúde significativa para os usuários de saúde e suas famílias.

▪ Referências bibliográficas

1. Alves G.G, Aerts D. As práticas educativas em saúde e a Estratégia Saúde da Família. Ciênc Saúde Colet., v.16, n.1, p. 319-25, 2011.

2. Cervera DPP, Parreira BDM, Goulart BF. Educação em saúde: percepção dos enfermeiros da atenção básica em Uberaba (MG). Ciênc Saúde Colet, n. 16, v.1, p.1547-54, 2011.

3. Agreli HF, Peduzzi M, Silva MC. Atenção centrada no paciente na prática interprofissional colaborativa. Interface (Botucatu)., v.20, n.59, p. 905-916, 2016.

4. Brasil. Ministério da Saúde. Secretaria de Gestão Estratégica e Participativa. Departamento de Apoio à Gestão Participativa. Caderno de educação popular e saúde/ Ministério da Saúde, Secretaria de Gestão Estratégica e Participativa, Departamento de Apoio à Gestão Participativa. Brasília: Ministério da Saúde, 2007.

5. Secretaria de Estado da Saúde de São Paulo. Planejando as ações educativas: teoria e prática. Manual para operacionalização das ações educativas no Sistema Único de Saúde. São Paulo: SP, 2001.

6. Ferraz APCM, Belhot RV. Taxonomia de Bloom: revisão teórica e apresentação das adequações do instrumento para definição de objetivos instrucionais. Gest. Prod., São Carlos, v. 17, n. 2, p. 421-431, 2010.

7. Bastable SB. O enfermeiro como educador: princípios de ensino-aprendizagem para a prática de Enfermagem. Vargas AC (tradução). 3ª ed. Porto Alegre: Artmed; 2010.

8. Oliveira AAP, Germani ACCG, Ferreira Junior M. Promoção da Saúde e Prevenção de doenças na comunidade. In: Garcia MLB, organizadora. Manual de Saúde da Família. Rio de Janeiro: Guanabara Koogan, 2015. p. 24-31.

9. Hanson-Smith E. Games, gaming, and gamification: some aspects of motivation. TESOL Journal, v.7, n.1 p. 227-32, 2016.

10. Plass JL, Homer BD, Kinzer CK. Foundations of Game-Based Learning. Educational Psychologist. v.50, n.4, p.258-83, 2015.

11. Miller WR, Rollnick S. Motivational Interviewing: helping people change. 3rd ed. New York: The Guiford Press, 2013.

12. Prochaska JO, Prochaska JM. Changing to thrive: using the stages of change to overcome the top threats to your health and happiness. Minnesota: Hazelden, 2016.

13. Mendes EV. O cuidado das condições crônicas na atenção primária à saúde: o imperativo da consolidação da estratégia da saúde da família. Brasília: Organização Pan-Americana da Saúde, 2012.

▪ Leitura sugerida

1. Camarote P, Leilião L. Trabalhando as habilidades do ENEM em sala de aula. Módulo ENEM. Disponível em:<http://suporte.moduloenem.com.br/support/solutions/

articles/23000006578-como-trabalhar-as-habilidades-avaliadas-no-enem-em-sua-escola->. Acesso em 20 fev. 2019.

2. Leite MMJ, Prado C, Peres HHC. Educação em saúde: desafios para uma prática inovadora. São Paulo: Difusão Editora, 2010.

3. Ministério da Educação. Secretaria de Educação Básica. Caderno de Oficinas. PRADIME – Programa de Apoio aos Dirigentes Municipais e Educação. Brasília, 2006.

4. Oliveira AAP, et al. Aconselhamento preventivo. In: Martins MA, organizador. Manual do residente de clínica médica. Barueri: Manole, 2015. p. 70-73.

Capítulo 14

Instrumentos Gerenciais: Planejamento Estratégico, Tomada de Decisão, Conflito e Negociação

Patrícia Campos Pavan Baptista ▪ Antônio Fernandes Costa Lima
Maria Madalena Januário Leite

▪ **Objetivos de aprendizagem**

Ao final deste capítulo, o residente deverá ser capaz de:
- Compreender a relevância dos instrumentos gerenciais como ferramentas do cotidiano de trabalho do enfermeiro;
- Entender o planejamento estratégico situacional como ferramenta gerencial bem como diferenciar suas etapas;
- Discorrer sobre os desafios e possibilidades relativos à utilização de um modelo racional de tomada de decisão estruturada;
- Identificar o conflito como parte inerente do processo de trabalho em saúde;
- Entender as estratégias de enfrentamento de conflito;
- Identificar as etapas do processo de negociação para o enfrentamento de conflitos;
- Refletir sobre os principais desafios de gerenciamento do conflito e do processo de negociação.

▪ Introdução

Historicamente, as organizações de saúde apropriaram-se de todo arcabouço teórico produzido na área gerencial do mundo corporativo para implementar processos e buscar a excelência, como forma de assegurar a qualidade assistencial.[1] Isso significa dizer que, por muitas décadas, modelos do mundo corporativo foram aplicados aos serviços de saúde, apesar de estarem voltados para uma outra lógica, alicerçada em processos de trabalho com diferentes objetos e finalidades.

Entretanto, as duas últimas décadas foram marcadas por estudos que avançaram na construção e reformulação de modelos gerenciais direcionados à saúde, indicando a necessidade de perfis de liderança e de atuação peculiares a essa área, assim como de incorporação de instrumentos gerenciais na prática do profissional de saúde.

Se, por longos períodos, a excelência no processo de cuidar era fator determinante para a escolha de enfermeiros gestores e gerentes nos serviços de saúde, o que, em alguma medida, imputou-lhes grande sofrimento por não possuírem conhecimentos que possibilitassem corresponder às demandas gerenciais, atualmente a opção por indicar um enfermeiro a um cargo gerencial envolve não somente os saberes relativos ao cuidar, mas também os saberes que estão relacionados à administração de recursos humanos, recursos físicos, recursos materiais e recursos financeiros, alicerçados na transversalidade da dimensão ético-política.

Assim, ressalta-se que, no cotidiano dos enfermeiros, o domínio das questões gerenciais requer, além da apropriação dos aspectos ético-políticos, o conhecimento de instrumentos gerenciais que subsidiarão a qualidade do processo decisório e a obtenção de resultados eficientes e eficazes.

Nesse sentido, o presente capítulo discorrerá sobre o planejamento estratégico situacional, o processo de tomada de decisão e o gerenciamento de conflito e negociação como ferramentas úteis para o trabalho gerencial do enfermeiro.

▪ Planejamento Estratégico Situacional (PES)

O Planejamento de Saúde surgiu na América Latina, na década de 1960, com a influência da teoria desenvolvimentista da Comissão

Econômica para América Latina (CEPAL) e por um esforço metodológico do Centro de Desenvolvimento (CENDES), com apoio da Organização Panamericana da Saúde (OPAS).[2]

Até então, na OPAS não havia muito conhecimento acerca de metodologias de planejamento que permitissem formular planos globais de saúde e trabalhava-se por objetos isolados. Por esse motivo, o diretor da OPAS na época, logo após a reunião de Punta del Este, dirigiu-se a Caracas para contatos com Jorge Ahumada, diretor do Centro de Estudos do Desenvolvimento da Universidade Central da Venezuela (CENDES-UCV) e participou da elaboração de um método de planejamento de saúde. Seguindo um modelo do planejamento econômico, proposto por Mario Testa, foi elaborado o método de planejamento em saúde denominado "método CENDES/OPAS", editado pela OPAS no ano de 1965, com o título *Problemas Conceptuales y Metodológicos de la Programación de la Salud.*[3]

O método CENDES-OPAS continha um enfoque sistêmico de Programação de Recursos de Saúde, atrelado a análises de custo-benefício, buscando a eficiência e, simultaneamente, a redução de custos.[2] Várias críticas surgiram ao método e as questões de política e poder começaram a ser indicadas como uma necessidade para se implementar uma ferramenta de planejamento, não mais como um fator, mas como objetos do planejamento. Dessa forma, começaram as formulações de planejamento estratégico. O método CENDES-OPAS tornou-se, gradativamente, desacreditado e, em 1973, a OPAS assumiu o fracasso desse método e o planejamento normativo cedeu lugar ao planejamento estratégico.[2,3]

O economista chileno Carlos Matus, então diretor do Serviço de Assessoria do Instituto Latino-Americano de Planificação Econômica e Social (ILPES), por partilhar dos questionamentos ao método CENDES-OPAS, escreveu, em 1968, *Estrategia y Plan*, publicado em 1972. Nessa publicação, diferenciou procedimentos normativos e procedimentos estratégicos. Os normativos consistem em um conjunto de ações necessárias para cumprir um objetivo fixado *a priori*, impondo-se sobre a realidade uma norma de conduta coerente com os objetivos. Nesses procedimentos, a trajetória entre a situação inicial e o objetivo é uma trajetória eficaz, que deve substituir o comportamento real. Já os procedimentos estratégicos pressupõem respostas do sistema às ações para sua alteração e a norma é o ponto para o qual se quer encaminhar o funcionamento do sistema. A trajetória é flexível, sujeita a revisões de acordo com as circunstâncias, e a busca da modificação do sistema baseia-se no conhecimento da realidade e não em uma imposição sobre a realidade.[3]

Nessa perspectiva, o planejamento estratégico situacional (PES) consiste em um método de processamento de problemas atuais, problemas potenciais, considerando as potencialidades, ameaças e macroproblemas. Envolve a explicação de como surge o problema, elaboração de planos para tratar as suas causas, analisando a viabilidade política, buscando a visão mais próxima possível da realidade.[4]

Na obra de Carlos Matus, precursor do PES, dentre os avanços teóricos e metodológicos para o planejamento figuram a compreensão do planejamento como uma forma de cálculo que antecede a ação, a noção de situação, relatada por um ator social que olha o problema e planeja, assim como a importância de procedimentos explicativos para o agir estrategicamente.[5]

Mario Testa, considerado um ator importante na proposição e difusão do planejamento estratégico, incluiu o olhar sobre o comportamento dos atores sociais, enfatizando a análise das relações de poder, admitindo-se o conflito entre forças sociais, com diferentes interesses e com uma visão particular sobre a situação-problema na qual se planeja, avançando de uma proposta de planejamento estratégico em saúde para um pensar a ação política em saúde.[3]

Quando trazemos o PES para a ação gerencial do enfermeiro, partimos do pressuposto que toda ação deve ser precedida de uma análise criteriosa que contemple uma série de aspectos, como pessoas envolvidas nos problemas, recursos que cada pessoa possui, sua capacidade de governo diante de determinado problema e viabilidade das ações a serem executadas.

Assim, planejar estrategicamente amplia as possibilidades de, diante dos fracassos das propostas, mais facilmente aprender com os erros e, ainda que não funcione, também opera no sentido do aprimoramento do próprio repertório cognitivo de quem planeja.[5]

Ao utilizarmos o PES, enquanto ferramenta gerencial, devemos percorrer quatro etapas:

1. Momento explicativo: explicar o problema, descrever a realidade, a partir da seleção de algum problema relevante, identificar os nós críticos;
2. Momento normativo: identificar os atores envolvidos no problema e os recursos para controlar as ações;
3. Momento estratégico: verificar a viabilidade do plano;
4. Momento tático-operacional: implementar as ações de acordo com a realidade apresentada.

No momento explicativo, a realidade é explicada mediante a seleção de problemas que tem expressividade para aquela realidade, buscando-se o detalhamento dos motivos pelos quais o problema ocorre, e identificação dos nós críticos, reconhecidos como os centros práticos de ação dentre as principais causas do problema.[4]

Nessa primeira etapa, é importante que, ao declarar algo como problema, verificar se existem indicadores que caracterizam a sua magnitude (como exemplos: aumento da taxa de infecção, aumento da rotatividade, aumento de quedas de pacientes, entre outros), expressando os dados numericamente, ou seja, explicar como nasce e se desenvolve o problema, por meio de descritores verificáveis.

Com a evolução dos modelos gerenciais, de um modelo mais autocrático para a gestão compartilhada, ressaltamos a importância de quando o enfermeiro declarar o problema, oportunizar a participação dos componentes da equipe a fim de conhecer sua visão acerca do que é problema e contar com o seu apoio na descrição dos nós críticos.

Assim, considera-se que, em geral, o coletivo que planeja é formado por pessoas com visões e interesses mais ou menos em comum e que também têm um conjunto de conhecimentos, científicos ou não, que podem servir de base para os cálculos que este coletivo faz. De modo particular, todo coletivo tem um repertório de recursos cognitivos, que são utilizados e utilizáveis para dar sentido a suas ações, para compreender a ação de outros e para interpretar a realidade na qual vivem.[5]

Diferentemente do diagnóstico tradicional de planejamento, a explicação situacional e uma apreciação do conjunto, que destaca apenas as partes relevantes para a ação do ator, autorreferencial e policêntrica (está referida a um ator e a sua situação, mas considera as visões dos demais atores importantes para a solução ou manutenção dos problemas).[6]

Ainda no momento explicativo, Matus[7] insere o fluxograma situacional, ou árvore de problemas, que sintetiza os pontos essenciais: problema (declarado com clareza e objetividade); ator que declara o problema (aquele que identifica e que conduzirá as ações); descritores do problema (expresso por indicadores) e consequências do problema (desencadeadas pelo problema).

Por fim, é importante lembrar que esse é o momento para explicar as causas e origens do problema, portanto, o enfermeiro precisa descrever o problema com muita clareza, fundamentado em evidências, a partir de indicadores, e buscar, junto a equipe, as possíveis causas do problema, verificando de onde eles surgem e explicitando todas as consequências. Portanto, não se trata de uma tarefa fácil, exige exercício mental, troca de informações, análise cuidadosa de todas as possíveis causas e o levantamento dos dados que possam explicitar a magnitude do problema.

Na segunda etapa, momento normativo, definem-se os resultados a serem alcançados, quais operações ou ações serão realizadas para alcançar os resultados esperados, os recursos necessários para a realização das operações ou ações e os responsáveis pelas mesmas. E o momento de desenho do plano de intervenções sobre o(s) problema(s).[6]

O momento normativo envolve a análise cuidadosa de cada pessoa envolvida, considerando, diante do problema e operações ou ações, se tem governabilidade sobre o problema, se tem influência, se não possui governabilidade nem influência, assim como o tipo de recursos que possui: recurso cognitivo (RC), recurso organizativo (RO), recurso político (RP) e/ou recurso financeiro (RF).

As variáveis descritas por Matu,[7] por intermédio do Triângulo de Governo, incluem o projeto de governo, a governabilidade e a capacidade de governo. O projeto de governo refere-se ao conteúdo programático dos projetos de ação, a governabilidade diz respeito às variáveis controladas ou não pelo ator no processo de governo e a capacidade de governo relaciona-se à capacidade de direção dos atores.

Com relação aos recursos, pode-se considerar:[6]

- Recursos cognitivos: englobam os conhecimentos, saberes, valores, tecnologias, experiências, informações;

- Recursos organizativos: infraestrutura, apoio operacional, estruturas organizacionais, redes de comunicação;
- Recursos políticos: votos, apoios, adesões, afiliações, carisma, capacidade de influenciar ou poder de tomar decisões;
- Recursos financeiros: aspectos econômicos.

Desse modo, nota-se o acúmulo de informações que se deve possuir para avançar na implementação do PES, uma vez que ele parte da análise de que nenhum problema está isolado dos atores, das dimensões políticas e de poder. É importante ressaltar que, muitas vezes, diante de algumas operações ou ações, o ator não possui governabilidade, porém, ele possui influência sobre alguém que pode ter governabilidade em determinada operação ou ação. Logo, esse é um exercício diário a ser realizado pelo enfermeiro no desempenho de ações gerenciais cotidianas.

Também, nesse momento, deve-se projetar cenários onde ocorram variantes de teto (melhores circunstâncias), variantes de centro (circunstâncias regulares) e variantes de piso (circunstâncias mínimas), nas quais o plano seria aplicado, pensando em cada uma das operações, nesses três cenários, e como alterariam a descrição do problema.

No momento estratégico, analisa-se a viabilidade para realizar as operações e alcançar os resultados, buscando estratégias, como a negociação, a cooperação e, em alguns casos, o confronto, realizando o mapeamento de todos os atores envolvidos, possibilitando a construção de viabilidade para as operações consideradas inviáveis na análise inicial. Recomenda-se que esta terceira etapa permeie todos os momentos da elaboração e execução do plano.[4,6]

Por fim, a etapa momento tático-operacional destina-se à implementação das ações, lembrando que, frequentemente, no momento de execução de um plano ocorrem mudanças na situação real. Então, o PES propõe um Sistema de Monitoramento do Plano, que possa retroalimentá-lo para possíveis mudanças e readequações, sendo uma ferramenta permanente de diálogo e reflexão sobre os problemas e a melhor solução para enfrentá-los, prevendo situações e pensando alternativas para viabilizar cada plano.[4,6]

Desse modo, considera-se essencial que o enfermeiro articule as quatro etapas e esteja atento a retroalimentar o processo, no sentido de detectar o andamento das operações ou ações e o papel dos atores, entendendo o PES como um instrumento gerencial útil para solução de problemas, contudo que está sujeito a múltiplas interferências e, portanto, possibilita soluções para macroproblemas e problemas mais simples.

▪ Processo de Tomada de Decisão

A área de política, planejamento e gestão em saúde é de grande complexidade. Há momentos em que faltam conhecimentos para subsidiar as tomadas de decisões; momentos nos quais há conhecimentos suficientes, porém, as decisões são adiadas, bem como momentos em que as decisões são necessárias mesmo que evidências suficientes não estejam disponíveis.[8]

Nesse contexto, o enfermeiro, independentemente de ocupar cargos de chefia, coordenadoria ou diretoria, precisa tomar decisões referentes ao gerenciamento de recursos humanos, materiais e físicos na tentativa de solucionar problemas de diferentes complexidades, que podem repercutir na oferta, manutenção e desfecho da assistência prestada, conciliando interesses pessoais, corporativos, coletivos e institucionais.

Nos serviços de saúde, a tomada de decisão gerencial deve resultar de um processo sistematizado, envolvendo o estudo do problema a partir de um levantamento de dados, produção de informação, estabelecimento de propostas de soluções, escolha da decisão, viabilização e implementação da decisão e análise dos resultados obtidos.[9]

Nas organizações, grande parte do tempo de um administrador é destinado à tríade da análise crítica de problemas, busca de soluções e tomada de decisão. Geralmente, a qualidade das decisões de um líder-administrador tem o maior impacto em seu sucesso ou fracasso.[10] Tomar decisões acertadas constitui uma das mais importantes qualidades do administrador no estabelecimento de metas e determinação de recursos para atingi-las, na organização do processo de trabalho, na provisão de recursos humanos, no equilíbrio, integração e sincronização das atividades, na priorização das atividades que precisam ser controladas de perto, na decisão das informações necessárias para o controle, na aferição dos resultados e na adoção de medidas corretivas. Entretanto, a tomada de decisão requer, também, a participação das pessoas envolvidas nos diferentes processos de trabalho.[11]

Apesar de haver momentos nos quais outras pessoas precisam ser envolvidas no processo decisório, é importante considerar que nem sempre o líder-administrador dispõe de tempo hábil para compor um grande grupo, tornando necessário que tenha a clareza de quais são as situações que demandam a participação de outras pessoas e quais as situações nas quais ele pode tomar as decisões sozinho.[10] Vale enfatizar que, como nenhuma pessoa detém todas as informações e conhecimentos organizacionais, a tomada de decisão envolvendo um maior número de pessoas, apesar de requerer mais tempo, tende a resultados mais qualificados, aumentando o conhecimento da situação de decisão e amenizando as possíveis distorções da visão individualizada.[12]

Tomar uma decisão não é fácil. Isso porque, frente a várias opções, será preciso que o(s) decisor(es) escolha(m) uma, o que pode ocasionar conflitos ao ter que rejeitar escolhas potencialmente úteis ou atraentes.[13]

As decisões pessoais conduzem às ações visando a obtenção de resultados organizacionais. Frequentemente, são tomadas de forma intuitiva, em função do equilíbrio entre seu custo e seu benefício, envolvendo riscos e incertezas e, muitas vezes, são permeadas de aspectos subjetivos fundamentados em experiências, preconceitos e valores.[11]

A maioria das pessoas toma decisões baseando-se em processos cognitivos discretos, muitas vezes inconscientes, que as permitem tomar decisões para resolver problemas mais depressa utilizando-se de experiências acumuladas ao longo da vida. Entretanto, uma abordagem estruturada pode beneficiar o processo decisório ao obrigar quem decide a ser específico com relação às opções e separar probabilidades de valores. Nessa perspectiva, requer a aplicação de um modelo teórico tanto para a solução de um problema quanto para a tomada de decisão.[10]

Nos vários modelos teóricos para solucionar problemas, é possível compreender que a informação constitui um recurso essencial para o processo de tomada de decisão.[9] Assim, o gerenciamento das informações e do conhecimento delas advindo é imprescindível para qualquer organização.[11] Contudo, constata-se que a decisão nem sempre é resultado de um processo sequencial, estruturado e dirigido para uma única solução.[9]

As decisões podem ser estruturáveis, cujo processo orienta como alcançar a melhor alternativa, ou pouco estruturáveis que, por serem complexas e repletas de risco, exigem um processo decisório flexível e intuitivo no qual será preciso confiar no julgamento e na intuição de pessoas consideradas experientes, honestas e equilibradas.[11]

Dentre os muitos modelos estruturados disponíveis, o modelo tradicional de solução de problemas é um dos mais conhecidos e amplamente utilizados sendo constituído por sete etapas:[10]

1. Identificar o problema;
2. Obter dados para a análise das causas e das consequências do problema;
3. Investigar soluções alternativas;
4. Avaliar as alternativas;
5. Selecionar a solução mais apropriada (tomada de decisão);
6. Implementar a solução; e
7. Avaliar os resultados.

Não obstante o reconhecimento da eficiência do modelo tradicional de solução de problemas, reconhece-se como um ponto fraco o tempo necessário à sua correta implementação. Para tratar dessa questão, modelos contemporâneos, denominados modelos racionais de tomada de decisão, que apresentam grande similaridade entre si, adicionaram uma etapa de estabelecimento de objetivos.[10] Tais modelos são tipicamente descritos em etapas a serem seguidas, de forma linear e sequencial. Como esses modelos envolvem um processo cognitivo em que cada passo segue em uma ordem lógica do anterior, cada etapa precisa ser concluída e, ocasionalmente pode ser necessário ao decisor retomar algumas etapas para completá-las antes de passar para a seguinte.[13]

A Decision-making-confidence.com propõe um modelo racional de tomada de decisão, composto por seis etapas:[13]

1. Determinar a decisão e o resultado almejado (estabelecer os objetivos);
2. Pesquisar e identificar opções;
3. Comparar e contrastar estas opções e suas consequências;
4. Tomar uma decisão;

5. Implementar um plano de ação; e

6. Avaliar os resultados.

Por fim, ressalta-se que, diante da existência de vários modelos racionais de tomada de decisão, o escolhido deve ser aquele com que o decisor tem maior familiaridade e que é adequado ao problema a ser resolvido, visto que o seu uso consistente aumentará a probabilidade de ocorrência da adequada análise crítica de uma dada situação.[10]

▪ Gerenciamento de conflito e negociação

O tema resolução de conflito e negociação é complexo e nos faz refletir como as organizações de saúde e seus líderes e colaboradores têm enfrentado e gerenciado conflitos e desenvolvido as negociações.

E o que se pensa de conflito? É negativo ou também tem aspectos positivos? Sempre envolve oposição, embate, desavenças, desarmonia, dificuldades, incompatibilidades? Ou é crescimento, desenvolvimento e inovação?

A origem da palavra conflito vem do latim *conflictus*, que é particípio passado de *confligere* e significa "bater junto", "estar em desavença", "discussão acompanhada de injúria", "oposição".[14] Autores têm definido conflito como "discordância interna ou externa que resulta de diferenças de ideias, valores ou sentimentos entre duas ou mais pessoas".[15]

De acordo com os significados apresentados da palavra conflito, observa-se que se relaciona a aspectos negativos que remetem a confronto e quebra das interações entre pessoas, colaboradores e equipe.

No entanto, quando a gestão de conflito é positiva, traz o entendimento da situação a partir da perspectiva das diferentes partes envolvidas, facilita a comunicação, mobiliza as partes envolvidas para o enfrentamento da situação e proporciona crescimento coletivo e individual. As teorias de administração têm tido enfoques diferentes, considerando o conflito destrutivo e disfuncional, tendo que ser evitado ou como normais e esperados, inerentes às organizações conforme pode ser observado no seguinte esquema.[16]

Teorias clássica e científica

▪ Conflito pode ser suprimido.

- Buscam aperfeiçoar regras de organização e mudar posturas pessoais.
- Objetivam reestabelecer a harmonia.

Teoria das relações humanas

- Conflito é uma doença que deve ser curada.
- Conflitos surgem em função de características individuais.
- Enfatiza projetos para ampliar a motivação no trabalho.

Enfoque gerencial contemporâneo

- Conflito como algo inerente às organizações.
- Percebe as organizações como rede de negociações (ambiente interno e externo).
- Decisões e resultados compartilhados.

Assim, observa-se que, dependendo como se administram as situações de conflito, o resultado pode levar ao crescimento ou destruição das relações. Marquis e Huston[15] consideram que, em organizações onde não há conflitos, o resultado pode ser estagnação e, em outras onde há muito conflito, isso pode reduzir a eficiência da instituição e imobilizar os colaboradores.

O enfermeiro, enquanto gestor da equipe de enfermagem, necessita entender as estratégias de enfrentamento de conflito para tomar decisões eficientes e eficazes conforme mostra a Figura 14.1.[16]

Percebe-se que, em muitas situações, o enfermeiro tende a ignorar o conflito. No entanto, tem-se como resultado a quebra das relações interpessoais, a queda da produtividade e, principalmente, a perda de qualidade no cuidado ao paciente, família e grupos sociais.[17] Assim, é obrigatório o enfermeiro identificar a origem dos conflitos e realizar o processo de negociação para a resolução dos mesmos.

O termo negociação tem vários conceitos, dentre deles tem-se descrito por Steele, Murphy, Russill:[18] *é o processo pelo qual as partes se movem de suas posições iniciais divergentes até um ponto no qual o acordo pode ser obtido.* Entende-se, por esta definição, que o processo de negociação é flexível, envolve reconhecimento da situação, os poderes e comunicação dos atores envolvidos e planejamento estratégico.[16]

Para obtenção de resultados satisfatórios, é importante o enfermeiro preparar-se para negociação indo a procura de informações sobre o

> **Acomodação:** O conflito é negado ou encoberto. Tratado superficialmente.
>
> **Dominação:** Exercício do poder por uma das partes – imposição da solução.
>
> **Barganha/compromisso:** Cada parte cede um pouco, para enfrentar o conflito de uma maneira geral. O foco é o enfrentamento de pontos essenciais relacionados à situação.
>
> **Solução integrativa de problemas:** Objetiva satisfazer às exigências de ambas as partes, por meio de soluções alternativas. Compartilhamento de informações e decisões. Elemento fundamental: confiança entre as partes. Promove o trabalho em equipe e o crescimento individual e grupal.

Figura 14.1 Estratégias de enfrentamento de conflitos.[16]

foco da negociação para obter maior poder de barganha, além de se preparar emocionalmente. E, durante a negociação, escutar e ser flexível. A Figura 14.2 é uma síntese dos aspectos que o enfermeiro deve considerar nas situações onde se requer negociação.[15]

> **Antes**
> - Preparar-se mentalmente, ou seja, planejar o processo de negociação.
> - Determinar os incentivos da pessoa com quem irá negociar.
> - Determinar o seu ponto de partida.
> - Procurar as agendas ocultas, sua e daqueles com quem vai negociar.
>
> **Durante**
> - Manter a compostura.
> - Fazer suas exigências com assertividade.
> - Ser paciente e fazer uma pausa se qualquer uma das partes tornar-se agressiva ou cansada durante a negociação.
> - Ter habilidade de comunicação (falar e ouvir) e flexibilidade.
> - Evitar uso de técnicas destrutivas de negociação, mas estar preparado para reagir se usadas contra você.
>
> **Após**
> - Novamente enunciar o que foi acordado, verbalmente e por escrito.
> - Reconhecer e agradecer a todos participantes pela contribuição e sucesso da negociação.

Figura 14.2 Antes, durante e após a negociação.[15]

No que diz respeito aos estilos de negociação para resolução de conflitos, autores como Martinelli, Almeida[19] e Ciampone, Kurcgant[16] enfatizam que os aspectos ético-legais estão intimamente relacionados com a seleção de um ou outro estilo, uma vez que os princípios e valores governam o comportamento dos indivíduos e dos grupos e, portanto, influenciam no tipo de negociação a ser adotada.

Hampton[20] elenca cinco tipos de estilos de negociação para resolução de conflitos, conforme descrito na Figura 14.3.

Colaborativo: Confrontador e cooperativo; indicado para o enfrentamento de situações que promovam soluções que preservem o interesse de ambas as partes; exigem tempo e dedicação.

Contestador: Confrontador e indicado para situações que exigem uma ação decisiva e rápida.

Aceitação: Cooperativo e quando se quer obter um benefício em uma futura negociação.

Retirada: Não é cooperativo, nem confrontador e é mais apropriado em situações do cotidiano e em algumas situações constitui-se em como estratégia para acumular forças e/ou conquistar aliados.

Compromisso: Misto dos demais estilos, indicado quando os objetivos têm importância relativa ou quando há tempo suficiente para aguardar uma oportunidade mais adequada de negociação e pode envolver negociação e barganha para satisfazer as necessidades das partes envolvidas.

Figura 14.3 Estilos de negociação para lidar com conflitos.[20]

Compreende-se que não há um único estilo a ser escolhido, e que após a análise de uma dada situação, o enfermeiro poderá se utilizar de uma combinação de estilos de negociação, facilitando assim o entendimento entre os participantes envolvidos no conflito.

O processo de negociação é complexo e exige do enfermeiro habilidades gerenciais como planejamento, tomada de decisão, liderança, comunicação, entre outras. Para atuar no processo de resolução de conflito e negociação junto a equipe de enfermagem e de saúde, deve-se estar preparado e consciente para promover um ambiente de trabalho que considere as necessidades dos colaboradores, apoiando a todos e entendendo a missão e a política de recursos humanos da organização de saúde no qual está inserido.

▪ Considerações finais

Ao discutirmos os instrumentos gerenciais, enfatizando o método PES, o processo de tomada de decisão e o gerenciamento de conflito e negociação, pretendemos conferir visibilidade a aspectos fundamentais do trabalho gerencial do enfermeiro que, frequentemente, precisará enfrentar desafios e dificuldades relativas aos recursos requeridos para a viabilização dos serviços de saúde, com qualidade e segurança.

Nesse sentido, o PES destaca-se como uma ferramenta útil para resolução de problemas, possibilitando abranger os atores envolvidos, identificar a sua governabilidade e analisar a viabilidade de ações a serem implementadas. Esse método de planejamento, nas suas diversas operações ou ações, é indissociável do processo decisório e da resolução de conflitos e negociação. Portanto, o enfermeiro que necessita, cotidianamente, tomar decisões visando solucionar problemas de complexidades variadas, em diferentes contextos assistenciais, poderá incrementar a eficiência dos resultados pretendidos com a adoção de um modelo teórico estruturado.

Na utilização do PES, vários conflitos podem surgir e é importante que o enfermeiro os identifique a fim de propor, conjuntamente com a equipe envolvida, estratégias de enfrentamento, estando atento à historicidade dos problemas e ao papel dos atores em cada etapa. Logo, a apropriação de instrumentos gerenciais favorece a exequibilidade das suas ações, alicerçadas na associação de conhecimentos das áreas gerencial e da saúde.

▪ Referências bibliográficas

1. Baptista PCP. Governança corporativa e gestão estratégica. Editora Senac, São Paulo, 2017. Ebook. (série universitária)
2. Rivera FJU. Planejamento de saúde. In: Pereira IB, Lima JCF. Dicionário da Educação Profissional em Saúde. Fundação Oswaldo Cruz. Escola Politécnica de Saúde Joaquim Venâncio. Manguinhos, Rio de Janeiro, 2009.

3.   Giovanella L. Planejamento estratégico em saúde: uma discussão da abordagem de Mário Testa. Cad. Saúde Pública [online]. 1990, vol.6, n.2 [cited 2017-12-05], pp.129-153. Disponível em: http://dx.doi.org/10.1590/S0102-311X1990000200003.

4.   Ciampone MHT, Tronchin DMR, Melleiro MM. Planejamento e processo decisório como instrumentos do trabalho gerencial. In: Kurcgant P (coordenadora). Gerenciamento em enfermagem. 3 ed. Rio de Janeiro: Guanabara Koogan, 2016: 33-47.

5.   Mattos RA. (Re)visitando alguns elementos do enfoque situacional: um exame crítico de algumas das contribuições de Carlos Matus. Ciênc. saúde coletiva [online]. 2010, vol.15, n.5 [cited 2017-12-05], pp.2327-2336. Disponível em: http://dx.doi.org/10.1590/S1413-81232010000500008.

6.   Sá MC, Pepe VLE. Planejamento estratégico. In: Rozenfeld S. Org. Fundamentos da Vigilância Sanitária [online]. Rio de Janeiro: Editora FIOCRUZ, 2000, p. 196-232. Disponível em: SciELO Books http://books.scielo.org.

7.   Matus C. Política, planejamento & governo. Brasília: IPEA,1996.

8.   Paim JS, Teixeira CF. Política, planejamento e gestão em saúde: balanço do estado da arte. Rev Saúde Pública [Internet]. 2006 aug [citado 2017 July 15]; 40(spe): 73-8. Disponível em: http://dx.doi.org/10.1590/S0034-89102006000400011.

9.   Guimarães EMP, Évora YDM. Sistema de informação: instrumento para tomada de decisão no exercício da gerência. Ciência da Informação, [Internet]. 2004 [citado 2017 July 15]; 33(1), 72-80. Disponível em: http://dx.doi.org/10.1590/S0100-19652004000100009.

10. Marquis BL, Huston C. Tomada de decisão, solução de problemas, raciocínio crítico e raciocínio clínico: requisitos para uma liderança e administração de sucesso. In: Marquis BL, Huston C. Administração e Liderança em Enfermagem - teoria e prática. 8. ed. Porto Alegre: Artmed, 2015. Unidade I, p.2-31.

11. Lacombe FJM, Heilborn GLJ. A tomada de decisões. In: Lacombe FJM, Heilborn GLJ. Administração: princípios e tendências. São Paulo: Saraiva, 2013. p.439-53.

12. Angeloni MA. Elementos intervenientes na tomada de decisão. Ci. Inf. [Internet]. 2003 jan./abr. [cited 2017 July 18]; 32(1):17-22. Disponível em: DOI: http://dx.doi.org/10.18225/ci.inf.v32i1.1015.

13. Decision-making-confidence.com. Six Step Decision Making Process. 2006-2013 [cited 2017 July 15]. Available from: http://www.decision-making-confidence.com/rational-decision-making-models.html.

14. Ferreira, ABH. Novo dicionário de língua portuguesa. 2 ed. Rio de Janeiro: Nova Fronteira, 1956.p.451.

15. Marquis BL, Huston C. Resolução e negociação eficientes de conflitos. In: Marquis BL, Huston C. Administração e Liderança em Enfermagem - teoria e prática. 8. ed. Porto Alegre: Artmed, 2015. Unidade VI, p.487-513.

16. Ciampone MHT, Kurcgant P. Gerenciamento de conflitos e negociação. In: Kurcgant P (coordenadora). Gerenciamento em enfermagem. 3 ed. Rio de Janeiro: Guanabara Koogan, 2016: 48-58.

17. Ellis P; Abbot J. Strategies for managing conflict within the team. British Journal of Cardiac Nursing 2012;7(3):138-40.
18. Steele P, Murphy J, Russill R. It's a deal: a practical negotiation handbook. London: McGraw-Hill, 1995.
19. Martinelli DP, Almeida AP. Negociação e solução de conflitos: do impasse do ganha--ganha através do melhor estilo de negociação. São Paulo, Atlas, 1998.
20. Hampton DR. Administração: comportamento organizacional. São Paulo: McGraw--Hill, 1991.

Capítulo 15

Política e Gestão de Pessoas na Área da Saúde: Educação Permanente

Vera Lúcia Mira ▪ Karina Sichieri
Diley Cardoso Franco Ortiz ▪ Patrícia Campos Pavan Baptista

▪ Introdução

Ao adentrarmos na discussão acerca dos recursos humanos no campo da saúde, é preciso compreender a trajetória dessa área no sistema nacional de saúde, assim como fazer um contraponto entre os modelos de gestão e o impacto no gerenciamento de recursos humanos. Desse modo, observa-se que a área de gerenciamento em saúde incorporou muito dos modelos da administração tradicional, a fim de balizar o processo de trabalho, o que não deve ser desconstruído, nem tampouco desvalorizado. Entretanto, o processo de trabalho em saúde debruça-se sobre as necessidades de saúde, portanto, possui especificidade que transcende os aspectos tratados na administração convencional.

Na verdade, quando tratamos da área de Recursos Humanos em Saúde, devemos considerar aspectos relacionados à formação, qualificação, composição e mercado de trabalho, entre outros. Nesse aspecto, nas últimas décadas, a temática recursos humanos em saúde tem sido alvo de discussões em Conferências Nacionais e Internacionais, haja vista a interface entre qualidade dos serviços e uma boa gestão de pessoal na saúde.

Considerando as ações educativas indispensáveis ao processo de cuidar e integrada à política de recursos humanos em saúde, este capítulo aborda os princípios fundantes e os elementos constitutivos do processo de avaliação de necessidades de aprendizagem, planejamento e avaliação da Educação Permanente em Saúde, ancorada na Política Nacional de Educação Permanente em Saúde.

▪ Objetivos de aprendizagem

Ao final deste capítulo, o residente deverá ser capaz de:
- Compreender o processo de levantamento e avaliação de necessidades de aprendizagem;
- Conceber o planejamento de ações educativas, considerando as premissas da Política Nacional de Educação Permanente em Saúde;
- Reconhecer o contexto de trabalho e a ação interprofissional como condições para o planejamento da Educação Permanente em Saúde;
- Conhecer instrumentos e técnicas de avaliação de ações educativas.

▪ Política Nacional de Educação Permanente em Saúde

Para além da discussão das diferenças entre educação continuada e educação permanente, adotamos, neste capítulo, o termo Educação Permanente em Saúde (EPS), considerando sua ideologia de política pública. Neste caso, a Política Nacional de Educação Permanente em Saúde (PNEPS). Dentre as principais Portarias a respeito, destacamos:
- PORTARIA Nº 198/GM, Em 13 de fevereiro de 2004 Institui a Política Nacional de Educação Permanente em Saúde como estratégia do Sistema Único de Saúde para a formação e o desenvolvimento de trabalhadores para o setor e dá outras providências. Disponível em https://www.nescon.medicina.ufmg.br/biblioteca/imagem/1832.pdf.

- PORTARIA Nº 1.996, DE 20 DE AGOSTO DE 2007 Dispõe sobre as diretrizes para a implementação da Política Nacional de Educação Permanente em Saúde. Disponível em http://bvsms.saude.gov.br/bvs/saudelegis/gm/2007/prt1996_20_08_2007.html.
- PORTARIA Nº 278, DE 27 DE FEVEREIRO DE 2014 Institui diretrizes para implementação da Política de Educação Permanente em Saúde, no âmbito do Ministério da Saúde (MS). Disponível em http://bvsms.saude.gov.br/bvs/saudelegis/gm/2014/prt0278_27_02_2014.html.

Essas Portarias se incumbiram da instituição e implementação de diretrizes da PNEPS, que se apresenta como:

> ... uma proposta de ação estratégica que visa contribuir para transformar e qualificar: a atenção à saúde, a organização das ações e dos serviços, os processos formativos, as práticas de saúde e as práticas pedagógicas. A implantação desta Política, implica trabalho articulado entre o sistema de saúde (em suas várias esferas de gestão) e as instituições de ensino, colocando em evidência a formação e o desenvolvimento para o SUS como construção da Educação Permanente em Saúde: agregação entre desenvolvimento individual e institucional, entre ações e serviços e gestão setorial e entre atenção à saúde e controle social.[1]

A PNEPS ratifica que não se trata de uma questão apenas técnica, mas sim de natureza tecnopolítica, pois abarca mudanças nas relações, nas organizações e nas pessoas, o que implica a articulação intra e interinstitucional, oportunizando encarar os problemas com maior efetividade das ações de saúde e educação.[2]

Essa concepção extrapola o sentido didático-pedagógico, em sua finalidade de reestruturar os serviços, entrelaçando-se a uma gestão inovadora.[1]

---

1 PORTARIA Nº 198/GM Em 13 de fevereiro de 2004. Disponível em https://www.nescon.medicina.ufmg.br/biblioteca/imagem/1832.pdf.

2 Roschke MA. Política Nacional de Educação Permanente em Saúde. Departamento de Gestão da Educação na saúde. Secretaria de Gestão do Trabalho e da Educação na Saúde. Disponível em: http://www.escoladesaude.pr.gov.br/arquivos/File/mostra/EPS/Maria_Alice_Roskche.pdf

Desse modo, na EPS, aprendizagem e trabalho, educação e gestão são elementos indissociáveis e suas ações devem ocorrer na prática do trabalho.

▪ Educação Permanente em Saúde

"Educação Permanente é aprendizagem no trabalho, onde o aprender e o ensinar se incorporam ao quotidiano das organizações e ao trabalho. Propõe-se que os processos de capacitação dos trabalhadores da saúde tomem como referência as necessidades de saúde das pessoas e das populações, da gestão setorial e do controle social em saúde, tenham como objetivos a transformação das práticas profissionais e da própria organização do trabalho e sejam estruturados a partir da problematização do processo de trabalho."[3]

As concepções de educação que sustentam a PNEPS são a aprendizagem significativa e a problematização. Em sua constituição, foram consideradas as Diretrizes Curriculares Nacionais para as profissões da saúde, bem como passou a compor o Pacto de Gestão, do Pacto pela Saúde.

O Sistema Único de Saúde (SUS), pela dimensão e amplitude que tem, aparece na arena dos processos educacionais de saúde como um lugar privilegiado para o ensino e a aprendizagem, especialmente os lugares de assistência à saúde. Educar "no" e "para o" trabalho é o pressuposto da proposta de educação permanente em saúde (EPS). Os lugares de produção de cuidado, visando integralidade, corresponsabilidade e resolutividade são, ao mesmo tempo, cenários de produção pedagógica, pois concentram, o encontro criativo entre trabalhadores e usuários.[2]

A proposta da EPS surgiu na década de 1980, por iniciativa da Organização Pan-Americana da Saúde e da Organização Mundial da Saúde (OPAS/OMS) para o desenvolvimento dos Recursos Humanos na Saúde. No Brasil, foi lançada como política nacional em 2003,

---

3   PORTARIA Nº 198/GM Em 13 de fevereiro de 2004. Disponível em https://www. nescon.medicina.ufmg.br/biblioteca/imagem/1832.pdf

constituindo papel importante na concepção de um SUS democrático, equitativo e eficiente.[3,4]

Em concordância com Miccas,[5] é possível inferir que a articulação educação e saúde encontra-se pautada tanto nas ações dos serviços de saúde, quanto de gestão e de instituições formadoras. Para atingir as metas propostas pelos documentos da OPAS/OMS e Ministério da Saúde, é necessário realizar propostas de EPS com profissionais dos serviços, professores e profissionais das instituições de ensino a fim de que sejam incorporadas novas mudanças na estrutura do trabalho e do ensino.

A implementação das metodologias ativas na capacitação dos profissionais, marcada pela integração entre a ação e a reflexão, bem como pelas transformações práticas advindas, pode favorecer uma motivação autônoma ao incluir o profissional como responsável pela própria ação.

As organizações/instituições precisam capacitar-se para acompanhar a evolução, traçando estratégias que irão orientar o caminho a ser seguido. É necessário investir nos trabalhadores/clientes internos, maior bem da organização, oportunizando uma aprendizagem contínua, para que possam satisfazer as suas necessidades pessoais e profissionais, traçando as melhores estratégias no coletivo para encontrar as soluções que venham ao encontro das necessidades dos usuários/clientes e trabalhadores.[6]

A EPS como estratégia de transformação do processo de trabalho, envolve o gerenciar, cuidar, educar e utiliza a reflexão crítica sobre a prática cotidiana de trabalho para produzir mudanças no pensar e agir da equipe de saúde. Desse modo, para promover a EPS, como estratégia de gestão participativa, as enfermeiras devem estimular e conduzir mudanças no seu processo de trabalho, buscando soluções criativas e resolutivas junto ao grupo e assim, impulsionar o processo de inovação e aprendizagem.[3]

Pensar propostas inovadoras de educação permanente supõe um desafio de gerenciar experiências de aprendizagem que interessem às pessoas envolvidas, que possibilitem elos no processo de compreensão e construção dos conhecimentos, que promovam modos de pensar inteligentes, criativos e profundos, para favorecer o desenvolvimento pessoal e social, a capacidade reflexiva dos trabalhadores em serviço. Esses processos devem permitir aos trabalhadores aprender, no complexo mundo contemporâneo, todo ele, no contexto de uma aprendizagem solidária e democrática, que oferece ao profissional ajuda e tende a fortalecer processos de crescimento pessoal e transformação no âmbito profissional. A autonomia na aprendizagem desenvolve a capacidade de aprender a aprender e a consciência da necessidade da formação permanente.[7]

Para dar respostas às transformações ocorridas no mundo do trabalho, a educação permanente deve ser considerada como uma estratégia para a qualificação dos trabalhadores. Representa uma importante mudança na concepção e nas práticas de capacitação, supõe a inversão da lógica do processo, incorporando o aprendizado à vida cotidiana das organizações e incentiva mudanças nas estratégias educativas, de modo a focar a prática como fonte do conhecimento e colocar o profissional a atuar ativamente no processo educativo. Além disso, enfatiza a equipe interdisciplinar e amplia os espaços educativos.[8]

• Avaliação de necessidades de aprendizagem

Para alcançar uma aprendizagem significativa, é essencial trabalhar com uma pedagogia diferenciada, relevando que cada trabalhador possui distintos potenciais e dificuldades e que cada ação esteja voltada à construção de sentidos, a fim de proporcionar "caminhos para a transformação e não para a reprodução acrítica da realidade social".[4]

Esse aspecto vai ao encontro da avaliação de necessidades de aprendizagem que, como pressupõe a PNEPS, as necessidades de desenvolvimento dos trabalhadores não devem ser estabelecidas, exclusivamente, com base em listas de necessidades individuais e do conhecimento especializado das instituições de ensino, é preciso focar nos problemas cotidianos do trabalho, relativos à atenção à saúde e ao serviço.

De todo modo, trata-se de identificar lacunas ou dificuldades que impactam na assistência à população, que não se referem apenas aos

---

4 Secretaria de Gestão do Trabalho e da Educação na Saúde. Departamento de Gestão da Educação em Saúde. Caminhos para a mudança da formação e desenvolvimento dos profissionais de saúde: diretrizes para a ação política para assegurar Educação Permanente no SUS. Brasília: MS; 2003

treinamentos técnicos, que visam à capacitação de conhecimentos e habilidades.

A opção por Avaliação de Necessidades de Aprendizagem (ANA) foi assumida, neste capítulo, considerando a utilização de outros recursos que não se restringem às ações instrucionais estruturadas para o aperfeiçoamento de competências.[9]

Para o levantamento de necessidades, podemos, inicialmente, lançar mãos de alguns recursos, como a sondagem de interesses, entrevistas, reuniões de grupo focal, questionários, dados epidemiológicos, supervisão e avaliação de desempenho, exames de conhecimentos, indicadores de qualidade hospitalar, incidentes críticos, movimentação de pessoal, alterações no método de trabalho e novos materiais, avaliação de ações educativas anteriores.

Esses recursos trazem diferentes perspectivas e devem ser analisados e traduzidos em déficit de competências; além disso, podem gerar algumas dificuldades e resistência por parte dos trabalhadores, como receio de se expor, subregistros e subnotificações e avaliação de desempenho inconsistente.

A complexidade da avaliação de necessidades é gerada pela diversidade e especificidade das necessidades dos indivíduos, de grupos ou equipes e da organização,[10] portanto, pressupõe cuidadosa análise. A primeira dificuldade, então, é transformar objetivos institucionais em objetivos de aprendizagem, considerando o desempenho da organização como um todo e não isoladamente o do profissional ou categoria. Em outras palavras, ajustar as necessidades de aprendizagem aos objetivos estratégicos da organização e aos resultados desejados no trabalho. Dessa forma, é possível planejar metas de aprendizagem e metas organizacionais.

Pesquisadores[10] descrevem uma avaliação prospectiva, visando à construção de trilhas de aprendizagem contínua, em múltiplos níveis e com métodos quantitativos e qualitativos de avaliação, como o grupo focal.

Em conformidade com os pressupostos da PNEPS, encontramos uma revisão sistemática,[11] que ressalta a importância de incluir na ANA profissionais de diferentes níveis hierárquicos.

McGehee e Tahyer, *apud* Lima,[12] descreveram, em 1961, três componentes básicos da avaliação de necessidades em Treinamento, Desenvolvimento e Educação (TD&E): análise organizacional, análise de tarefas e análise pessoal. Eles foram posteriormente adotados por Goldstein (1991), continuam atuais e podem ser usados para permitir melhor compreensão dos possíveis processos de avaliação de necessidades.

A identificação de problemas que exigem uma nova aprendizagem leva os trabalhadores, mesmo que de modo subconsciente, a refletirem sobre seus conhecimentos prévios, o que remete à reconstrução de significados e à busca por mudanças no trabalho. Envolver os trabalhadores no planejamento da EPS já promove desenvolvimento.

• Planejamento de Ações de Educação Permanente em Saúde

Circunscrevendo o planejamento ao espaço micropolítico, para torná-lo, nesse momento, mais operacional, mas não prescritivo e sem desconsiderar sua "proposta ético-político-pedagógica"[5], após realizada a avaliação de necessidades de aprendizagem e estabelecidas as prioridades, iniciamos o planejamento das ações de EPS, que pode ser dividido em seus elementos constitutivos, a saber:

Objetivos de aprendizagem

Para Borges-Andrade 2006,[13] os objetivos de aprendizagem instrucionais devem indicar ações humanas observáveis, descritas de forma precisa e clara, evitando-se a utilização de verbos como entender, conhecer, raciocinar, sensibilizar ou apreciar, pois não indicam comportamentos observáveis. Um objetivo completo é composto por três componentes: condição, desempenho e critério. Tem que estar descrito em termos de ações observáveis e ter como sujeito dessa ação o aprendiz, e não o instrutor.

Na sequência da identificação de necessidades, escolhem-se os meios para solucionar aquilo que foi indicado ou percebido como necessidade de treinamento.

---

5 PORTARIA Nº 198/GM Em 13 de fevereiro de 2004. Disponível em https://www.nescon.medicina.ufmg.br/biblioteca/imagem/1832.pdf

A programação de treinamento deve ser sistematizada e fundamentada sobre os aspectos relevantes que devem ser pensados durante o levantamento: descrever a necessidade, identificar o local em foi apontada como primeira necessidade, rastrear ocorrência em outras áreas, estudar a causa, propor forma de resolução individual ou combinada, analisar necessidade de providências iniciais, antes de resolvê-las, estabelecer prioridades em relação a um rol maior de necessidades de treinamento, identificar se a necessidade é permanente ou temporária, totalizar a abrangência de pessoas e serviços atingidos, estipular o tempo disponível para o treinamento, definir o custo provável do treinamento, estabelecer os ministrantes e medir os resultados para a instituição.

Modalidade

Alguns aspectos devem ser considerados na escolha da modalidade do treinamento: presencial, à distância e semipresencial. Importante considerar a análise do perfil dos profissionais; a quantidade do público alvo e sua área de atuação; a natureza e complexidade dos objetivos; a seleção da modalidade que melhor se adapte à rotina, aos profissionais e complexidade dos objetivos; e, os recursos materiais, tecnológicos e financeiros.[13]

Conteúdo

A apresentação do conteúdo deve observar uma sequência de processo, como a ordenação dos conteúdos em função da execução da atividade no ambiente de trabalho e dos conteúdos de aprendizagem, do interesse dos profissionais ou ainda da ordem cronológicas dos eventos ou situações ensinadas. Borges-Andrade, em 2006, enfatizou a importância de se desenhar o material de ensino para que seja efetivo. Cuidados como tamanho dos textos, flexibilidade e interatividade devem ser considerados na elaboração do conteúdo.

Tutor, ministrante ou facilitador

Interessante traçar um paralelo com a ideia explicitada por Silva em 1989,[14] que aponta requisitos importantes para o profissional atuante na equipe de EPS, como conhecimento acerca da instituição que atua, liderança, conhecimento pedagógico e de enfermagem, assim como noções de ética e legislação.

Estratégias didáticas

A seleção de meios para um treinamento deve considerar a intenção de facilitar a aprendizagem do profissional e não somente a qualidade das apresentações. As estratégias ou meios servem de apoio à prática. A seleção de meios deve estar relacionada aos objetivos específicos e o conteúdo às características de cada estratégia e meio instrucional. São exemplos de estratégias: exposição oral, palestra, debate, demonstração, seminários, jogo, discussão orientada e livre em grupo, simpósio, laboratório orientado, estágio supervisionado, projeto, projeto em equipe, saída ao campo, reunião, simulação, estudo de caso, desempenho de papel, tutorial conversacional e programado, *brainstorm*, painel de discussão, dramatização, entrevista e painel integrado, dentre outras.[13]

Recursos audiovisuais

A seleção de recursos audiovisuais deve considerar as características do ambiente de trabalho do profissional e tentar aproximar-se das situações de aprendizagem dessa realidade.

Devem apoiar os profissionais na prática das ações descritas nos objetivos do treinamento e simular a realidade aprendida.

Os materiais escritos são importantes veículos de transmissão e compreensão de conteúdos e desenvolvimento de habilidades intelectuais, porém, deve haver cuidado e atenção na construção destes, principalmente em situações de ensino à distância. Pré-testes apresentam ao profissional os pontos-chaves do conteúdo do treinamento, os objetivos que devem guiar a aprendizagem, a apresentação de resumos dos conteúdos despertam a atenção para questões principais e temas tratados, organizadores gráficos que facilitem o processo de aquisição, retenção, recuperação e transferência de aprendizagem. O texto deve possuir uma estrutura, coerência para facilitar a organização, memorização e recordação de conteúdos, além de ser adequado ao repertório de conhecimento do profissional. Sinais gráficos e tipográficos marcantes para títulos e aspectos essenciais do texto, bem como uso de figuras e animações em treinamentos pela *web* têm poder relevante.[13]

Recursos financeiros

A partir de um diagnóstico situacional com foco na definição de valores, missão, objetivos, estratégias, metas e planos de ações, pode-se elaborar uma planilha de recursos necessários à concretização de um treinamento. Porém, tudo depende do modo como dirigentes priorizam a execução de suas metas.

Público-alvo

O sucesso das ações de TD&E depende de um conjunto de variáveis do indivíduo e da organização no estabelecimento de estratégias que visem auxiliar os participantes a serem mais bem-sucedidos em termos de aprendizagem e, principalmente, na transferência do treinamento para o trabalho. Como características dos profissionais, temos o conhecimento, habilidades e atitudes prévias, bem como experiências anteriores, fatores sociodemográficos (como sexo, idade, escolaridade, formação), comprometimento, motivação para aprender e transferir e estratégias cognitivas e comportamentais.[13]

Avaliação

Concebida durante o planejamento que, devido à sua complexidade, será abordada na próxima seção.

▪ Avaliação da Educação Permanente em Saúde

"Avaliar implica acompanhar as dimensões política, administrativa e técnico-pedagógica. Inclui aspectos infraestruturais da implementação e os componentes políticos pedagógicos que orientam o trabalho institucional. O objetivo final é proporcionar a melhor execução do Projeto, dentro do contexto local. Implica, ainda, uma análise crítica da execução das atividades didático-pedagógica e administrativa que orientam a tomada de decisões sobre a continuidade do processo e o redirecionamento das ações."[6]

"Para produzir mudanças de práticas de gestão e de atenção, é fundamental que sejamos capazes de dialogar com as práticas e concepções vigentes, que sejamos capazes de problematizá-las – não em abstrato, mas no concreto do trabalho de cada equipe – e de construir novos pactos de convivência e práticas, que aproximem os serviços de saúde dos conceitos da atenção integral, humanizada e de qualidade, da equidade e dos demais marcos dos processos de reforma do sistema brasileiro de saúde, pelo menos no nosso caso."[15]

A avaliação das ações de EPS permite verificar se as informações transmitidas durante o processo de treinamento e desenvolvimento promoveram o conhecimento e se este está sendo aplicado às ações da prática,[16,17] sendo o principal responsável no provimento das informações, retroalimentação e aperfeiçoamento constante do sistema treinamento, desenvolvimento e educação concebidos pelas organizações.[18]

Tem por finalidade verificar se os objetivos dos programas educativos foram alcançados e oferecer informações necessárias na geração de mudanças para o aperfeiçoamento e melhoria contínua.[16,17,19]

Os primeiros modelos propostos sobre avaliação dos programas de treinamento e desenvolvimento foram construídos por Kirkpatrick na década de 1960, que propôs quatro níveis de avaliação: reação, aprendizagem, comportamento e resultado. Ao final da década de 1970, Hamblin dividiu o nível resultados em mudança organizacional e valor final.[18]

---

6 Roschke MA. Política Nacional de Educação Permanente em Saúde. Departamento de Gestão da Educação na saúde. Secretaria de Gestão do Trabalho e da Educação na Saúde. Disponível em: http://www.escoladesaude.pr.gov.br/arquivos/File/mostra/EPS/Maria_Alice_Roskche.pdf.

Avaliação de reação

São resultados imediatos do treinamento, mensurando as opiniões e sentimentos dos participantes em diversos aspectos do treinamento. Escalas construídas e validadas podem auxiliar neste tipo de avaliação, como a escala de reação ao curso, que avalia objetivos, conteúdo programático e aplicabilidade do treinamento no trabalho, e a escala de reação ao desempenho do instrutor/tutor. Para a reação de treinamentos online, propõe-se também avaliar a interface gráfica e ambiente de estudo, além dos procedimentos de interação.[20,21]

A avaliação de reação deve ser realizada logo ao final do treinamento, antes que os participantes retornem ao posto de trabalho. Além disso, deve-se assegurar ao respondente o sigilo das respostas. Pode-se utilizar a escala tipo Likert de 5 pontos (1 corresponde a ruim e 5 a ótimo). Valores entre 1 e 2 sinalizam que os participantes estão pouco satisfeitos, 2.1 a 3 representam satisfação moderada e entre 3.1 e 5, grande satisfação.[20]

Avaliação da aprendizagem

Averigua-se o quanto o participante aprendeu após participar de uma ação educativa. Mensurar aprendizagem envolve a capacidade do profissional em demonstrar Conhecimento, Habilidade e Atitude (CHA), aprendidos no treinamento.[22]

O processo de aprendizagem envolve as etapas de aquisição (apreensão do conhecimento e atitude na memória de curto prazo), retenção (armazenamento de informações na memória de longo prazo), generalização (capacidade de demonstrar os CHA aprendidos em situações diferentes daquelas estabelecidas no treinamento e etapa de transferência) e impacto (medidos com as avaliações de comportamento e resultados).[23]

Alguns itens podem ser utilizados para verificação da aprendizagem, tais como testes objetivos na forma de questionário de múltipla escolha, falso e verdadeiro, aplicado antes de depois do treinamento ou questões abertas/elaboração de relatórios para avaliação do domínio Cognitivo; realização de observação direta com uso de *checklist*/ teste direto do desempenho esperado (análise situacional) para avaliação de Habilidades Psicomotoras; observação do comportamento por meio de roteiros/avaliação de atitudes por meio de questionários/escala para avaliação de atitudes.[24]

Comportamento no cargo

Trata-se da capacidade do profissional em aplicar o que foi aprendido no treinamento.[17] O resultado do treinamento retrata a mudança do comportamento no trabalho. É fundamental realizar a avaliação pré e pós-treinamento para comparar e determinar o que os participantes estão fazendo de diferente. Como toda mudança de comportamento exige tempo, a avaliação pós-treinamento deve ser realizada somente depois de decorrido um determinado período do treinamento.[24]

Podem ser medidos em relação a profundidade e amplitude. Impacto do treinamento em profundidade está relacionado com a aplicação das competências adquiridas no treinamento sobre o comportamento do indivíduo em seu cargo na organização. Impacto do treinamento em amplitude ou largura mede o efeito do treinamento em relação ao desempenho global, atitudes e motivação esperados para o cargo na organização, vinculada ou não às competências aprendidas no treinamento.[25]

A medida de impacto possibilita avaliar o resultado de que as ações instrucionais alteraram o desempenho do profissional e da organização, após um programa educacional.[26]

A prática das ações instrucionais adquiridas nas atividades educacionais é dependente das condições de trabalho, em que problemas organizacionais e gerenciais podem dificultar que esse conhecimento seja utilizado na prática. Portanto, deve-se considerar que, além de avaliar a aquisição de conhecimento pós-treinamento, é necessário verificar aspectos do ambiente onde ocorre a ação.[27,28]

Mudança organizacional

Retrata o efeito do treinamento na organização, na qual o funcionamento da organização ou mudanças decorrentes do treinamento são critérios de avaliação. É realizada por meio da correlação de indicadores de resultados institucionais com os treinamentos voltados para o alcance desses indicadores, como processos de trabalho e produtividade, clima organizacional, absenteísmo, taxa de acidentes de trabalho, metas e padrões de qualidade.[26]

Valor final

O foco está na produção ou serviço prestado pela organização, implicando na comparação de custos e benefícios de natureza econômica. Está relacionado no *Return on Investment (ROI)*, que avalia o impacto monetário produzido pelo treinamento nos negócios da empresa e o retorno financeiro, ou seja, lucros e benefícios. É recomendada nos programas de treinamento com maior investimento financeiro.[29]

Há outras técnicas de avaliação, baseadas em sua maioria na obra de Kirkpatrick, das quais se destacam o Modelo de Avaliação Integrado e Somativo (MAIS) de Borges-Andrade e o Modelo Integrado de Avaliação do Impacto do Treinamento no Trabalho (IMPACT), desenvolvido por Abbad.

Modelo Integrado e Somativo (MAIS)

Sua base teórica privilegia aspectos instrucionais e administrativos que geralmente produzem reações nos treinandos, de acordo com os componentes: insumos, procedimentos, processos, resultados e ambiente, conceituados a seguir:[13]

- Insumos são definidos como fatores físicos e sociais e estados comportamentais e cognitivos, geralmente associados ao treinando, anteriores ao treinamento e que podem afetar sua realização ou os seus resultados, tais como, motivação pessoal para aprender, idade, nível de escolaridade, atitudes perante o conteúdo e as pessoas, expectativas sobre o evento. O conhecimento dos insumos permite ao profissional selecionar os treinamentos efetivos e relevantes, possibilitando melhorar seu desempenho.
- Procedimentos descrevem as ações realizadas para produzir os resultados instrucionais, geralmente controladas pelo instrutor ou por algum meio de entrega da instrução e que podem afetar os resultados de aprendizagem. Como exemplo tem-se a sequência de ensino dos objetivos, com objetivos claros e precisos, estratégias didáticas, entre outros.
- O componente processos refere-se ao que ocorre no comportamento do treinando, à medida que os procedimentos são implantados, tais como resultados de testes intermediários ou

práticos, compartilhamento de experiências, número de evasões, registro de ausências etc.

- Resultados compreendem o que foi aprendido ou alcançado pelos treinandos ao final do treinamento. Referem-se ao desempenho final imediato pretendido ou consequências inesperadas (desejáveis ou indesejáveis). Corresponde aos dois primeiros níveis de avaliação proposto por Kirkpratrick, avaliação de reação e aprendizagem.
- O último componente do modelo MAIS, o ambiente, é dividido em quatro subcomponentes:
  - *Avaliação de necessidades: refere-se a lacunas entre desempenhos esperados e realizados e à definição de prioridades para resolver os problemas identificados. Esses dados iniciam e justificam a existência de um programa de treinamento;*
  - *Apoio: corresponde às condições de desenvolvimento do treinamento, tais como custos, instalações fornecidas para a realização do treinamento, preparo pedagógico do instrutor, gestão de desempenho na organização;*
  - *Disseminação: representa outros aspectos que contribuem para a procura ou escolha do treinamento, tais como os meios e estratégias usados para sua divulgação;*
  - *Resultados em longo prazo: aponta as consequências esperadas e inesperadas na organização por meio de medidas de desempenho e indicadores.*

Modelo Integrado de Avaliação do Impacto do Treinamento no Trabalho (IMPACT)

É composta por sete componentes, conforme Abbad:[30]

- Percepção de suporte organizacional: corresponde à opinião que os treinandos têm das práticas da organização sobre gestão de desempenho, valorização do funcionário e o apoio gerencial ao treinamento;
- Características do treinamento: relacionadas ao tipo de curso que se está avaliando, registrando elementos como duração,

objetivos, preparação pedagógica do instrutor, além da avaliação do programa e do material didático;

- Características da clientela: análise dos dados psicossociais do público que fará parte do treinamento (informações demográficas, funcionais, motivacionais e atitudinais);
- Reação: opinião que os participantes tiveram a respeito do treinamento, conforme já descrito;
- Aprendizagem: grau de assimilação e retenção dos conteúdos ensinados, conforme descrito anteriormente.
- Suporte à transferência: examina o ambiente encontrado pelo treinando para fazer com que os conteúdos aprendidos sejam transferidos para sua atividade. Associa ao respaldo dado pela gerência para que as novas habilidades adquiridas sejam colocadas em prática;
- Impacto: autoavaliação que o participante do treinamento faz sobre os efeitos que percebeu em seus níveis de desempenho, motivação, autoconfiança e abertura a mudanças e processos de trabalho.

▪ Experiência do Hospital Universitário da USP

O Departamento de Enfermagem (DE) do HU-USP adota o modelo gerencial de gestão participativa, por meio da articulação e integração dos Conselhos Diretor de Enfermagem (CDE), Gestor de Enfermagem (CGE) e Técnico de Enfermagem (CTE). Compõe o CDE o Diretor de Departamento de Enfermagem, os 5 Diretores de Divisão e o Diretor do Serviço de Ensino e Qualidade; no CGE, participam as Chefes das Unidades e os membros do CDE e integram o CTE os Técnicos de Enfermagem das Unidades, os membros do CGE e do CDE.

Cabe ressaltar a articulação docente assistencial que sempre existiu entre o HU-USP e a Escola de Enfermagem da Universidade de São Paulo (EEUSP), visto que a condução do DE sempre foi assumida por um docente da EEUSP.

A estrutura organizacional do DE é composta pela Divisão de Enfermagem Clínica, Divisão de Enfermagem Cirúrgica, Divisão de Enfermagem Pediátrica, Divisão de Enfermagem Obstétrica e Ginecológica, Divisão de Enfermagem a Pacientes Externos e Serviço de Ensino e Qualidade,[31] com suas respectivas áreas, conforme Figura 15.1.

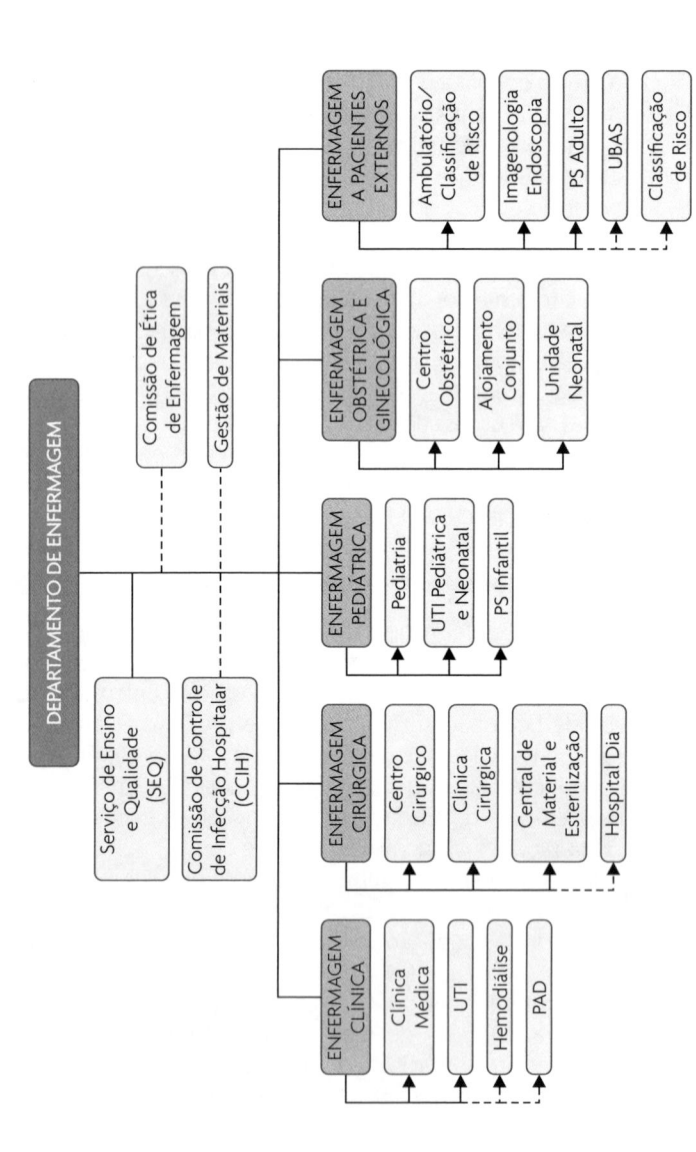

Figura 15.1 Estrutura organizacional do Departamento de Enfermagem do HU-USP, 2017.
Fonte: Universidade de São Paulo. Hospital Universitário, Departamento de Enfermagem. Manual de Gerenciamento. São Paulo; 2014.

▪ Identificação das necessidades de capacitação e desenvolvimento

Para identificação das necessidades de treinamento e capacitação de pessoal do DE, são consideradas: temáticas propostas pelas gerências de cada área, levando em conta as diretrizes organizacionais, e são desenvolvidas de acordo com as necessidades específicas identificadas; relatórios emitidos pela Comissão de Controle de Infecção Hospitalar; dados evidenciados pela avaliação de desempenho; na avaliação de reação e de aprendizagem; da supervisão exercida pelos enfermeiros em seu cotidiano e sugestões dos próprios profissionais de enfermagem. Consideram-se, também, a aquisição ou modificação de equipamentos, implantação de novos programas institucionais que exigem mudanças nos processos de trabalho desenvolvidos. As informações advindas dessa identificação são analisadas pelo grupo de enfermeiros do Serviço de Ensino e Qualidade (SEQ), que indicam estratégias e planejam como estas demandas devem ser trabalhadas junto às equipes, além de avaliar necessidades de programas financiados pela Instituição. A programação de capacitação da equipe prevista para o ano subsequente é, então, discutida no Conselho Diretor e apresentada no Conselho Gestor de Enfermagem, com aceite de sugestões para incorporação ao programa anual.

Por tratar-se de uma Instituição de ensino, que recebe anualmente estudantes de graduação e pós-graduação, bem como de programas de residência em enfermagem, há que se considerar as metas previstas quanto à necessidade de horas treinamento/ano por categoria profissional da equipe de enfermagem.

▪ Programas de capacitação e desenvolvimento

O SEQ coordena e controla os programas de capacitação e desenvolvimento de pessoal de enfermagem, a partir do que foi identificado como necessidades da Instituição. Para tanto, utilizam eixos norteadores e distribuem a execução dos mesmos, de acordo com os focos a serem atingidos. A política de capacitação e desenvolvimento é norteada pelos seguintes eixos:

- Integração de novos profissionais: para o conhecimento da Missão, Visão e Valores do HU-USP, da conduta e integração no novo ambiente institucional;
- Capacitação e desenvolvimento profissional: que visa à preparação para as atividades e atualização de competências técnicas, éticas e gerenciais permitindo o acompanhamento constante da evolução das tendências mundiais sobre temas vinculados à gestão de negócios, de tecnologias e de pessoas;
- Capacitação e desenvolvimento formal: que visa à implementação de ações que contemplem os diversos níveis de educação formal;
- Capacitação geral: que visa oferta de informações sobre normas e rotinas hospitalares, vinculados a Missão da organização;
- Capacitação específica: que visa oferecer informações específicas para a atuação no desempenho de atividades vinculadas ao cargo/função.

O desempenho de pessoas na área da saúde torna-se imperativo, abordando temas que congreguem as questões epidemiológicas e os avanços terapêuticos, visando à capacitação de profissionais autônomos, ativos e reflexivos, capazes de articular a prática profissional e o mundo tecnológico da saúde e da enfermagem. A exemplo disso, a necessidade de se planejar um treinamento on-line deve considerar aspectos como os objetivos de desempenho, de aprendizagem e características dos profissionais que farão uso do mesmo.[32]

O pensar sobre os recursos educacionais e sua adequação à necessidade de capacitação em um tema específico é um elemento que pode refletir sobre o sucesso de um treinamento.

Pesquisar, definir e avaliar o material educacional, selecionar que atividades serão desenvolvidas, qual o grau de interação necessário, quais as regras de navegabilidade, como será a avaliação de aprendizagem, juntamente com os critérios de avaliação, são etapas a serem percorridas pela equipe da área de educação permanente, caso a opção seja de autodesenvolvimento de treinamentos on-line, mas também se ocorrerem parcerias com empresas ou grupos que sejam responsáveis pelo processo criativo do objeto de aprendizagem.

Importante considerar aspectos relativos à revisão do material produzido com diversos olhares: conceitual, ético, crítico, interatividade, usabilidade e de adequação ao parque tecnológico da instituição. Como exemplos, temos a análise de roteiros detalhados com *storyboards*, minutagem em vídeos educativos, testes de navegabilidade, estudo de tempo e funcionalidade das avaliações propostas no material educativo desenvolvido.

▪ Considerações finais

Os estudos da Psicologia Social e do Trabalho, como os citados neste capítulo, convergem com os princípios da EPS, pois são fundamentados na aprendizagem significativa e compartilham a ideia de relação com o contexto do trabalho, incluindo a condição de suporte organizacional, que se refere ao ambiente de trabalho, representado pelo apoio em recursos materiais e estímulo dos gestores. Nesse sentido, o Modelo de Avaliação Integrado e Somativo (MAIS), para além de um modelo de avaliação, pode ser utilizado para conduzir o planejamento da EPS, nas perspectivas políticas e técnicas.

A avaliação de necessidades de aprendizagem consistente, considerando as necessidades e expectativas dos profissionais de saúde e o planejamento das ações educativas bem estruturado e, de preferência, efetuado junto ao público alvo para reconhecer o protagonismo dos trabalhadores, resultarão em uma prática mais eficaz e com impacto no trabalho, aumentando a chance de haver número suficiente de adesões, devido, entre outras razões, ao pouco interesse na participação. A avaliação, concebida durante o planejamento, demonstrará se os resultados pretendidos foram alcançados e retroalimentará a ANA e o planejamento futuro.

▪ Referências biliográficas

1. Lemos CLS. Educação Permanente em Saúde no Brasil: educação ou gerenciamento permanente? Ciências e Saúde Coletiva, 21(3):913-922,2016. Disponível em: http://www.scielo.br/pdf/csc/v21n3/1413-8123-csc-21-03-0913.pdf.

2. Franco TB. Produção do cuidado e produção pedagógica: integração de cenários do sistema de saúde no Brasil. Interface Comun Saude Educ. 2007;11(23):427-38. DOI:10.1590/S1414-32832007000300003.

3. Medeiros AC, Pereira QLC, Siqueira HCH, Cecagno D, Moraes CL. Gestão participativa na educação permanente em saúde: olhar das enfermeiras. Rev Bras Enferm. 2010;63(1):38-42. DOI:10.1590/S0034-71672010000100007.

4. Merhy EE, Feuerwerker LCM, Ceccim RB. Educación permanente en salud: una estrategia para intervenir en la micropolítica del trabajo en salud. Salud Colectiva. 2006;2(2):147-60.

5. Miccas FL, Batista SHSS. Educação permanente em saúde: metassíntese Rev. Saúde Pública. 2014;48(1):170-85.DOI:10.1590/S0034 8910.2014048004498.

6. Siqueira HCH. As interconexões do serviço no trabalho hospitalar: um modo de pensar e agir. Tese (Doutorado). Universidade Federal de Santa Catarina, 2001.

7. Ricaldoni CAC, Sena RR. Educação permanente: uma ferramenta para pensar e agir no trabalho de enfermagem. Rev Latino-am Enfermagem. 2006 [acesso em abril de 2018];14(6). Disponível em: http://www.scielo.br/pdf/rlae/v14n6/pt_v14n6a02.pdf.

8. Davini MC. Enfoques, problemas e perspectivas na educação permanente dos recursos humanos de saúde. In: Brasil. Ministério da Saúde. Secretaria de Gestão do Trabalho e da Educação na Saúde. Departamento de Gestão da Educação em Saúde. Política Nacional de Educação Permanente em Saúde [Internet]. Brasília, 2009 [citado 2009 dez 15]. Disponível em: http://bvsms.saude.gov.br/bvs/publicacoes/politica_nacional_educacao_permanente_saude.pdf.

9. Ferreira RR. Avaliação de Necessidades de Aprendizagem no Trabalho: Proposição e Exploração de um Modelo [Tese]. Brasília: Universidade de Brasília, Instituto de Psicologia, 2014.

10. Ferreira RR, Abbad GS. Avaliação de Necessidades de Treinamento no Trabalho: Ensaio de um Método Prospectivo. Revista Psicologia: Organizações e Trabalho. 2014;14(1):1-17.

11. Ferreira RR, Abbad GS. Training Needs Assessment: Where We Are and Where We Should Go. BAR. 2013;10 (1):77-99.

12. Lima SMV, Borges-Andrade JE. Bases conceituais e teóricas de avaliação de necessidades em TD&E. In: Andrade JE, Abbad GS, Mourão L, organizadores. Treinamento, desenvolvimento e educação em organizações de trabalho: fundamentos para a gestão de pessoas. Porto Alegre: Artmed, 2006. p.199-215.

13. Borges-Andrade JE, Abbad GS, Mourão L, col. Treinamento, desenvolvimento e educação em organizações e trabalho: fundamentos para a gestão de pessoas. Porto Alegre: Artmed, 2006. 576p.

14. Silva MJP, Pereira LL, Benko MA. Educação continuada: estratégia para o desenvolvimento do pessoal de enfermagem. Rio de Janeiro: Marques-Saraiva; São Paulo: Editora da Universidade de São Paulo, 1989.

15. Ceccim RB. Educação Permanente em Saúde: desafio ambicioso e necessário. Interface - Comunic, Saúde, Educ. 2004;9(16):161-77.

16. Mira VL. Avaliação de programas de treinamento e desenvolvimento da equipe de enfermagem de dois hospitais do município de São Paulo. Tese [Livre-docência em enfermagem]. Escola de Enfermagem da Universidade de São Paulo. São Paulo, 2010.

17. Mira VL, Leite MMJ, Prado C. Educação continuada/Recrutamento e seleção, treinamento e desenvolvimento e avaliação de desempenho profissional. In: Kurcgant P, organizadora. Gerenciamento em enfermagem. Rio de Janeiro: Guanabara Koogan, 2016. p.128-44.

18. Borges-Andrade JE, Abbad GS, Mourão L. Medidas de avaliação e aplicação em TD&E. In: Abbad GS, Mourão L, Meneses PPM, Zerbini T, Borges-Andrade JE, Vilas-Boas R. Medidas de Avaliação em Treinamento, Desenvolvimento e Educação. Porto Alegre: Artmed, 2012. p. 20-35.

19. Souza GC, Gonçalves MNC, Martins MMFPS, Borges EMN, Mira VL, Leite MMJ. Avaliação do curso de gerenciamento online na perspectiva dos egressos. Rev Esc Enferm USP. 2015;49(Esp2):90-97.

20. Abbad GS, Zerbini T, Borges-Ferreira MF. Medidas de reação a cursos presenciais. In: Abbad GS, Mourão L, Meneses PPM, Zerbini T, Borges-Andrade JE, Vilas-Boas R. Medidas de Avaliação em Treinamento, Desenvolvimento e Educação. Porto Alegre: Artmed, 2012. p. 78-90.

21. Zerbini T, Borges-Ferreira MF, Abbad GS. Medidas de reação a cursos a distância. In: Abbad GS, Mourão L, Meneses PPM, Zerbini T, Borges-Andrade JE, Vilas-Boas R. Medidas de Avaliação em Treinamento, Desenvolvimento e Educação. Porto Alegre: Artmed, 2012. p. 91-107.

22. Queiroga F, Andrade JM, Borges-Ferreira MF, Nogueira R, Abbad GS. Medidas de aprendizagem em TD&E – fundamentos teóricos e metodológicos. In: Abbad GS, Mourão L, Meneses PPM, Zerbini T, Borges-Andrade JE, Vilas-Boas R. Medidas de Avaliação em Treinamento, Desenvolvimento e Educação. Porto Alegre: Artmed, 2012. p.109-26.

23. Abbad GS, Borges-Ferreira MF, Nogueira R. Medidas de aprendizagem em avaliação do TD&E. In: Andrade JE, Abbad GS, Mourão L, organizadores. Treinamento, desenvolvimento e educação em organizações de trabalho: fundamentos para a gestão de pessoas. Porto Alegre: Artmed, 2006. p.469-488.

24. Cunha LB, Mizoi CS. Sistemas de avaliação de treinamento: da teoria à prática. Einstein: Educ Contin Saúde. 2010;8(3):156-60.

25. Pilati R, Abbad G. Análise Fatorial Confirmatória da Escala de Impacto do Treinamento no Trabalho. Psicologia: Teoria e Pesquisa. 2005;21(1):43-51

26. Freitas IA, Borges-Andrade JE, Abbad GS, Pilati R. Medidas de impacto em TD&E no trabalho e nas organizações. In:Borges-Andrade JE,Abbad GS, MourãoL. Treinamento, desenvolvimento e educação em organizações e trabalho: fundamentos para a gestão de pessoas. Porto Alegre: Artmed, 2006. p.489-504.

27. Murofuse NT, Rizzotto MLF, Muzzolon ABF, Nicola AL. Diagnosis of the situation of health workers and the training process at a regional center for professional health education. Rev. Latino-Am. Enfermagem. 2009;17(3): 314-20.

28. Bastos LFL, Ciampone MHT, Mira VL. Avaliação de suporte à transferência e impacto de treinamento no trabalho dos enfermeiros. Rev.Latino-Am. Enfermagem. 2013;21(6):1274-81.

29. Mourão L, Borges-Andrade JE, Salles TJ. Medidas de valor final e retorno de investimento em avaliação de TD&E. In: Andrade JE, Abbad GS, Mourão L, organizadores. Treinamento, desenvolvimento e educação em organizações de trabalho: fundamentos para a gestão de pessoas. Porto Alegre: Artmed, 2006. p. 504-13.

30. Abbad, GS. Um modelo integrado de avaliação do impacto do treinamento no trabalho – IMPACT [tese]. Brasília: Instituto de Psicologia, Universidade de Brasília, 1999.

31. Universidade de São Paulo. Hospital Universitário, Departamento de Enfermagem. Manual de Gerenciamento. São Paulo, 2014.

32. Alavarce DC. Desenvolvimento e avaliação de reação, aprendizagem e impacto de treinamento on-line para profissionais de saúde [tese]. São Paulo: Escola de Enfermagem, Universidade de São Paulo, 2014.

Capítulo 16

Gerenciamento de Custos em Saúde e Enfermagem: Desafios e Possibilidades

Antônio Fernandes Costa Lima ▪ Valéria Castilho
Elisabete Finzch Sportello ▪ Maria Lúcia Habib Paschoal

- **Objetivos de aprendizagem**

    Ao final deste capítulo, o residente deverá ser capaz de:
    - Compreender a importância do gerenciamento de custos nas organizações de saúde;
    - Compreender a importância do papel do enfermeiro no gerenciamento de custos;
    - Conhecer as principais definições utilizadas na aferição de custos;
    - Discorrer sobre os desafios e possibilidades da participação qualificada do enfermeiro no gerenciamento de custos nos serviços de saúde.

- **Gerenciamento de custos nas organizações de saúde: importância e papel dos enfermeiros**

    Em diversos países, independentemente do modelo de financiamento adotado, os recursos financeiros destinados à área da saúde têm se mostrado insuficientes frente a demandas ilimitadas por serviços de saúde. Nessa perspectiva, os gastos crescentes e a escassez de recursos requerem atenção das fontes financiadoras, gestores, gerentes e profissionais da saúde a fim de assegurar a manutenção da sustentabilidade econômica das organizações.[1]

No Brasil, frente ao subfinanciamento da área da saúde, aumento crescente dos gastos e custos, má alocação dos recursos, desigualdade nas condições de acesso e ineficiência, o gerenciamento de custos tem figurado como uma ferramenta essencial para os gestores.[2,3]

No sistema de saúde brasileiro, as organizações hospitalares ocupam posição central respondendo pela maioria das internações, atendimentos de emergência e parcela considerável do atendimento ambulatorial. Por sua complexidade, representam a maior fonte de gastos, a maioria financiada pelo dinheiro público.[4] Destaca-se que os hospitais, inseridos neste ambiente econômico bastante complexo, têm vivenciado um agravamento de sua situação financeira, pois necessitam de atualização técnica e tecnológica para viabilizar a prestação de serviços de saúde, com competência e qualidade, gerenciando as demandas por esses serviços e a insuficiência de recursos provenientes do Sistema Único de Saúde (SUS) e das operadoras de planos de saúde.[5]

Os altos custos assistenciais, recursos limitados e aumento da demanda pressionam as organizações de saúde a buscarem a eficiência dos seus processos assistenciais e gerenciais, alinhando recursos e ações, de forma a melhorar a sua produtividade e minimizar/conter os seus gastos,[6] visto que o adequado gerenciamento de recursos escassos pode possibilitar a inserção de uma maior parcela da população no sistema público de saúde.[7]

Como as necessidades de saúde suplantam os recursos existentes, na gestão pública é preciso priorizar a alocação e distribuição de recursos. Gestores e gerentes enfrentam os desafios de atender o princípio constitucional da universalidade de acesso a todos os cidadãos às ações e serviços de saúde e garantir o princípio da equidade, visando diminuir as desigualdades. Portanto, as preocupações econômicas ou políticas das organizações de saúde não podem ser empecilhos para o desenvolvimento de suas funções essenciais de cuidar das pessoas.[8]

Fica evidente que as organizações hospitalares, não podem prescindir do gerenciamento de custos, como estratégia fundamental à sua sobrevivência.[9] Precisam, de informações consistentes sobre os custos incorridos na prestação dos serviços para direcionarem a adequada aplicação dos recursos, notadamente em hospitais prestadores de serviços ao SUS.[10]

De acordo com a Organização Pan-Americana de Saúde e o Ministério da Saúde, a gestão de custos disponibiliza informações que apoiarão os gestores no processo decisório para a solução de problemas e embasarão os processos gerenciais internos, como planejamento e controle dos serviços prestados.[11]

A gestão dos custos pode aumentar a eficiência alocativa dos recursos disponíveis, assim como incrementar o processo de tomada de decisão, fundamentada no domínio das técnicas de contabilização de custos, que contribuem com o equilíbrio fiscal, com a transparência e com a qualidade dos gastos públicos.[12] Assim, é vital conhecer como os custos são formados nos diferentes processos assistenciais para a distribuição racional de recursos e serviços, sem perder a qualidade, ampliando a acessibilidade dos usuários.[2,9]

Frente a esse cenário, constata-se que o oferecimento de serviços de saúde, equilibrando acessibilidade, custos e qualidade, consiste em um grande desafio para as organizações de saúde – a despeito de sua natureza jurídica – e para os profissionais que as integram. Nessas organizações, enfermeiros, técnicos e auxiliares de enfermagem representam o maior contingente de profissionais da saúde e realizam procedimentos, de complexidades variadas, que consomem recursos humanos, materiais e estruturais gerando custos que precisam ser apurados e eficientemente alocados.

Os enfermeiros, por sua formação e experiência gerencial, têm sido cobrados, nos diferentes contextos hospitalares, a participar do processo de aferição, controle e contenção/minimização de custos contribuindo com alocação eficiente de recursos humanos, materiais e estruturais visando incrementar a qualidade da assistência, evitar desperdícios e assegurar a acessibilidade aos pacientes/usuários.[1]

Para que sua atuação seja qualificada, os enfermeiros precisam buscar a devida capacitação, abrangendo um conjunto de princípios e conhecimentos contábeis, bem como desenvolver estudos que propiciem analisar os custos dos cuidados prestados pela equipe de enfermagem para fundamentar suas argumentações, em diferentes instâncias deliberativas, referentes aos recursos requeridos.[1,13] Além disso, o conhecimento dos custos incorridos na prestação dos serviços de enfermagem poderá subsidiar, consistentemente, a redefinição de prioridades, a racionalização de recursos limitados e o acompanhamento da produtividade.[14]

• Aferição de custos de serviços, processos e procedimentos em saúde

Os gestores necessitam conhecer os custos dos diferentes objetos de custos que compõem a sua organização para poder controlá-los. Para isso precisa compará-los com algo que se esperava, analisar as possíveis diferenças, identificar as causas e tomar decisões para eliminar ou reduzir tais diferenças. Essas fases constituem o gerenciamento de custos.

Os objetos de apuração de custos para a enfermagem são os mesmos que os das organizações de saúde, são eles os serviços, processos, procedimentos e pacientes/usuários.[2]

Para gerenciar os custos dos diferentes objetos é importante conhecer a definição de alguns termos como o próprio custo, a sua classificação e os sistemas de custeio.

Os custos são gastos, ou seja, dispêndio monetário. Custo refere-se aos gastos na produção de bens ou serviços fins da organização, isto é, o valor dos materiais, equipamentos e tempo de pessoal, consumidos na prestação de assistência aos usuários. Eles são classificados quanto ao seu comportamento em relação ao volume de produção dos serviços em custos fixos e variáveis e quanto à forma de apropriação aos produtos e serviços em custos diretos e indiretos.[15] Assim, são definidos como:[2,15,16]

- • custos fixos os que permanecem constantes, independentemente do volume de produção. Logo, o salário do pessoal em determinado mês é um valor exato, independente de elevação ou diminuição volume produzido.
- • custos variáveis os que mantêm relação direta com a produção, isto é, crescem à medida que o volume de atividade aumenta.

Portanto, quanto maior a quantidade de pacientes atendidos ou procedimentos realizados, em um determinado espaço de tempo, maior o consumo de insumos e maior o custo.

- custos diretos aqueles cujo consumo pode ser relacionado a um produto/procedimento, usuário ou serviço diretamente, sem qualquer rateio, ou seja, sem a distribuição arbitrária dos custos que não são diretamente identificados e apropriados a esses objetos de custeio. São todos aqueles que podemos medir, identificar, mensurar, de uma forma bem clara, nítida, como os materiais de consumo e as horas de pessoal gastos na realização de um procedimento, ou o salário do pessoal de enfermagem que compõe o custo de uma Unidade de Terapia Intensiva (UTI).

- custos indiretos aqueles que necessitam de algum critério de rateio para sua devida apropriação, pois não há referência direta a um procedimento ou serviço. São aqueles que não conseguimos mensurar exatamente, de forma clara, ou seja, têm relação com o produto, porém não oferecem condições de uma medida objetiva e qualquer tentativa de alocação deve ser feita de forma estimada, por rateio. Como exemplos, podemos citar a parcela de água a ser debitada para uma determinada Clínica de um hospital e o salário do diretor do Departamento de Enfermagem para os diferentes Setores de Enfermagem.

O custeio diz respeito à forma de calcular os custos ou de apropriá-los aos diferentes objetos de custo.[15] Fornece informações sobre os gastos dos diferentes setores, denominados centros de custos, que compõem a estrutura organizacional hospitalar, possibilitando a identificação da participação de cada um na produção de serviços e procedimentos. O mais utilizado nas organizações de saúde, tanto para aferir os custos de serviços como procedimentos, é o custeio por absorção. Esse modo de custear agrega todos os custos diretos, indiretos, fixos e variáveis para obtenção do custo total.[17]

Para o cálculo dos procedimentos e processos, pode-se também utilizar o custeio por absorção, mas o custeio mais utilizado para esses objetos tem sido o direto e variável, sendo aferidos os insumos (material e medicamentos) e a mão de obra direta (MOD) referente ao pessoal que trabalhou diretamente sobre um produto ou serviço prestado, desde que seja possível mensurar o tempo despendido e a identificação de quem executou o trabalho.

▪ Participação dos enfermeiros no gerenciamento de custos

Os enfermeiros, enquanto gestores dos serviços de enfermagem, participam do gerenciamento de custos em todas as suas fases: no planejamento, na aferição e no controle.

O custeio dos centros de custos das organizações de saúde é de responsabilidade do serviço de contabilidade. Os enfermeiros auxiliam esses serviços por meio do envio de dados, principalmente sobre a produção da unidade ou setor, que se constitui em um centro de custo, pelo qual são responsáveis. Informações sobre itens como consumo de material e medicamentos, horas de manutenção, volume de roupas utilizadas, entre outros, são enviadas aos serviços de contabilidade pelos setores correspondentes, ou seja, almoxarifado, farmácia, lavanderia. Assim que o serviço de contabilidade afere todos os custos e envia as planilhas aos gestores dos diferentes centros de custos. Os gestores de enfermagem analisam os dados encaminhados com a finalidade de observar a sua correção ao compará-los com dados de planilhas anteriores e confrontá-los com registros de produção de sua unidade, ajudando a transformá-los em informações fidedignas para o gerenciamento dos centros de custos sob a sua responsabilidade.[17]

Com relação ao objeto de custo paciente/usuário, também cabe ao serviço de contabilidade a aferição com dados enviados pelos centros de custos. Após a contabilização, as planilhas são encaminhadas ao serviço de auditoria de contas hospitalares e ao faturamento, onde há participação efetiva de enfermeiros lotados nesse setor para análise, pela confrontação dos dados com os registros dos prontuários dos clientes. Embora haja diferentes processos de auditoria seguidos pelas organizações de saúde, pode-se consultar alguns estudos sobre o tema.[18,19]

O custeio de procedimentos assistenciais, desenvolvidos exclusivamente por enfermeiros ou em conjunto com outros profissionais, pode se estender a uma enorme gama de tipos, como curativos.[14] O motivo da escolha do procedimento para ser custeado tem sido a alta frequência de execução e volume de insumos consumido.[2] O custo dos procedimentos constitui importante informação para precificação e para comparação com a receita percebida das operadoras de planos de saúde ou os repasses feitos pelo SUS, que ainda são por procedimentos realizados. [21]

Os enfermeiros têm ainda participação efetiva no custeio de processos administrativos, assistenciais e educacionais nas organizações hospitalares, principalmente, em relação ao desenho e validação técnica e legal dos mesmos, o que tem auxiliado na gestão dos recursos pela implantação de novos modelos e ferramentas de gestão. Pode-se constatar nos trabalhos realizados sobre a utilização de novos sistemas de custeio,[22] implantação de sistemas informatizados de gerenciamento de materiais para aferição do consumo e custos dos mesmos,[23] gestão de custos de resíduos de saúde,[24] custo de pessoal,[25-26] entre outros.

▪ Considerações finais

O gerenciamento dos custos hospitalares traz a possibilidade de conhecer, analisar e controlar os custos dos diferentes objetos de custos que os compõem. É uma ferramenta importante para o controle e avaliação de instituições de saúde públicas e privadas.

Para tanto, se faz necessária a compreensão de um conjunto de princípios e conhecimentos de aferição de custos e de análise econômica que viabilizem a escolha de decisões mais convenientes. O gerenciamento de custos é definido também como o conjunto de ações que os gestores tomam para satisfazer os clientes enquanto, continuamente, reduzem e controlam os custos.[27]

Assim, compete ao gestor enfermeiro, dentro do conceito de gerenciamento de custos, planejar, atribuir, medir e monitorar os custos relativos às atividades e procedimentos de enfermagem para tomadas de decisões eficientes na sua área de competência, contribuindo para a consecução dos objetivos e metas institucionais com a finalidade de atender com qualidade e segurança as necessidades de saúde da clientela, promovendo a sua inclusão no Sistema de Saúde.

▪ Referências bibliográficas

1. Lima AFC, Castilho V. Gerenciamento de custos em UTI. In: Padilha KG, Vattimo MFF, Silva SC, Kimura M, Watanabe M, organizadores. Enfermagem em UTI: cuidando do paciente crítico. 2ª Ed. ampliada e atualizada. São Paulo: Manole, 2016. p.1317-332.

2. Castilho V. Gerenciamento de custos: análise de pesquisas produzidas por enfermeiras. [tese livre docência]. São Paulo (SP): Escola de Enfermagem da Universidade de São Paulo, 2008.

3. Bittar OJNV. Plano Diretor para instituições de saúde. RAHIS - Revista de Administração Hospitalar e Inovação em Saúde - jan./jun. 2011; 59-63.

4. La Forgia GM, Couttolenc BF. Desempenho hospitalar no Brasil: em busca da excelência. São Paulo: Singular, 2009. 446p.

5. Souza AA. Gestão financeira e de custos em hospitais. São Paulo: Atlas, 2013.

6. Castro LC, Castilho V. O custo de desperdício de materiais de consumo em um centro cirúrgico. Rev Latino-Am Enferm. 2013;21(6):1228-34.

7. Souza AA, Xavier AG, Lima LCM, Guerra M. Análise de custos em hospitais: comparação entre os custos de procedimentos de urologia e os valores repassados pelo Sistema Único de Saúde. ABCustos 2013 Jan/Abr; 8(1):53-67.

8. Fortes PAC. Breve reflexão ética sobre aspectos da gestão de serviços de saúde. In: Neto G, Malik AM (Org.). Gestão em Saúde. Rio de Janeiro: Guanabara Koogan, 2011, p. 343-45.

9. Oliveira WT, Rodrigues AVD, Haddad M do CL, Vannuch MTO, Taldivo MA. Concepções de enfermeiros de um hospital universitário público sobre o relatório gerencial de custos. Rev Esc Enferm USP 2012; 46(5).

10. Nobrega CR, Lima AFC. Procedures' costs related to outpatient chemotherapy treatment of women suffering from breast cancer. Rev Esc Enferm USP. 2014;48(4): 699-705.

11. Brasil. Ministério da Saúde. Introdução à Gestão de Custos em Saúde/Ministério da Saúde, Organização Pan-Americana da Saúde. Brasília: Editora do Ministério da Saúde, 2013. 148 p.: il. – (Série Gestão e Economia da Saúde; v. 2).

12. Lima AFC, Fugulin FMT, Castilho V, Nomura FR, Gaidzinski RR. Contribuição da documentação eletrônica de enfermagem para aferição dos custos dos cuidados de higiene corporal. J Health Inform 2012 Dez;4(Número Especial - SIIENF 2012):108-13.)

13. Lima AFC, Castilho V, Baptista CMC, Rogenski NMB, Rogenski KE. Custo direto dos curativos de úlceras por pressão em pacientes hospitalizados. Rev Bras Enferm. 2016; 69(2):290-7.

14. Martins E. Contabilidade de custos. 9ª ed. São Paulo: Atlas, 2010.

15. Dallora MELV, Forster AC. A importância da gestão de custos em hospitais de ensino - considerações teóricas. Medicina, Ribeirão Preto; 2008; 41(2): 135-42, abr./jun.

16. Castilho V, Lima AFC, Fugulin FMT. Gerenciamento de Custos nos Serviços de Enfermagem. In: Kurcgant P, coordenadora. Gerenciamento em Enfermagem. 3ª Ed. Rio de Janeiro: Guanabara Koogan, 2016. p.170-83.

17. Zunta RBS, Lima AFC. Processo de auditoria e faturamento de contas em hospital geral privado: um estudo de caso. Rev Eletr. Enferm. 2017;19:a43.

18. Guerrer GF, Lima AFC, Castilho V. Estudo da auditoria de contas em um hospital de ensino. Rev Bras Enferm. 2015 mai-jun;68(3):414-20.

19. Silva GS, Colósimo FC, Sousa AG, Piotto RF, Castilho V. Coronary Artery Bypass Graft Surgery Cost Coverage by the Brazilian Unified Health System (SUS). Revista Brasileira de Cirurgia Cardiovascular. 2016;32: 253-9.

20. Jericó MC, Castilho V. Gerenciamento de custos: aplicação do método de Custeio Baseado em Atividades em Centro de Material Esterilizado. Rev. esc. enferm. USP. 2010;44(3): 745-52.

21. Paschoal MLH, Castilho V. Implementação do sistema de gestão de materiais informatizado do Hospital Universitário da Universidade de São Paulo. Rev. esc. enferm. USP. 2010; 44(4): 984-8.

22. Nogueira DNG, Castilho V. Resíduos de Serviços de Saúde: mapeamento de processo e gestão de custos como estratégias para sustentabilidade em um centro cirúrgico. REGE. Revista de Gestão USP. 2016;23(4): 362-74.

23. Fugulin FMT, Lima AFC, Castilho V, Bochembuzio L, Costa JA, Castro L et al. Custo da adequação quantitativa de profissionais de enfermagem em Unidade Neonatal. Rev. esc. enferm. USP. 2011; 45(spe): 1582-8.

24. Araújo TR, Menegueti MG, Auxiliadora-Martins M, Castilho V, Chaves LDP, Laus AM. Impacto financeiro do quadro de profissionais de enfermagem requerido em Unidade de Terapia Intensiva. Rev. Latino-Am. Enfermagem. 2016; 24: e2818.

25. Horngren CT, Foster G, Datar SM. Contabilidade de Custos. 9ª Ed. Rio de Janeiro: LTC - Livros Técnicos e Científicos, 2000. 701p.

Capítulo 17

Dimensionamento de Pessoal de Enfermagem em Unidades Hospitalares

■ Fernanda Maria Togeiro Fugulin ■ Raquel Rapone Gaidzinski
■ Antônio Fernandes Costa Lima ■ Alda Valéria Neves Soares Gomes
■ Paulo Carlos Garcia

■ Objetivos de aprendizagem

Ao final deste capítulo, o residente deverá ser capaz de:
- Reconhecer as variáveis que interferem no processo de dimensionar, quantitativa e qualitativamente, os profissionais de enfermagem para assistir os pacientes internados em unidades hospitalares;
- Aplicar o método de dimensionamento de pessoal de enfermagem nas diferentes áreas da assistência hospitalar;
- Avaliar o quadro de profissionais de enfermagem existente nas unidades frente à Resolução nº 543/2017, do Conselho Federal de Enfermagem.

■ Introdução

A gestão de pessoas na área da saúde implica, necessariamente, na mobilização contínua de ações que além de favorecer o crescimento pessoal e profissional dos trabalhadores, promovam condições adequadas para o desenvolvimento dos processos assistenciais, de forma segura e eficaz.

Entretanto, na prática, verifica-se que a inadequação quantitativa e qualitativa de profissionais de enfermagem tem sido apontada como o principal fator de desgaste e estresse profissional, comprometendo a saúde e a qualidade de vida dos trabalhadores e influenciando, de forma decisiva, os resultados da assistência prestada.

Este capítulo apresenta e aplica um método que possibilita a identificação e a análise das variáveis intervenientes no processo de dimensionar pessoal de enfermagem: total de horas médias diárias de enfermagem, distribuição percentual dos profissionais de enfermagem e índice de segurança técnica, instrumentalizando os enfermeiros das unidades hospitalares para a complexa tarefa de calcular o quadro de profissionais para atender as demandas de cuidado de saúde dos pacientes.

A operacionalização sistemática do método de dimensionar pessoal fundamenta o planejamento e a avaliação do quantitativo e qualitativo de enfermagem, necessária para prover a assistência, de acordo com a singularidade dos serviços de saúde, que favoreça a segurança dos pacientes e dos trabalhadores.[1]

▪ Etapas do método de dimensionamento de pessoal de enfermagem

Para operacionalizar as variáveis que compõem o método de dimensionamento de pessoal de enfermagem, consideram-se as seguintes etapas:

Cálculo do Total de Horas médias diárias de Enfermagem (THE)

O THE médias diárias de trabalho da unidade de assistência de enfermagem é a soma das horas médias diárias de trabalho referente aos diferentes graus de dependência dos pacientes, resultantes do produto da quantidade média diária de pacientes, segundo o grau de dependência da equipe de enfermagem, pelo tempo médio diário de assistência despendido, por paciente, de acordo com o grau de dependência (cuidados mínimos, intermediários, alta dependência, semi-intensivos e intensivos). Na Resolução Cofen nº 543/2017,[2] o THE é representado pela expressão:

$$THE = [(PCM \times TM\ PCM) + (PCI \times TM\ PCI) + (PCAD \times TM\ PCAD) + (PCSI \times TM\ PCSI) + (PCIt \times TM\ PCIt)]$$

Onde:
- THE = total de horas diárias médias de trabalho de enfermagem na unidade;
- PCM = número médio diário de pacientes de cuidados mínimos;
- PCI = número médio diário de pacientes de cuidados intermediários;
- PCAD = número médio diário de pacientes de cuidados alta dependência;
- PCSI = número médio diário de pacientes de cuidados semi-intensivos;
- PCIt = número médio diário de pacientes de cuidados intensivos;
- TM PCM = tempo médio diário para assistência aos pacientes de cuidados mínimos;
- TM PCI = tempo médio diário para assistência aos pacientes de cuidados intermediários;
- TM PCAD = tempo médio diário para assistência aos pacientes de cuidados alta dependência;
- TM PCSI = tempo médio diário para assistência aos pacientes de cuidados semi-intensivos;
- TM PCIt = tempo médio diário para assistência aos pacientes de cuidados intensivos.

Para as unidades de centro cirúrgico, a Resolução Cofen nº 543/2017[2] recomenda a seguinte equação:

$$THE = (P1 \times H1) + (P2 \times H2) + (P3 \times H3) + (P4 \times H4)$$

Onde:
- THE = total de horas médias de enfermagem para realização da programação cirúrgica;

- $P_{(1,2,3,4)}$ = número médio de cirurgias segundo o porte cirúrgico;[1-4]
- $H_{(1,2,3,4)}$ = tempo médio por cirurgia segundo porte cirúrgico,[1-4] acrescido do tempo médio de espera e de limpeza da sala cirúrgica.

Em unidades onde há impossibilidade de utilização de instrumentos de classificação de pacientes, referendando os estudos[3-5] que mensuraram a frequência e o tempo médio despendido para a realização das intervenções de enfermagem, o Cofen determinou que a carga média diária de trabalho seja calculada com base na equação:

$$THE = [(NMP_1 \times TMP_1) + (NMP2 \times TMP_2) + (NMP_3 \times TM_3) + ... + (NMP_n \times TM_n)]$$

Onde:
- THE = total de horas médias de enfermagem da unidade;
- $NMP_{(1;2;3)}$ = número médio diário da intervenção/atividade;[1-3]
- $TMP_{(1;2;3)}$ = tempo médio da intervenção/atividade.[1-3]

Número médio diário de pacientes

Para determinar o número médio de pacientes assistidos é necessário classificar os pacientes quanto ao grau de dependência de enfermagem.

Nas unidades de internação de instituições hospitalares, essa variável pode ser identificada por meio da adoção de um Sistema de Classificação de Pacientes (SCP), compreendido como:

"Forma de determinar o grau de dependência de um paciente em relação à equipe de enfermagem, objetivando estabelecer o tempo despendido no cuidado direto e indireto, bem como o quantitativo de pessoal para atender às necessidades biopsicosocioespirituais do paciente".[6]

A Resolução Cofen nº 543/2017,[2] referendou a definição das categorias de cuidados do SCP de Fugulin[7-9] como forma de classificar o grau de dependência do paciente em relação à assistência de enfermagem:

- Paciente de cuidados mínimos (PCM): paciente estável sob o ponto de vista clínico e de enfermagem e autossuficiente quanto ao atendimento das necessidades humanas básicas.
- Paciente de cuidados intermediários (PCI): paciente estável sob o ponto de vista clínico e de enfermagem, com parcial dependência dos profissionais de enfermagem para o atendimento das necessidades humanas básicas.
- Paciente de cuidados de alta dependência (PCAD): paciente crônico, incluindo o de cuidado paliativo, estável sob o ponto de vista clinico, porém com total dependência das ações de enfermagem para o atendimento das necessidades humanas básicas.
- Paciente de cuidados semi-intensivo (PCSI): paciente passível de instabilidade das funções vitais, recuperável, sem risco iminente de morte, requerendo assistência de enfermagem e médica permanente e especializada.
- Paciente de cuidados intensivos (PCIt): paciente grave e recuperável, com risco iminente de morte, sujeito à instabilidade das funções vitais, requerendo assistência de enfermagem e médica permanente e especializada.

Esse SCP apresenta um instrumento que atribui pontos a cada nível de dependência em relação às áreas de cuidado estabelecidas: Estado Mental, Oxigenação, Sinais Vitais, Motilidade, Deambulação, Alimentação, Cuidado Corporal, Eliminação e Terapêutica. Assim, o paciente é avaliado em relação a todas as áreas, na opção que melhor retrate a sua situação, sendo classificado na categoria correspondente a soma dos valores parciais obtidos, observando-se, ainda, a correlação entre a pontuação alcançada e a definição da categoria de cuidado correspondente.[8,9]

Apesar da pontuação, determinadas alterações nas áreas de cuidado Estado Mental e Oxigenação são consideradas compulsórias para a classificação dos pacientes nas categorias de cuidado alta dependência e intensivo, respectivamente.

Desse modo, a presença de confusão mental ou qualquer outro tipo de alteração no comportamento, que coloque em risco a segurança do paciente e requeira sua vigilância constante, determina a classificação do paciente na categoria de cuidados Alta Dependência de

Enfermagem. Do mesmo modo, a necessidade de ventilação mecânica estabelece a classificação do paciente na categoria de cuidado intensivo, com exceção daqueles considerados fora de possibilidades terapêuticas, internados para receber cuidados paliativos, que também são classificados na categoria Alta Dependência de Enfermagem.[10]

Além do instrumento de classificação de pacientes de Fugulin,[9] a Resolução Cofen 543/2017[2] sugere a utilização dos seguintes instrumentos de Classificação de Pacientes:

- Unidade de Internação Pacientes Adultos: Instrumento de Classificação de Pacientes de Perroca.[11,12]
- Unidade de Internação Pacientes Pediátricos: Instrumento de Classificação de Pacientes de Dini.[13]

Em unidades de Centro Cirúrgico, os pacientes devem ser classificados de acordo com o porte da cirurgia a que são submetidos (1, 2, 3, 4), conforme estudo desenvolvido na área:[14]

- Porte 1: Cirurgias com tempo de duração de até 2 horas;
- Porte 2: Cirurgias com tempo de duração entre 2 e 4 horas;
- Porte 3: Cirurgias com tempo de duração entre 4 e 6 horas;
- Porte 4: Cirurgias com tempo de duração superior a 6 horas.

Para que se obtenha uma amostra que reflita o perfil dos pacientes atendidos (número de pacientes, segundo o grau de dependência da equipe de enfermagem, porte da cirurgia ou tipo de intervenção realizada), os pacientes devem ser classificados de acordo com o grau de dependência, porte da cirurgia, tipo da intervenção, uma vez ao dia, por um período mínimo de 30 dias, nos quais a unidade não tenha sido exposta a qualquer tipo de ocorrência que possa influenciar a quantidade de pacientes assistidos.

Tempo médio diário de cuidado, por paciente, segundo o grau de dependência (TM)

A maior dificuldade encontrada na operacionalização dos métodos de dimensionamento de pessoal de enfermagem está relacionada à identificação do tempo médio despendido para o atendimento das necessidades assistenciais dos pacientes (TM).

A Resolução Cofen nº 543/2017[2] indicou as horas mínimas de assistência, para cada tipo de cuidado encontrado nas unidades de internação:

- 4 horas de enfermagem, por paciente, no cuidado mínimo;
- 6 horas de enfermagem, por paciente, no cuidado intermediário;
- 10 horas de enfermagem, por paciente, no cuidado alta dependência;
- 10 horas de enfermagem, por paciente, no cuidado semi-intensivo;
- 18 horas de enfermagem, por paciente, no cuidado intensivo.

Para as unidades de Centro Cirúrgico, o Cofen indicou as horas médias conforme o porte cirúrgico:[15]

- 1,4 horas médias de enfermagem, por cirurgia de Porte 1;
- 2,9 horas médias de enfermagem, por cirurgia de Porte 2;
- 4,9 horas médias de enfermagem, por cirurgia de Porte 3;
- 8,4 horas médias de enfermagem, por cirurgia de Porte 4.

A essas horas de cirurgia, segundo o porte cirúrgico, é necessário acrescer os tempos médios de limpeza das salas e de espera das cirurgias.[15] Assim, para efeito de cálculo, devem ser considerados:

Como tempo de limpeza, por cirurgia:

- Cirurgias eletivas – 0,5 hora;
- Cirurgias de urgência e emergência – 0,6 hora.

Como tempo de espera, por cirurgia:

- 0,2 hora por cirurgia.

Portanto, o tempo médio por cirurgia, segundo o porte cirúrgico, é calculado por meio da equação:[15]

$$H = h_{SO} + h_L + h_E$$

Onde:

- H = tempo médio total;
- h_{SO} = Tempo de uso de sala cirúrgica segundo porte da cirurgia;
- h_L = Tempo de limpeza;
- h_E = Tempo de espera.

Caso o instrumentador cirúrgico, além do circulante, pertença à equipe de enfermagem, deve-se multiplicar o tempo médio de uso da sala cirúrgica pelo número de pessoas (n) da equipe de enfermagem que permanecem na sala, ou seja:

$$H = (n \times h_{SO}) + h_L + h_E$$

Onde:

- H = tempo médio total;
- n = número de profissionais de enfermagem em atividade;
- h_{SO} = Tempo de uso de sala operatória segundo porte cirúrgico;
- h_L = Tempo de limpeza;
- h_E = Tempo de espera.

O THE dos profissionais de enfermagem nas unidades de Central de Materiais e Esterilização (CME), preconizadas pela Resolução 543/2017,[2] deve fundamentar-se no tempo padrão das atividades realizadas conforme demonstrado no Quadro 17.1.

Em unidades de Centro de Diagnóstico por Imagem (CDI), as horas de assistência de enfermagem, por paciente, referendadas pela Resolução Cofen 543/2017,[2] consideram os tempos médios diários de assistência descritos, a seguir, no Quadro 17.2.

Nas Unidades de Hemodiálise convencional, com base em estudo[5] que identificou os tempos médios relacionados ao preparo do material, instalação e desinstalação do procedimento, monitorização da sessão, desinfecção interna e limpeza das máquinas e mobiliários, recepção e saída do paciente, a Resolução Cofen n° 543/2017[2] estabeleceu como referencial mínimo para determinação do quadro de profissionais de enfermagem:

- 4 horas de cuidado de enfermagem/paciente/turno;

No Art. 3°, inciso III, a Resolução 543/2017[2] determina:

- Para alojamento conjunto, o binômio mãe/filho deve ser classificado, no mínimo, como cuidado intermediário.[16]
- Para berçário e unidade de internação em pediatria, todo recém-nascido e criança menor de 6 anos deve ser classificado, no mínimo, como cuidado intermediário, independente da presença do acompanhante.

Quadro 17.1 Tempo padrão das atividades realizadas nas unidades de CME[4]			
Área	**Descrição das atividades**	**Tempo Padrão**	
		Minuto	**Hora**
Suja ou contaminada (expurgo)	Recepção e recolhimento dos materiais contaminados*	2	0,033
	Limpeza dos materiais*	2	0,033
Controle de materiais em consignação	Recepção dos materiais em consignação*	6	0,1
	Conferência dos materiais consignados após cirurgia*	5	0,15
	Devolução dos materiais em consignação*	3	0,05
Preparo de materiais	Secagem e distribuição dos materiais após limpeza*	3	0,05
	Inspeção, teste, separação e secagem dos materiais*	3	0,05
	Montagem e embalagem dos materiais*	3	0,05
	Montagem dos materiais de assistência ventilatória*	2	0,033
Esterilização de materiais	Montagem da carga de esterilização**	8	0,133
	Retirada da carga estéril e verificação da esterilização**	3	0,05
Armazenamento e distribuição de materiais	Guarda dos Materiais**	4	0,066
	Montagem dos carros de transporte das unidades***	5	0,083
	Organização e controle do ambiente e materiais estéreis*	1	0,016
	Distribuição dos materiais e roupas estéreis*	2	0,033

Nota: Indicadores de Produção de cada posição de trabalho: *Quantidade de kits recebidos, processados, conferidos e devolvidos; **Quantidade de cargas/ciclos realizados; ***Quantidade de carros montados.

Quadro 17.2 Tempos médios diários de assistência em unidades de CDI[3]			
Setores	Total de horas Enfermeiro	Total de horas Técnico de Enfermagem	Total de horas por exames
Mamografia*	0	0,3	0,3
Medicina nuclear	0,3	0,7	1,0
Rx convencional*	0	1,0	1,0
Tomografia	0,1	0,4	0,5
Ultrassonografia	0,1	0,3	0,4
Intervenção vascular	2,0	5,0	7,0
Ressonância magnética	0,2	0,8	1,0

Nota: *Nos setores de mamografia e RX convencional, a participação do enfermeiro se faz indispensável em situações pontuais de supervisão da assistência de enfermagem, urgência e emergência.[3]

Distribuição percentual dos profissionais de enfermagem

A distribuição do THE da unidade, entre as categorias da equipe de enfermagem, varia de acordo com o significado atribuído à assistência de enfermagem e com a disponibilidade do mercado de trabalho.

O Cofen[2] estabeleceu a distribuição percentual do total de profissionais de enfermagem, de acordo com as categorias de cuidado do SCP, recomendando que esta distribuição deve "seguir o grupo de pacientes que apresentar o maior tempo médio diário de assistência de enfermagem na unidade".

A distribuição percentual do total de profissionais de enfermagem, conforme a Resolução Cofen nº543/2017,[2] deve observar as seguintes proporções mínimas:

Nas unidades de Internação das Instituições Hospitalares

- Para cuidado mínimo e intermediário: 33% são enfermeiros (mínimo de seis) e os demais auxiliares e/ou técnicos de enfermagem;
- Para cuidado de alta dependência: 36% são enfermeiros e os demais técnicos e/ou auxiliares de enfermagem;

- Para cuidado semi-intensivo: 42% são enfermeiros e os demais técnicos de enfermagem;
- Para cuidado intensivo: 52% são enfermeiros e os demais técnicos de enfermagem.

Nas unidades de Cento Cirúrgico

- 20% do total de profissionais são enfermeiros e 80% são técnicos ou auxiliares de enfermagem.

Em Centro de Diagnóstico por Imagem

Nos setores de Mamografia e Rx Convencional a participação do enfermeiro se faz em situações pontuais: supervisão, urgência e emergência, devendo ser garantida a presença de uma enfermeira durante todos os turnos de trabalho.

Nas unidades de Centro de Material e Esterilização

A CME deve contar com a presença de um enfermeiro em todos os turnos de trabalho em que ocorrer processamento de material, além do enfermeiro responsável pela unidade.

Nas unidades de Hemodiálise Convencional

Nas unidades de Hemodiálise, a proporção mínima recomendada corresponde a 33% de enfermeiros e 67% técnicos de enfermagem.

Índice de Segurança Técnica (IST)

A determinação de um IST consiste em um acréscimo no quantitativo de pessoal de enfermagem por categoria profissional, para a cobertura das ausências ao serviço, merecendo atenção especial na área de enfermagem pelas implicações que a redução da equipe acarreta na quantidade e na qualidade da assistência prestada ao paciente, especialmente nas unidades que funcionam ininterruptamente.

Entende-se como ausências previstas os dias relativos às folgas (descanso semanal remunerado e feriados) e às férias; como ausências não previstas, os dias referentes às faltas e às licenças.[17]

A Resolução Cofen 543/2017,[2] que já considera o descanso semanal remunerado na equação utilizada para dimensionar a equipe de enfermagem, estabeleceu que ao quantitativo de profissionais necessários para a prestação da assistência de enfermagem deverá ser acrescido um IST não inferior a 15%, dos quais 8,33% destinam-se a cobertura de férias e 6,67% a cobertura das ausências não previstas.

A Resolução Cofen[2] considera, ainda, que:

- "Art. 13 – O responsável técnico de enfermagem deve dispor de, no mínimo, 5% do quadro geral de profissionais para a cobertura de situações relacionadas à rotatividade de pessoal e participação de programas de educação permanente."

- "Art. 14 – O quadro de profissionais de enfermagem da unidade assistencial, composto por 60% ou mais de pessoas com idade superior a 50 (cinquenta) anos, deve ser acrescido de 10% ao IST."

Na mesma Resolução Cofen 543/2017,[2] a variável IST varia em função da carga horária semanal dos profissionais de enfermagem, contemplado no Coeficiente de Marinho (KM), definido como "coeficiente deduzido em função do tempo disponível do trabalhador e cobertura das ausências", de forma que:

$$KM_{(UAI)} = (DS/CHS) \times (1 + IST)$$

Onde:

- $KM_{(UAI)}$ = Coeficiente de Marinho para Unidade Assistencial Ininterrupta (24 h);
- DS = Dias da semana (sete);
- CHS = Carga horária semanal de trabalho dos profissionais;
- (1 + IST) = Fator de ajuste do Índice de segurança técnica.

Atribuindo valores para o IST (15%) e para a CHS, conforme contrato de trabalho da enfermagem, o KM corresponderá a:

KM$_{(UII)}$	Valor
KM(20)	0,4025
KM(24)	0,3354
KM(30)	0,2683
KM(36)	0,2236
KM(40)	0,2012
KM(44)	0,1829

Aplicação da equação para dimensionar o pessoal de enfermagem

Diante do levantamento das variáveis descritas é possível, finalmente, calcular o pessoal de enfermagem, substituindo os valores na equação:

$$QP = [(PCM \times TMCM) + (PCI \times TMCI) + (PCAD \times TMCAD) + (PCSI \times TMCSI) + (PCIt \times TMCIt) \times (DS/CHS) \times (1 + IST)]$$

Onde:

- QP = quantidade total de pessoal de enfermagem;
- PCM = número médio diário de pacientes de cuidados mínimos;
- PCI = número médio diário de pacientes de cuidados intermediários;
- PCAD = número médio diário de pacientes de cuidados alta dependência;
- PCSI = número médio diário de pacientes de cuidados semi-intensivos;
- PCIt = número médio diário de pacientes de cuidados intensivos;
- TM PCM = tempo médio diário para assistência aos pacientes de cuidados mínimos;
- TM PCI = tempo médio diário para assistência aos pacientes de cuidados intermediários;
- TM PCAD = tempo médio diário para assistência aos pacientes de cuidados alta dependência;

- TM PCSI = tempo médio diário para assistência aos pacientes de cuidados semi-intensivos;
- DS = dias da semana;
- CHS = carga horária semanal de trabalho dos profissionais.

Sintetizando

$$QP = THE \times KM_{(UAI)}$$

Onde:
- THE = total de horas de enfermagem;
- KM = constante de Marinho para Unidade Assistencial Ininterrupta (24 h).

A distribuição do quantitativo de profissionais de enfermagem, nas categorias profissionais, deverá seguir os percentuais indicados anteriormente, conforme o tipo de unidade em questão.

A partir dos resultados qualitativos e quantitativos obtidos caberá às enfermeiras a decisão de distribuir o pessoal de enfermagem nos diferentes turnos de acordo com a dinâmica da unidade, julgando se o quadro de enfermagem obtido é qualitativa e quantitativamente suficiente para prestar a assistência em conformidade com o padrão pretendido.

▪ Considerações finais

A disponibilidade de métodos, parâmetros e instrumentos para a determinação da carga de trabalho subsidia o planejamento e a avaliação do quadro de profissionais de enfermagem frente às necessidades de cuidado dos pacientes, constituindo importante ferramenta de gestão, que instrumentaliza as enfermeiras para a complexa tarefa de compatibilizar os recursos necessários para a prestação da assistência, bem como fornece elementos para a argumentação e justificativa de propostas, referentes ao quadro de pessoal de enfermagem, junto aos administradores das instituições hospitalares.

Entretanto, além dos aspectos técnicos, é necessário que as enfermeiras sejam ética e politicamente capacitadas para explicitar as reais condições de assistência e riscos que os pacientes estão expostos na ausência de recursos necessários para a prestação de uma assistência segura e humanizada.

▪ Referências bibliográficas

1. Fugulin FMT, Gaidzinski RR, Lima AFC. Dimensionamento de pessoal de enfermagem em instituições de saúde. In: Kurcgant P (coord.) Gerenciamento em Enfermagem. 3ª ed. Rio de Janeiro: Guanabara Koogan, 2016. p.115-27.

2. Conselho Federal de Enfermagem. Resolução nº 543/17. Atualiza e estabelece parâmetros para o Dimensionamento do Quadro de Profissionais de Enfermagem nos serviços/locais em que são realizadas atividades de enfermagem. In: Conselho Regional de Enfermagem. [texto na Internet] Disponível em: http://www.cofen.gov.br/resolucao-cofen-5432017_51440.html.

3. Cruz CMC. Carga de trabalho de profissionais de enfermagem em centro de diagnóstico por imagem [tese]. São Paulo: Escola de Enfermagem, Universidade de São Paulo, 2015.

4. Costa JA. Método para aferição da carga de trabalho dos profissionais de enfermagem em centro de material e esterilização (CME) [tese]. São Paulo: Escola de Enfermagem, Universidade de São Paulo, 2015.

5. Lima AFC. Custo direto da hemodiálise convencional realizada por profissionais de enfermagem em hospitais de ensino [tese livre-docência]. São Paulo: Escola de Enfermagem, Universidade de São Paulo, 2015.

6. Gaidzinski RR. O dimensionamento do pessoal de enfermagem segundo a percepção de enfermeiras que vivenciam esta prática [tese]. São Paulo: Escola de Enfermagem, Universidade de São Paulo, 1994.

7. Fugulin FMT, Silva SH, Shimizu HE, Campos FPF. Implantação do sistema de classificação de pacientes na unidade de clínica médica do hospital universitário da USP. Rev Med HU-USP. 1994; 4(1,2):63-8.

8. Fugulin FMT. Dimensionamento de pessoal de enfermagem: avaliação do quadro de pessoal de enfermagem das unidades de internação de um hospital de ensino [tese]. São Paulo: Escola de Enfermagem, Universidade de São Paulo, 2002.

9. Fugulin FMT, Gaidzinski RR, Kurcgant P. Sistema de classificação de pacientes: identificação do perfil assistencial dos pacientes das unidades de internação do HU-USP. Rev Lat Am Enferm [internet]. 2005 [citado 2017 Nov 10];13(1):72-8. Disponível: http://www.scielo.br/pdf/rlae/v13n1/v13n1a12.pdf.

10. Tsukamoto R. Tempo médio de cuidado ao paciente de alta dependência de enfermagem segundo o nursing activities score (NAS) [dissertação]. São Paulo: Escola de Enfermagem, Universidade de São Paulo, 2010.

11. Perroca MG. Sistema de classificação de pacientes: construção e validação de um instrumento [dissertação]. São Paulo: Escola de Enfermagem, Universidade de São Paulo, 1996.

12. Perroca MG. Instrumento de classificação de pacientes de Perroca: validação clínica [tese]. São Paulo: Escola de Enfermagem, Universidade de São Paulo, 2000.

13. Dini AP. Validação do instrumento de Classificação de Pacientes Pediátricos [tese]. Campinas: Faculdade de Ciências Médicas, Universidade Estadual de Campinas, 2013.

14. Possari JF. Dimensionamento de pessoal de enfermagem em centro cirúrgico no período transoperatório: estudo das horas de assistência, segundo o porte cirúrgico [dissertação]. São Paulo: Escola de Enfermagem, Universidade de São Paulo, 2001.

15. Possari JF. Dimensionamento de profissionais de enfermagem em centro cirúrgico especializado em oncologia: análise dos indicadores intervenientes [tese]. São Paulo: Escola de Enfermagem, Universidade de São Paulo, 2011.

16. Soares AVN. Carga de trabalho de enfermagem no sistema de alojamento conjunto [tese]. São Paulo: Escola de Enfermagem, Universidade de São Paulo, 2009.

17. Gaidzinski RR. Dimensionamento de pessoal de enfermagem em instituições hospitalares [tese livre docência]. São Paulo: Escola de Enfermagem, Universidade de São Paulo, 1998.

Índice Remissivo

B

C